国家卫生和计划生育委员会"十三五"规划教材

全国高等学校教材

供全球健康学及相关专业用

GLOBAL HEALTH

医学人类学
Medical Anthropology

主　编　吴群红　徐　飞

副主编　朱卫丰　王　全

编　者（以姓氏笔画为序）

王　全（武汉大学）

王红妹（浙江大学）

尹爱田（山东大学）

邓　睿（昆明医科大学）

朱卫丰（江西中医药大学）

孙咏莉（首都医科大学）

李　丛（江西中医药大学）

李　岩（大连医科大学）

李宁秀（四川大学）

吴群红（哈尔滨医科大学）

余晓燕（华中农业大学）

张曼华（首都医科大学）

徐　飞（大连医科大学）

高　博（四川大学）

梁立波（哈尔滨医科大学）

人民卫生出版社

图书在版编目（CIP）数据

医学人类学/吴群红，徐飞主编.—北京：人民卫生出版社，2017

ISBN 978-7-117-25465-6

Ⅰ.①医… Ⅱ.①吴…②徐… Ⅲ.①医学人类学-医学院校-教材 Ⅳ.①R31

中国版本图书馆 CIP 数据核字（2017）第 269831 号

人卫智网	www.ipmph.com	医学教育、学术、考试、健康，
		购书智慧智能综合服务平台
人卫官网	www.pmph.com	人卫官方资讯发布平台

版权所有，侵权必究！

医学人类学

主　　编：吴群红　徐　飞
出版发行：人民卫生出版社（中继线 010-59780011）
地　　址：北京市朝阳区潘家园南里 19 号
邮　　编：100021
E - mail：pmph @ pmph.com
购书热线：010-59787592　010-59787584　010-65264830
印　　刷：三河市潮河印业有限公司
经　　销：新华书店
开　　本：850×1168　1/16　印张：14
字　　数：434 千字
版　　次：2017 年 12 月第 1 版　2017 年 12 月第 1 版第 1 次印刷
标准书号：ISBN 978-7-117-25465-6/R·25466
定　　价：52.00 元

打击盗版举报电话：010-59787491　E - mail：WQ @ pmph.com
（凡属印装质量问题请与本社市场营销中心联系退换）

全国高等学校
全球健康学专业第一轮规划教材
编写说明

近年来，随着国际交往的日益频繁，人群健康和健康不平等问题已成为全球性挑战，"全球健康（Global Health）"的理念也应运而生。相比传统的公共卫生，全球健康更加强调通过国际合作，运用跨国界、跨部门的多种方法来解决健康问题。随着我国在全球健康实践中承担起越来越重要的角色，对全球健康学专业人才的需求持续增长。在此背景下，2012年教育部新设立全球健康学本科专业，武汉大学率先招生，旨在培养具有多学科背景知识，熟悉全球范围健康问题，能够识别和评估国内外重要健康问题并提出应对方案，在不同文化背景下能够进行现场应急处理、政策制定与评价、项目协调与管理等工作，具备团队合作精神，善于沟通协调的复合型新型人才。

为满足人才培养的需要，2013年在国家卫生和计划生育委员会领导的支持和关心下，全国高等医药教材建设研究会、人民卫生出版社开始组织全球健康学专业第一轮教材的编写工作，并于同年10月成立了"第一届全国高等学校全球健康学专业教材评审委员会"，经过会上及会后的调研和反复论证，最终确定第一轮编写9种核心课程教材，其他课程可暂与公共卫生其他专业共用教材。

本轮教材编写工作是根据教育部培养目标、卫生计生部门行业要求、社会用人需求，在全国进行科学调研的基础上，借鉴国内外医学人才培养模式和教材建设经验，充分论证本专业人才素质要求、学科体系构成、课程体系设计和教材体系规划后，科学进行的。坚持"三基、五性、三特定"和"多级论证"的教材编写原则，组织国家卫生行政管理部门和全国各大院校相关专业的专家一起编写，保证高质量出版。

本轮全球健康学专业规划教材共9种，均为国家卫生和计划生育委员会"十三五"规划教材，计划于2016年底全部出版发行。

全国高等学校全球健康学专业
第一轮规划教材目录

教材名称	主　编		副主编		
1. 全球健康概论	任明辉		汤胜蓝	刘远立	
2. 全球健康治理	鲁　新	方鹏骞	曾　渝	周　令	黄严忠
3. 全球健康研究方法	郝元涛	陈心广	丁元林	袁兆康	孙　强
4. 国际卫生项目管理	张朝阳		刘　方	张光鹏	方　菁
5. 全球妇幼健康	闻德亮	吕　军	李　燕	王友洁	
6. 老龄化与全球健康	冯友梅	吴　蓓	张拓红	黄照权	郑建中
7. 环境与全球健康	阚海东	鲁元安	仇小强	许秋瑾	刘兴荣
8. 全球精神健康	肖水源	黄悦勤	刘　民	杨小丽	
9. 医学人类学	吴群红	徐　飞	朱卫丰	王　全	

第一届全国高等学校全球健康学专业教材评审委员会

顾 问

李立明　　陈贤义　　任明辉　　张朝阳

主任委员

冯友梅

副主任委员

孟庆跃　　陈文　　杜贤

委 员
（按姓氏笔画排序）

毛宗福　　王福俤　　刘培龙　　孙强　　汤胜蓝　　张亮　　李娟
李晓松　　杨晋　　陈心广　　郑志杰　　姚岚　　郝元涛　　郭岩
钱序　　鲁元安

主编简介

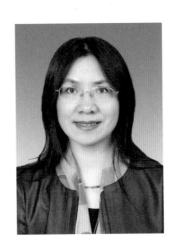

吴群红

  教授、博士生导师，哈尔滨医科大学卫生管理学院副院长，省重点学科、省领军人才梯队带头人、黑龙江省高端智库首席专家以及国家优秀教学团队带头人。中国社会科学院兼职博士生导师，澳大利亚拉筹伯大学兼职教授。任国家卫生和计划生育委员会应急管理专家、IAEM 国际应急协会亚洲区副理事长、中华预防医学会卫生事业管理分会副主任委员、社会医学分会副主任委员、中国卫生经济学会常务理事及《中国卫生政策研究》《中国卫生经济》《中国全科医学》《中国公共卫生》等 10 家中英文期刊编委。

  主持社会医学国家级精品课程、国家双语示范课程以及应急管理精品视频公开课，获国家教学成果二等奖及省教学成果 3 项。主持科技部 863 项目、国家自然科学基金重点项目、面上项目等课题 30 余项，获中华医学卫生管理奖、省社会科学优秀成果一等奖及省部级二等以上成果奖 5 项。主编、副主编规划教材及专著 15 部，发表论文 300 余篇，其中 SCI 收录论文 40 余篇，其中包括全球 HCP 1% 高被引论文及 F1000 全球推荐论文。先后获全国优秀科技工作者、卫生部有突出贡献中青年专家、黑龙江省教学名师、美国 CMB 杰出教授奖等荣誉称号。

主编简介

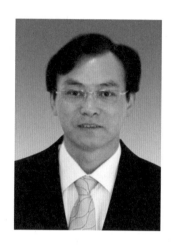

徐飞

　　教授，硕士生导师，辽宁省教学名师，大连医科大学解剖学实验室主任，兼任中国解剖学会人类学专业委员会、临床应用解剖学分会和断层影像解剖学专业委员会委员，大连医科大学教学指导委员会委员。

　　从事教育教学工作30年，讲授研究生、临床医学、医学影像学、麻醉学和卫生事业管理等专业的"人体系统解剖学""局部解剖学"和"人体断面影像解剖学"等课程。主讲辽宁省研究生精品课和本科精品资源共享课"断层解剖学"。已发表教学论文16篇，获省级教学成果二、三等奖各1项，主持省"十一五""十二五"教育科学研究课题各1项，主编、副主编教材20余部。主要从事生物人类学、应用解剖学和肿瘤分子学的研究。已发表学术论文80余篇，主持国家自然科学基金课题1项，参与科技部科技基础性工作专项1项。曾获中国卫生思想政治工作促进会师德师风先进个人，市"三育人"标兵、优秀教师和优秀教育工作者等荣誉称号。

副主编简介

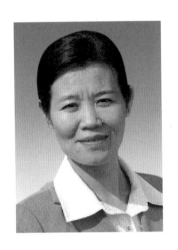

朱卫丰

教授，博士生导师，现任江西中医药大学副校长、江西省中西医结合学会循证医学专业委员会第一届主任委员、中华中医药学会药剂专业委员会常务理事、江西省"井冈学者"特聘教授、江西省千百万人才工程人选、江西省高校青年骨干教师，江西省主要学科学术带头人，国家SFDA新药审评专家、江西省工程决策咨询专家。

主要从事中药学、中药药剂学、循证医学等方向的研究，先后主持和参与省部级科研项目30余项，在国内外核心期刊发表学术论文80余篇，获得发明专利授权5项，出版专著3部。先后荣获江西省科技进步二等奖2项、江西省自然科学二等奖1项、江西省教学成果二等奖1项、国家教学成果二等奖等荣誉。

副主编简介

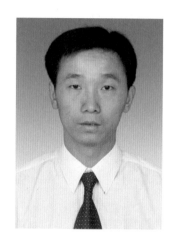

王全

博士，副教授，硕士生导师。 现为武汉大学公共卫生学院院长助理。 现为中华预防医学会社会医学分会委员，湖北省医疗保险研究会常务理事，武汉市健康管理学会常务理事，武汉社区卫生协会常务理事。

从事社会医学与卫生事业管理学教学 10 年。 主持和参与国家科技支撑项目、美国国立卫生研究院项目，原卫生部、湖北省卫生厅和武汉市卫生局等各级各类课题 15 项。 获湖北省政府发展研究奖三等奖 1 项，出版专著 1 部，参编教材 3 部。

前　言

　　医学人类学是医学与人类学的交叉学科，它的兴起是医学科学不断社会化以及人类学不断发展、壮大及相互融合的结果。伴随社会经济的不断发展，人类越来越注重从多维视角研究个体、群体的疾病与健康问题，尝试从生物-心理-社会视角，特别是人类学的视角来研究各种医学问题和挑战。医学人类学的出现极大丰富和拓展了相应研究领域，它从时间、空间维度以及生物和社会文化视角来研究人类个体、群体发展演变中的疾病与健康问题，关注人类疾病与健康问题产生的社会根源与后果，为在全球化背景下制定相关人类健康策略提供思路和方法。

　　本书系统总结医学人类学的理论与实践研究成果，尝试从多个方面展示医学人类学思想、观点变迁及学科理论研究和发展的成果。本书将围绕医学人类学概论、医学人类学研究方法、健康与疾病的社会文化影响，生物医学、心理、行为与医学人类学，民族医学、跨文化医学体系比较，营养、流行病、生态与医学人类学以及全球健康视角下的医学人类学等重点内容展开，通过系统介绍医学人类学相关理论、观点和方法，以期让读者更全面地了解医学人类学这门课程。

　　本书可用作全球健康、卫生事业管理、临床医学、预防医学、人类学及社会科学等专业的本科和研究生教材。此外，还可作为各级各类人口及健康管理和专业技术人员职业培训教材以及相关决策者、管理者和研究者的参考用书。

　　本书在编写过程中，得到人民卫生出版社及相关院校等多家单位领导的支持。各位编委多次集中对本书的大纲和定稿进行了反复的审阅与修订，付出了艰苦的劳动。值此付梓之际，谨对所有关心、支持和帮助本书编写的领导、同仁和同事们致以衷心的感谢。

　　医学人类学是一门年轻学科，《医学人类学》作为编纂团队所编写的第一本医学人类学科规划教材，由于学识所限，难免存在不妥和错误之处，希望广大同仁和读者不吝指正。

吴群红
2017 年 7 月

目　录

第一章　医学人类学概论

🌐 **学习目标**

　　掌握　医学人类学的基本概念及内涵,医学人类学的主要研究内容、研究特点,医学人类学研究的基本理论。

　　熟悉　人类学相关概念、医学人类学研究对象、医学人类学研究的主要任务。

　　了解　医学人类学的起源、发展及变革,医学人类学的研究意义及应用价值,医学人类学与其他学科的关系等内容。

第一节　医学人类学的基本概念和内涵

　　医学人类学是一门研究生物和社会文化因素与人类的健康和疾病相互关系的学科。与医学专注从自然生物视角来研究疾病所不同的是,医学人类学将人类的疾病和健康置于更广阔的文化、社会、政治、经济和历史的背景中进行描述、解释、分析和研究,认为人类对疾病的认知、反应和保健行为以及其所形成的医学知识和保健体系不仅是自然的产物,同样还是人类社会文化的产物,医学人类学是人类学与医学相交叉而形成的一门新的学科。

一、人类学

　　人类学(anthropology)一词,源于希腊语中的人(anthropos)和科学(logos),意思是关于人的科学。最先由亚里士多德(Aristotle)提出并运用到人的精神研究之中,而后马格努斯·洪德(Magnus Hundlt)在其人体构造研究中引入人类学,并最早将书名命名为"人类学"。1901 年美国国立博物院何尔默(N. H. Holmes)将人类学分为体质人类学与文化人类学两部分。由此可见,人类学从很早就具有双重含义,即一方面是关于人类体质的内容,另一方面是关于人类精神的内容。在人类学的定义方面,最初人类学家多将其定义为专门研究人类躯体以及人种的科学,伴随研究范畴的扩展,人类学的概念和内涵有了不断的拓展,其中较具代表性的概念如表 1-1 所示。

表 1-1　人类学相关定义

代表人物	主要观点
美国人类学家克拉克·威斯勒(Clark Wissler)	人类学是研究人的科学,包括所有把人类当作社会的动物而加以讨论的问题;他将人类学定义为"人类自然史"或是"一种努力于历史所不及的地方,着眼于重新发现人类的起源及其史前一切巨变的科学"
英国人类学家马雷特(R. R. Marett)	从演进的观念解读,认为"人类学应是一部人类史,以演进中的人类为主题进而研究不同时代、地域的人类肉体及灵魂的发展"
马林诺斯基(Bronislow Malinowski)	人类学是一门研究人类及其在各发展阶段中的文化科学,应囊括人类的躯体,种族的差异,文明、社会构造以及对于环境的心灵反应等内容
《国际社会科学百科全书》	从词源上将人类学定义为"人的研究,是一类关于人类研究最全面的学科群",事实上它是人类科学中唯一一类研究人类体质和社会文化两方面的科学

综上所述,可以认为人类学是从人类的身体结构、演进发展与人类社会精神文化结构与变迁及其相互关系等多角度综合研究人类的一门综合性科学。

二、医学人类学

医学人类学(medical anthropology)是运用人类学的理论、观点和方法,研究不同时空和文化背景下人类疾病与健康认知、行为模式、诊疗方式以及医学和保健体系形成、演变和发展过程,探讨人类疾病、健康、医疗与保健问题产生、发展、演变及其与人类自然、生物和社会、文化多样性之间的相互关系和作用及影响因素的一门科学。

医学人类学关注从四大维度——时间维度、空间维度、自然生物维度和社会文化维度来研究人类的疾病、健康问题及其影响因素;重视对构成人类全部生物和社会文化多样性的众多特征因素及其对人类疾病和健康认知、行为和医疗保健体系影响的研究。它注重研究人类在其漫长的生物遗传与进化、演变与适应,以及社会发展历程中,导致各种疾病和健康问题产生的差异化的文化行为模式和复杂的社会文化根源;重视对不同国家、地域、人种、民族和不同文化群体的疾病认知、信念、医学知识体系、疾病防治体系以及医疗保健体系的差异进行跨文化比较研究。

医学人类学的出现弥补了人类已有医学科学知识体系对疾病和健康认知的不足,纠正了生物医学只见微观不见整体、只见生物性不见社会性的局限性。将对个体疾病的研究从生理、生化、结构、功能等生物学视角转移到对个体的生理、心理、社会等全面反映人的社会文化属性视角来研究;将人类疾病和健康问题放到与其生存和繁衍密切相关的种族、文化、民族、阶层、社会关系以及社会文化的土壤和环境中进行全面研究。

第二节　医学人类学的研究对象和内容

一、医学人类学的研究对象

医学人类学是以独特的人类学视角和研究方法,审视病患、健康、治疗、社会制度以及文化之间的复杂关系的一门学科,其研究对象主要涵盖不同个体、群体、种族、民族和国家间的各类疾病与健康问题和现象,以及人类为解决上述问题而探索的各类医学和保健活动。从纵向来看,医学人类学注重研究人类在漫长生物进化过程中所产生的疾病和健康问题,以及不同民族健康与疾病观和应对模式的演变和发展过程;从横向来看,医学人类学关注对跨文化医学现象和问题及应对行动的比较研究。

二、医学人类学的研究内容

近年来医学人类学研究不断兴起,国内外的医学、社会学及人类学领域的学者从多方面丰富和发展了医学人类学的理论和研究内容,主要关注以下几个方面。

(一)通过疾病健康认知、诊疗保健模式、医学知识与保健体系的时空演变及跨文化比较研究,完善医学人类学的知识和概念体系

医学人类学通过时空及跨文化的比较研究,为人类社会补充提供了一个理解健康与疾病、医学知识和实践的非生物医学的视角、历史及社会文化视角。可以说,高度发达的生物医学知识体系已经帮助人类社会完成了生物学视角下的疾病阐述和定义,包括从基因、分子、器官、组织、系统以及生理、生化、形态学和病理学等多元、多层次视角,诠释疾病产生、发展的生物学过程和机制。与生物医学对疾病、健康的定义所不同的是,医学人类学认为疾病不仅仅是一种生物构建,同样是一种社会文化构建。

医学人类学通过对不同历史时期以及不同地区、民族、人群的跨文化比较,为人们勾勒出在众多差异化的时空和文化背景下,疾病、健康观、疾病认知和信念模式及干预模式的差异,并分析和探讨差异产生的社会文化根源。总之,医学人类学通过对人类社会既有医学知识、技术和干预模式进行重新认识和思考,致力于从生物和社会文化两个视角来研究疾病及其治疗问题,并通过对疾病、健康、行为和保健模式进行社会文化的阐述和构建形成新的知识和概念体系。

疾病的阐释模式

医学人类学家关注疾病在不同文化和社会情境中所引起的差异化反应,致力于通过社会文化视角来构建对疾病的解释框架。侧重于运用"患病的故事""疾病叙事"等方式来阐述疾病,注重将患病症状的生物医学解释与患病经验(包括感知、情绪、态度和体验等内容)相结合,共同构成对疾病的解释模式。其代表人物——医学人类学家凯博文出版了《痛苦和疾病的社会根源》《病痛的故事》等书籍,其主要理论常被称为"阐释模式"。这一理论认为:在疾病治疗过程中,所有参与者对病患和治疗的理解及其相互交流中所表达的对疾痛的阐释,对于疾病治疗方案的选择是至关重要的。这种关注患者的患病体验、感受及致病原因和场景分析的阐释模式理论,对建立一种充满人文关怀的、有效的、人道的、平等的医疗合作关系具有重要意义。

(二) 医学人类学的生物性及生物文化研究

医学人类学吸收了生物医学、体质人类学和生态人类等核心学科的理论和观点,通过对疾病、环境以及人类文化之间的动态关系考察和研究,提出了自然环境以及人类对环境的适应是决定疾病和健康的首要因素,进而形成了医学人类学的生物文化视角。

生物学的研究视角探讨人的成长发育,人类体质、结构、生理与心理对环境的适应与变化及适应不良产生的疾病、健康问题。其中"适应"是这个研究视角最核心的概念,并将健康视作人类适应环境成功的一种表现,而疾病则是没有完全适应的表现,将适应视为人类为增加生存和繁衍成功的机会而进行的变化和调整。

生物文化视角下的医学人类学,不仅关注人类对自然环境的不断适应与演变过程,而且关注生物视角下的疾病和健康观的形成、发展和演变进程;关注人类各种医学干预方式、手段特别是各类生物制药和生物医学技术的发展演变过程对疾病与健康的影响;运用心理、行为科学等方法研究人类心理、认知、健康行为等对疾病与健康的影响。医学人类学在关注生态系统的变化、发展以及人类适应不良等过程产生的新的疾病和健康问题的同时,亦重视研究疾病对人类进化的作用以及人类对自然改造所带来的生态环境变化对人类自身疾病和健康的影响等内容。

具体而言,医学人类学的生物性研究不仅包括对遗传学、营养科学、流行病学等医学相关学科的研究,还包括对进化生物学、生态学等学科的研究。它非常关注人类的自然与文化适应过程以及由生态、环境、技术变迁等引发的营养、疾病和健康问题的研究。近年来,医学人类学更关注人类在极端的气候、地域、致病生物体、食物短缺以及自然或人为灾害等环境下的适应状况及导致疾病产生的影响因素研究。总之,医学人类学的生物性研究通过对不同时空的人类在生存、演变、进化、发展及其与环境的互动和适应的过程中的疾病和健康问题的研究,探讨环境、疾病以及人类的适应互动三者间的关系,以期为人类采取更有效的环境适应行动提供参考。

(三) 医学人类学的社会文化拓展研究

伴随疾病谱的改变以及大量健康问题的出现,生物医学模式指导下的医学观和医学实践受到了广泛的质疑和挑战,特别是人们对疾病与健康问题的社会文化反思,极大地推动了医学人类学的社会文化研究,学者们开始将关注的焦点从疾病本身转移到与疾病和健康问题密切相关的人类社会及其影响因素的研究上来,认为疾病不仅仅是一种生物现象更是一种社会文化构建。

医学人类学以社会文化研究为主线,不仅将医学体系视作一种社会文化现象,研究病痛产生的社会文化根源以及生理、病理过程的文化意义,关注受社会文化特征影响的医学现象,更重视在多元文化情境下,开展跨文化的医学和保健体系的比较研究。医学人类学的健康影响因素研究,既包括了对疾病发生发展产生影响的个体文化、观念、生活及行为方式等微观层面的研究,也涵盖了对导致健康问题和健康不平等产生的社会环境和社会结构等宏观影响因素的研究。

医学人类学家通过与医学社会学家、心理学家、社会人类学家、公共卫生专家、卫生管理专家、政治经济学家的密切合作,研究社会、心理、文化、经济、政策、体制等多重因素对疾病和健康的影响,其研究视角非常广泛,包括民族、心理、文化视角,疾病行为和医患关系视角,以及政治、经济等众多视角。医学人类学的社会文化视角研究对医学人类学的丰富和发展产生了巨大的推动作用。

（四）医学人类学理论、方法体系的研究

与人类学中的体质人类学、文化人类学等发展相对较早的学科相比,医学人类学起步较晚,理论和方法仍不尽完善。因此,医学人类学的一个重要研究内容,就是要运用人类学、社会学及其他相关学科的基本理论和方法,不断充实、发展和完善医学人类学的理论和方法体系。

近年来,医学人类学有了长足的进步和发展,但整体而言仍缺乏完善、系统的理论体系及方法学研究。为了纠正还原论指导下的医学研究只见树木不见森林的问题,医学人类学的研究迫切需要将个体和群体的疾病与健康问题放回到人类所拥有的丰富、多样、原生态的生物、社会文化土壤之中进行研究。既要关注个体生物文化尺度的研究,又要关注人种、民族、阶层、文明与文化、社会结构、生态与社会文化环境及其对疾病和健康的影响的研究。并不断借鉴其他学科理论与研究方法,探索将自然科学客观、严谨的研究态度和研究方法与社会科学深厚的人文情怀及其研究方法进行有机的融合,使医学人类学成为弥合社会科学和医学裂痕的重要桥梁。

（五）全球健康视角下的医学人类学研究

当前,慢性非传染性疾病以及癌症的全球蔓延和流行正日益成为国际社会的共同挑战,同时,艾滋病、耐药结核病以及突发性传染病——特别是重症急性呼吸综合征(Severe Acute Respiratory Syndromes,SARS)、H7N9型禽流感、埃博拉(Ebola)和中东呼吸综合征(Middle East Respiratory Syndrome,MERS)等一系列新老传染病的出现也对全球健康构成了重大挑战,而解决上述系列问题无疑需要国际社会的通力合作。

全球健康以促进全人类健康、确保公平为宗旨,关注跨国、跨地域、跨文化的健康问题。然而,在推动全球健康合作与交流的过程中,人类健康问题所呈现的地域性、文化性特征,不同社会文化背景下疾病健康认知的差异,以及各国、地区、民族间的政治、经济、习俗、宗教因素的不同,都会对人类社会的健康治理行动产生重大影响。

如今,越来越多的人开始认识到,健康与疾病的问题不单是一个生物医学的问题,它也是一个含义众多的文化问题。因此,在全球化的背景下,特别需要运用医学人类学的研究视角来看待全球健康问题,把全球健康问题放在全球化的政治、经济背景下,用历史、文化和发展的眼光,分析和探讨导致众多全球健康问题背后的政治经济结构和社会环境条件之间的复杂作用和影响。

随着全球健康日益成为国际社会的重要议题,医学人类学有了更加广阔的应用空间,特别是第二次世界大战以后,世界卫生组织以及众多国际组织越来越发现:在推进发展中国家卫生项目实践的过程中,单纯引进发达国家的医学和生物学干预治疗方案是不成功的,需要将疾病问题与当今世界许多社会之间和社会内部的政治和经济不平等尤其是贫困等问题联系起来,设计能体现和反映各国政治、经济、文化和民俗的,更有针对性的综合干预策略和方案。

🔗 案例

国际疫情埃博拉

2014年2月以来,西非暴发了大规模的埃博拉病毒疫情,对以几内亚、利比里亚、塞拉利昂为主的西非国家居民的生命、财产安全造成了巨大的损害,而随着疫情的不断蔓延,美国、西班牙等国家都出现了感染病例。据世界卫生组织截止到2014年12月17日的报道,在埃博拉出血热疫情肆虐的利比里亚、塞拉利昂和几内亚等西非三国的感染病例(包括疑似病例)已达19 031人,死亡人数达到7373人。在世界卫生组织及人道主义的影响下,世界各国纷纷对西非疫情国家伸出援助之手,输入医护人员、物资、金钱等多种资源,以期在短时间内控制疫情。

然而,在全球援助进行的初期却发生了援助人员在疫情国工作困难甚至遭遇不幸的情况。其中一批深入到几内亚山区宣传埃博拉防疫知识的医护人员遭到当地村民攻击,导致8人遇害。初步调

查显示,这与当地村民的文化认知与民族冲突不无关联。一些村民坚持认为疫情不存在,阻止医学救援工作。此外,援助人员对于当地文化的陌生及文化沟通的忽视,使得误会加深,进而发生了恶性事件。

以此为鉴,世界卫生组织、疫情国及各援助国展开应对工作,一方面调遣军队介入,另一方面在医护援助及救援的同时,尊重当地的民俗文化,加强沟通。随着培训当地人等多项措施的不断投入,援助救援工作的有效开展及疫情控制获得了基本保障。

案例解读:面对全球健康的构建及实现,以西非应对与各国家援助埃博拉疫情的处置为例,可以看出全球健康不仅需要在医疗技术、物资等硬件方面进行支撑,同时也需要将文化包容、种族理解纳入考虑,需从结合生态、社会文化、人类体质等内容的综合角度来解读人类健康,构建全球健康治理的宏图。

三、医学人类学研究的特点

(一)跨学科性

医学人类学属于自然科学和社会科学的交叉学科,它从人类学脱胎而来,并综合了医学、生物学、历史学、社会学、心理学、生态学等众多学科的学术思想和养分,不仅在研究方法上综合了众多学科的策略,在研究范式和研究内容上也更加广泛。可以说,医学人类学从诞生开始,就具有浓厚的跨学科特点,伴随医学人类学的不断完善,其与众学科的交叉与融合日益深化,跨学科的特色得到了进一步的加强,跨学科特征日趋显著。

(二)整体性

医学人类学的整体性特征与其研究中的整体论相互呼应,与其研究对象的复杂性相一致。一方面,医学人类学对生物与社会文化研究视角的整合,弥合了以往医学研究中将人的生物性与社会性相互分离的趋向。另一方面,伴随着多学科的融合和相互促进,医学人类学的研究从整体分析的视角,将对各种疾病和健康问题的分析与产生这一问题的众多自然社会环境因素——社会制度因素、心理因素、遗传因素、生态环境因素及其相互作用共同纳入研究视野。此外,在研究方法上,它将整体性融合进田野观察等方法,在研究某一地域之内的传染病、地方病时,不仅考量当地居民的生物性改变,也考量该地区的生态及社会文化背景的改变,并从其与其他地区的区别与联系等多种角度来分析和解读疾病的发生与发展。

与生物医学运用还原法将人不断分解为系统、器官、组织、分子甚至更微小的基因水平,来研究疾病与健康的研究思路所不同的是,医学人类学尝试将过分拆分的人类个体进行完整的整合。将对个体的研究从仅关注微观生理、生化、结构、功能等的生物学视角转移到对个体的生理、心理、社会等全面反映人的社会文化属性的视角上来;从抽象的人群研究转向将疾病和健康问题放到与其生存和繁衍密切相关的种族、文化、民族、阶层以及社会关系之中加以研究。医学人类学正是通过上述一系列研究,拓展实现其学科的整体性特征。

(三)广泛性

医学人类学的广泛性首先体现在研究视野的泛时空特色,从人类起源、演变与发展的漫长历史长河中,追溯人类的疾病认知、思想和知识体系以及医学体系的不断演变发展过程。其次,研究地域和范畴具有广泛性,它关注世界不同角落、不同国家、不同地域、不同文化、人种、民族、社会群体的疾病认知、经验、感受以及求医行为和诊疗活动之间的比较研究。可以说,医学人类学的研究囊括了人类在广袤时空发展演变中所经历的生与死、疾病与健康相关的所有重要探索活动及其过程的研究;除此之外,以人为出发点,综合运用多学科的知识体系,揭示人类进化演变过程中的各种疾病、健康、治疗等众多问题,及其与背后政治、经济、文化、社会结构、社会文化等因素之间的错综复杂关系。由此可见,医学人类学的广泛性与其研究的漫长时间跨度,广袤的地域跨度,涉猎众多民族和文化的宽广的文化跨度,以及其研究题材和研究内容的丰富性和广泛性等因素密切相关。

(四)相对客观性和文化相对性

人类学研究的过程中很大程度上是主观的和解释性的,研究结果是通过参照而看到和感知的,所呈现出的是一种相对的客观。因此,要求医学人类学家在研究过程中应尽量抛开研究者自身的角色、理论偏差及观点,将其个性化干扰降至最低,以确保研究结果的真实性及相对客观性。文化相对性强调的是,每一种文化都有自己长期形成的独特历史,其形态并无高低之分。任何一个民族或者部落都有自己的逻辑、社会思想、世界观和道德观,人们不应该用自己的一套标准来衡量其他民族的文化——衡量文化没有普遍绝对的评判标准。

(五)洞察性

洞察性就是一种能透彻、深入地观察问题的特性。医学人类学研究的洞察性要求在观察人类社会时能够洞若观火,明察秋毫,透彻、深入、细致全面并抓住重点。洞察性也是医学人类学区别于其他学科的重要特点,研究所用主要方法田野调查就是洞察性最直接的体现,致力于事物观察的独特视角,从研究主体的观点和立场出发来理解他们的文化,通过"他者的眼光"将主、客位的理解相融合,对文化进行敏锐的观察与深刻的体悉。洞察性完好体现的过程也就是通过对个体、社区等研究对象的深入观察、分析以获取对一种文化、一个时代、一个地域的感知,通过"以小见大"洞察医学人类学的奥妙,反思或改变某些地域内人们的理念、行为,拓展医学人类学的理论及实践研究。

(六)反思和批判性

医学人类学通过对其他国家、地区大量异域民族医学文化的研究,逐步形成对自身"所谓正统文化地位"的反观和思考。因此,医学人类学是一门极具反思色彩的学科。跨文化比较和文化相对论为其提供了反思的契机和理论指导。正是基于医学人类学广泛的跨文化比较研究,使医学人类学逐步认识到多元医学文化并存的意义和重要性,开始承认其他民族医学的价值和作用。通过批判性的视角,促使医学人类学家反思西方医学中心主义,并对其主宰地位和作用提出了质疑和挑战。此外,通过对生物医学模式导致的躯体与精神相分离以及身体与社会相分离的疾病观所展开的一系列批判,推动了生物-心理-社会多维健康观的产生。特别是通过对以生物医学为典型代表的实证主义与经验主义疾病观的反思和批判,探索了一系列对疾病进行多维度解释的新的疾病阐述模式。正是医学人类学的这种不断反思和批判精神,帮助人类从另一个侧面和视角来重新解读原有生物医学知识体系中的一系列固有观念和做法,并对其展开深入的分析和思考,从而使医学人类学得以完成对一系列核心概念的重新解读和再构建任务,并丰富和发展了医学人类学的研究视角、理论和观点。

(七)人文关怀

人文关怀的核心在于肯定人性和人的价值,与医学人类学关注的研究主体相一致,医学人类学以人文关怀为主线,贯穿于对疾病的发生、诊疗等过程所产生的医学问题的研究之中,凸显了人类学学科对主体的体验、文化价值及政治经济背景的关注。医学人类学的人文关怀是指在研究过程中,着重关注社会特征性文化因素对人类疾病与健康的影响,其中包括了地区内民族文化、地域性生态环境等因素的影响。它较医学伦理学关注的范围更为广泛,不仅关注在医疗服务过程中的人文关怀,还囊括了对在人类生活生存过程中的人文因素的探讨。人文关怀承认人的精神、文化的存在;承认人在推动社会发展过程中的核心地位;尊重人的主体性;关心人的多方面、多层次的需要,是医学人类学研究的主要特点之一。

第三节 医学人类学的主要研究领域和研究任务

现代科学技术的飞速发展对人类的生活方式产生了巨大的影响,催迫人类开展相关的适应性发展研究,医学人类学应运而生,运用人类学和社会学的观点、理论和方法研究一切与人类健康、疾病有关的现象及其影响因素间的交互作用,以期为人类健康的发展及规划提供指引。

一、运用人类学理论和方法,探索疾病和健康相关的医学人类学概念和理论体系

健康是人类社会发展永恒的追求与目标,所有学科都承担着构建并不断深化扩展本学科的相关概念和理论体系的任务,医学人类学亦是如此。作为人类学的一门分支学科,医学人类学在理论构建及知

识创新发展上深受人类学的影响。在研究过程中,人类学的研究对象是在西方人认识非西方人的过程中形成,人类学家将其视为"他者"或"异文化"。在研究方法上,人类学提供的跨文化研究、田野调查等方法为医学人类学的研究奠定了方法基础。在研究视角上,人类学从研究伊始就是以认识并解释人类的相关文化与体质的差异为主要目的,关注对人的生物性与社会性的综合分析。总而言之,人类学的研究历程为医学人类学的发展提供了一定的思路与借鉴,医学人类学致力于通过对人类学以及其他相关学科知识体系的综合运用,探索并逐步构建和完善以健康和疾病为核心内涵的概念和理论体系。

医学人类学早期,深受体质人类学理论、文化理论、批判理论、现代理论和依附理论等理论的影响。西方医学人类学界在扎实田野调查研究的基础上,产生了"文化亲疏说""地方性的道德世界""社会的疾痛体验""生命文化过程"等众多中层理论和核心概念,对推动医学人类学的发展具有重大影响。而后随着分子生物学的进步以及社会学研究的不断发展,医学人类学得益于其学科的交叉特性,在吸纳了很多学科研究成果及概念的基础上,也初步建立起了围绕自身研究特色的新概念和新理论体系的雏形。在医学人类学的理论丛林中,政治经济学、文化与人格、文化生态理论、生物-文化观、文化相对论、象征和解释、整体论等系列理论共同构成了现代医学人类学的理论核心。在医学人类学的延续发展及不断创新上,这些理论为医学人类学家进行田野观察、书写民族志等研究提供了思路及方法指南。

二、从生物文化维度,研究人类体质、遗传、进化与适应过程中的疾病与健康问题

医学人类学的交叉学科性质决定了它多维的研究方向,其中一项重要研究任务是进一步探索生物因素、遗传因素、心理因素、精神因素等生物性因素对人类健康的作用机制和影响途径。在该领域内,医学人类学以人的体质特征、生物现象、心理精神影响为主要关注点来探讨人类文化的生物学基础。

一方面,以体质人类学与生物医学为主。在体质人类学中,主要关注从灵长类动物到人类的起源、人类体质的进化与改变、人类在应对不断发展变化的外界条件时身体构造改变等内容。在生物医学中,基于生物医学对疾病的认知,深化对外部致病因子、人体所需物质、遗传、心理因素等因素的探究。此外,不断发展的生物医学技术与药物干预等内容也被纳入到医学人类学生物性研究的范畴之中。其中,传统的研究方法主要包括人体测量、形态观察、统计分析及为研究人类起源所涉及的生物化石研究等,同时,伴随学科的飞速进展及交叉影响,又衍生出生理学研究、分子生物学研究等方法。

另一方面,医学人类学从生物文化的研究视角,研究和考量不同文化影响下人类心理、精神健康问题,将生物文化互动和整体论的研究视角应用到对人类心理、精神健康与疾病的研究中。随着医学人类学的不断发展,其生物视角的研究范围亦不断拓展,饮食与营养、生长发育、贫困及政治不平等对健康的影响等研究内容受到了人们更多的关注,以适应新时代的人类健康需求和研究的需要。

三、从社会文化维度,研究疾病认知、医学体系变迁等医学问题社会文化构建和影响

在医学人类学或其他与人类健康相关学科的理论、应用研究中,如何对疾病和健康概念做出科学合理的解释和界定,一直是一个核心的研究问题。医学人类学通过跨文化的比较研究发现:人们对疾病病因的解释以及对此做出的反应都是因文化而异的。因此,医学人类学的另一个重要任务就是,通过对不同国家、地区、民族、社会文化群体的疾病、健康认知和体验的跨文化比较,了解不同社会文化背景下,人们是如何在其特有社会、文化环境的介导下产生了差异化的疾病认知?不同文化背景下的疾病与健康认知、定义、解释、疾病感受和体验以及保健行为有何不同?医学人类学致力于通过对上述一系列问题的研究,探讨不同文化背景下的疾病和健康观的社会构建过程及其影响。

医学人类学社会文化研究的另一核心任务是探索医学与文化之间的关系。通过追溯作为民间信仰的原始医学以及不同民族医学知识在人类认知健康与疾病过程中的作用,收集与疾病和治疗有关的文化象征、民族医学与符号,解读人类疾病与认知模式的演进,进而实现从社会、文化人类学视角来研究社会环境、社会关系、结构和制度对健康影响的目标。

社会环境、关系、结构和制度是人类交往、生活的重要组成部分,它们往往通过影响人们的生活行为

方式、文化价值观、工作、生活环境等影响人类的健康、疾病及相关诊疗活动。社会文化因素往往通过复杂的因果网络和交互作用机制来对人们的健康施加影响。因此，医学人类学的核心任务之一即是从社会、文化的人类学视角来研究社会关系、结构和制度对健康的影响，以促进健康政策融入所有公共政策之中。

四、构建生物、文化、社会、生态等多维医学人类学健康视角

飞速发展的现代科学技术与迅速的全球一体化进程对人类社会的生活方式产生了巨大影响，研究人类如何适应变化，如何更好地调整政策制度以满足人类的全方位健康服务需要，日益成为医学人类学的重要使命之一。医学人类学不是体质人类学、原始病理学、营养人类学、民族精神病学、老龄人类学、社会流行病学、心理人类学、分子人类学、民族医学等学科的简单集合，而是一门综合了自然科学和人文科学手段，并对其理论进行了整理、批判、继承和发展的交叉学科，其关注的内容和研究视野远比单纯的医学要更为广泛和多元。因此，在现代医学模式指导下，医学人类学还添加了从文化、生态等更多的视角对人类疾病与健康问题进行分析与解答。在全球经济、贸易日趋一体化的今天，任何国家、组织、个人都会受到来自其他国家、地区的突发公共卫生事件、重大疾病和健康事件以及生态环境事件的影响。此外，人类社会的政治和意识形态、政治制度和社会结构，以及社会的主流思想（如世界范围内的以经济发展为导向的增长目标等）及流行的生活方式和消费行为等因素，都会直接或间接地影响到人们的生活和工作环境。医学人类学作为研究人类疾病与健康的综合性学科必然要站在更高的角度，从生物性、文化性、社会性、生态环境等多维角度对其进行分析与研究，为构建多维医学人类学的健康观，推动人类社会全面健康目标的实现提供理论和方法学指导。

五、探索和不断完善医学人类学研究的理论和方法

医学人类学具有跨学科性、系统性和综合性等特点，需要从多学科的视角和方法来开展研究。理论的提炼总结是建立在对研究对象深刻观察和体验基础上的，这就要求研究在对已有的医学人类学理论进行系统总结的基础上，围绕人类健康与疾病预防和诊疗发展的需要，不断丰富和发展医学人类学的学科内涵和构建理论体系。医学人类学的学科体系包含了医学人类学的概念、研究对象、内容、任务等学科基本内涵。此外，还包括对医学人类学的基础理论和方法学的探索及研究，如对不同文化体系、社会制度下的疾病应对措施的比较研究，及其对多发性全球突发公共卫生事件的人类学探讨研究等内容。同时密切跟踪和吸纳医学人类学相关学科的研究进展，注重从医学人类学的理论、内容及与其他学科的交叉分析等角度不断丰富和完善医学人类学的理论体系，在推进学科进展、引导社会卫生政策和决定等方面发挥更加科学、有效的作用。

六、应用医学人类学理论方法，指导人类社会的医学和健康管理实践

医学人类学家一方面致力于基础理论研究，不断拓展和丰富其学科内涵和理论体系；另一方面则运用相关理论和研究方法帮助人们探讨更有效的健康问题解决之道。从医学人类学诞生之日起，医学人类学家就广泛参与人类各种各类健康问题的治理活动和实践，并日益彰显其社会价值和影响力。医学人类学不仅通过参与病患的情感、认知、态度、病痛感受等病患经历描述的疾病阐述模式构建，帮助临床医生和护士筛选更具人本特征的疾病治疗和护理模式，而且通过与医学和公共卫生专家合作，参与一系列国家公共卫生项目的干预方案设计和实践活动。另外，它还能够帮助流行病学家找到妨碍项目目标实现的文化和社会制约因素，并筛选更具有文化敏感性的、更有效的疾病防控策略。基于医学人类学设计的各种干预方案之所以比其他的方案更有效，一个重要的原因在于，医学人类学在设计各种科学干预手段时，始终将可能影响干预效果的当地政治、经济、社会、文化、心理等因素纳入到考虑范围，以减少实施过程中可能的阻力。

医学人类学家对临床医生工作的研究和参与，可以帮助人们从更广阔的视角来看待现有的医疗服务实践以及医患关系问题。伴随着占主导地位的生物医学的高速发展而日益突出的高技术、非人性化

服务倾向,使得医学人类学的一个重要努力方向就是纠正这种医疗服务越来越物化而非人化的倾向,推动以人为中心的人本化服务。凯博文(Arthur Kleinman)认为医学人类学家应参与有助于改善医患关系的相关临床活动,特别是通过其总结提炼的患者"解释模式"或者患者对疾病和不舒服的认知和看法,提升医生对文化因素在健康和患病因素中重要性的认识,通过帮助医生了解病人对疾病的理解、反应以及对医生的期望,使医生更好地根据病人的需求和期望进行真正地"对症下药",改善医疗服务的反应性。

医学人类学的主要内容与目标是运用人类学和社会学的观点、理论和方法研究与人类健康和疾病有关的现象,从而提出具有指导性的方针及卫生政策。医学人类学向人们传递了健康的生活方式及科学文明的思想;对医疗行为的选择提供了科学的指导及资源的有效规划;提高和增强了医疗保健意识,改善医疗人际环境及强化生态意识;对不同民族、地域的健康与疾病文化的包容与肯定;肯定医学中的文化因素及人文关怀对疾病的发生及诊疗的影响等。在医学文化时代,医学人类学催化了人对生命、疾病、健康等内容新的思考,并对国家或区域的卫生政策及其规划提出更高的要求,为医学目的实现、健康政策的制定、医疗改革与立法提供依据。

无论是运用人类学的知识构建健康和疾病相关概念和理论体系,从社会、文化人类学视角研究社会关系、结构和制度对健康的影响,还是构建生物、文化、社会、生态环境的多维医学人类学健康视角,以及探索和不断完善医学人类学研究的理论和方法等内容,最终都应落到应用医学人类学理论方法,指导人类社会的医学和健康管理实践这个任务上,因为这是引领和推动学科产生和发展的最根本的价值源泉和目标。

第四节　医学人类学研究的基本理论与视角

一、医学人类学的基本理论

(一)生物理论学派

医学人类学对人类生物性的研究最初起源于体质人类学的相关研究。后者主要关注人类自身的起源,人类的进化与发展,人种的形成以及现代各人种、民族的体质特征、类型及其在时间和空间上的变化规律等内容。而在医学人类学领域,则主要围绕着人类的生长发育、遗传与进化及其与疾病的关联性等方面展开研究,并常常运用遗传学、生理学和生物化学等生物技术对人类群体的疾病与健康模式进行研究。医学人类学的生物学派认为,人类是进化的产物,在不同的进化阶段,由于人类所处环境和所选择的生活方式不同,因而体质状态和所患疾病也会有所不同,并在各种生物和文化因素的影响下,产生不同的疾病。它常用生物进化的理论观点来解释所看到的健康和疾病,认为适者生存即意味着健康;用优胜劣汰来解释疾病和健康的关系,认为健康是对社会和自然环境"适应"程度的一种衡量。一个社会群体的健康水平反映了其社会的内部关系及其与其他群体关系,体现了其与自然界、动植物关系的质量和性质。人类的个体和群体通过相应的生理和行为的改变来维护健康,以支持其在特定环境中的生存。这一学派主要围绕古病理学、疾病与进化、疾病与环境、饮食与进化、流行病学等方面开展研究,并发展出一系列研究成果。

(二)文化理论学派

文化理论学派包含众多的理论学说,其中主要有文化相对理论、文化体系理论、文化解释理论、认知理论等内容。医学人类学运用上述不同的理论观点来指导相关研究。所谓文化,从广义上来讲是指人类在改造自然与社会过程中所创造的物质财富与精神财富的总和,它具有民族性、时代性、历史性等特性,对其具体概念和内涵的探讨将在本书的第三章中详细阐述。医学人类学以文化研究为主线,致力于通过寻找、了解和比较不同社会文化的共性和差异性,特别是通过跨文化研究,了解其他民族和文化对疾病的认知、诊断和处理方法以及医学知识体系的差异,探索差异产生的社会文化根源,并通过深入的洞察、系统的反思以及批判性的分析,形成医学人类学的新视角。其中文化相对的理论对医学人类学研究起到重要的指导作用。

文化相对论

文化相对论(cultural relativism)作为人类学的支撑理论之一,其核心观点是:人类不同地区、民族和群体的文化都是平等的和相对的存在,每一种文化都具有其自身的文化逻辑和文化意义。因此,在比较各民族的文化时,需抛弃以西方文化为中心的"民族中心主义"。对任何一种行为的评价都只能在其本身所属的价值体系中进行,并没有一个可以在全世界所有社会中通用的绝对价值标准,每一种文化都具有独创性和充分的价值,事情的对错、好坏都要依据事情发生的文化背景来判断。这一理论的产生可以追溯到 18 世纪。

1949 年,在世界范围内民族解放的大背景下,美国人类学家赫斯科维茨发表的《人类及其创造》更加承认了文化相对性的理论意义,并将其作为一种文化人类学的研究方法进行应用。该理论强调尊重每个民族的文化,对不同种族具有的不同体质特征及文化信仰给予充分的理解,包容多种文化及健康、疾病观,这些在人类学的时间与空间研究上都具有重要意义。

上面的介绍提示我们,正如一种文化的价值不能用另一种不同范畴的标准来评价一样,一个文化中的医学知识体系同样也不应简单地用另一个医学体系来衡量和评价,那种以自己的医学知识为优越无上的偏见恰恰是另一种变相的文化中心主义和霸权主义。

文化体系理论认为各种土著医学亦是文化的组成部分,医疗模式是整个文化体系中的一个亚体系。经验主义理论观点认为,传统医学是一种信仰体系,医疗体系是一种社会文化适应策略。而文化解释理论则强调应优先探讨与医学和健康有关现象的意义,探讨在不同文化中健康和不舒服的隐喻以及人体的象征应用。这一理论认为,疾病不是一种实体,而是一种由文化建构的解释模型。人类的不同文化系统的信仰、机制与习俗是影响其疾病与治疗的根本因素。作为文化的重要组成部分,医疗体系与疾病认知和文化的其他部分紧密相关,不同的文化产生出不同的疾病认知、观念,进而也产生了不同的求医和保健行为。认识这种差异,对改善医患关系、完善医疗干预方案以及干预策略选择具有重要意义。

(三)生物文化理论

生物文化理论强调用人类的文化因素与生物因素相结合的视角来研究人类进化的过程,认为人类的进化是受制于生物性和文化性双重影响的独特过程。一方面,人类通过将其创造的物质和精神文化作为工具和手段,帮助自身更好地适应和控制环境,另一方面,改变的环境又反过来对人类的身体、行为和健康产生影响。因而,人类对于环境的适应是文化因素和生物因素相互作用的结果,生物文化观点最早由阿兰德提出,他认为文化是生物进化的一个适应过程,人群的适应是生物与文化相结合的产物。

生物文化学派较为著名的理论是生态学理论,它不仅研究人类和环境的关联,而且研究自然与文化力量的互动演变、相互调适以及相互影响。1979 年,安·麦克尔罗伊(Ann McElroy)和派翠西亚·K·汤森(Patricia K. Townsend)共同编写了《生态学视角下的医学人类学》一书,将生物文化适应的生态学视角引入了医学人类学的理论研究范围,并依据病原、环境与人群之间的相互关系建立了一个生态与健康的运作模式。这一融合视角认为生态环境及人类对环境的适应是疾病发生与治疗的决定性因素。

较为著名的生态理论有微观文化生态学理论和宏观政治生态学理论等相关内容。微观文化生态学理论主要探讨了在特定环境中人类个体或者群体与其他物种(包括植物、动物和病原体等)的相互关系,考察个体的行为及其与疾病发病率之间的联系。

微观文化生态学理论

该理论的代表人物有威斯勒尔及斯图尔德,文化生态学理论的实质即是承认文化与环境之间存在一种动态的、富有创造力的关系。换言之,人类社会的疾病与健康等衍生发展活动在很大程度上依赖于现存的技术和正在开发利用的资源的性质。生态因素在文化生长中的重要性从早期的文明中就可得到验证,斯图尔德注意到最早的国家往往产生在一些相当没有前途的地区,如洪水泛滥的黄河流域、尼罗河的干旱地区、伊拉克和叙利亚的底格里斯河等干旱地区,这些地区的显著特征就是若没有灌溉就不会有农业的发展,而灌溉农业的兴起则带来了人类生存的希望,形成了自身的文化,也成就了许多国家的兴起。该理论既肯定了环境和技术因素的重要性,又认识到人类的命运不只是由这些因素所塑造的。

政治生态理论则注重研究由政治制度导致的社会分层,以及这种社会分层与疾病分布之间的关系,强调不同人类文化、社会环境、政治经济制度等因素的影响,在医学生态学理论看来,人类的医疗行为和医疗体系也可以被看作是其选择的一种社会自我文化适应策略。

(四)批判医学人类学理论

批判医学人类学(critical medical anthropology)致力于在人类学的框架内,用批判的视角来分析、探讨疾病、健康问题以及人类医疗体制中存在的诸多相关问题。特别是在经济贸易日益全球化的今天,在多元思想、文化、文明相互冲撞、相互激荡的今天,它致力于建立一个多维视角、多元文化批判的完整体系,帮助人们更深刻地理解现代医学理论和实践所面临的困境以及医学人类学自身的局限性和问题。

批判医学人类学理论包含有众多的理论观点和分析视角,主要包括政治经济学观点和哲学批判观点。政治经济学观点认为,应从殖民主义和资本主义的全球扩张,以及全球范围政治经济的不平等等宏观角度去探讨疾病在不同国家和地区的分布。它认为不仅应关注医疗当中出现的各类问题,更重要的是应把这些问题置于政治经济背景中,用历史文化的眼光来分析和看待,以便更全面地考察健康、疾病和治疗与文化、社会、经济、政治和制度因素的关系。而医学人类学的哲学批判观点则重视对隐藏在生物医学理论和实践中的各种假定和概念提出质疑和分析。这种理论认为构建在躯体、精神相互分离的二元论哲学基础上的西方医学,其疾病观是存在严重缺陷的,人类的疾病绝不是一个身心分离的事件,也不是一个与社会相分离的事件,而是由自然、社会和文化之间复杂要素相互关联和作用的产物。

批判医学人类学家认为:早期人类学关注从微观细节以及个体所处的独一无二的社会文化结构以及对民间医学模式的本质和功能分析等方面来进行研究,但却忽略了对促使人们做出决定和行动的更深层次的社会、经济、制度原因以及社会决定性因素的考察。此外,以往仅从人的个体生活方式、文化甚至局部生态环境等方面来阐释健康相关问题的研究角度同样是不充分的,因为这可能掩盖了社会条件、社会环境和社会结构等方面因素对健康问题的影响。正是基于这种不断的质疑和反思,医学人类学完成了对一系列核心概念——健康、疾病、患者体验、医疗化、医疗霸权、医疗体系多元化等的重新解读和再构建任务,它拓展了医学人类学家对涉及疾病、健康、治疗与医疗保健制度等重要问题的新思考、解释以及分析框架。正是通过批判医学人类学各种不同观点的激烈交锋,医学人类学的理论和观点得到了丰富与发展。

二、医学人类学的研究视角

(一)社会文化视角

伴随着医疗技术的不断发展及人们对疾病、健康认知的拓展深入,传统的生物医学模式的疾病观受到了极大的挑战,研究者开始对西方医学机械的、传统的、单一的疾病观提出质疑,并展开了社会性反思的医学研究与探索。医学人类学的发展渊源与其不断拓展的理论、内容彰显着社会文化视角在其研究中被不断地应用与发展。除此之外,在医学人类学的功能学派、疾病与诊疗的象征性分析、社会文化的健康干预影响等内容中都渗透出社会文化性的应用与解读,其应用如图1-1所示。

从医学人类学的来源来讲,人类对自然、社会环境的不断适应,人类学家对民族医学的研究,20世纪中期开始的有关"人格""认知"的理论实践研究以及不断开展的国际卫生运动等都体现出它注重将健康与疾病视为一个重要的文化范畴加以考察,特别是在社会文化大背景的角度下对健康与疾病加以分析与理解。社会文化视角在医学人类学中的渗透与影响无处不在,在基于民间信仰的原始医学研究中,其主要运用跨文化比较,将医学知识的历史衍化成为疾病认知差异的理论框架;在以里弗斯为代表的地方性医学与文化系统的结合性研究中,其揭示了原始医疗实践、信仰及世界观等与文化的整体性联系;而后,在20世纪40、50年代的文化相对论等理论思潮的兴起中,"原始医学"逐渐被"民族医学""传

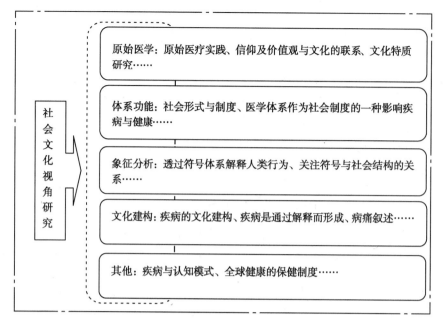

图 1-1　医学人类学的社会文化视角研究

统医学"等概念替代,在原有研究的基础之上拓展出更为多样、细致的社会文化性人类学研究内容。

(二)批判视角

医学人类学是伴随着对生物医学的一系列反思和批判而逐步完善和发展起来的。医学人类学自身的不断丰富和发展同样得益于批判人类学的质疑、反思和批判性思考与分析,这些批判与反思使其从早期对健康相关概念、信仰和行为的微观、单一、孤立的社会、文化、心理层面的解析,逐步转向更加宏观、多元、开放、相互关联的分析视角,并不断推动医学人类学新观点和新理论的产生。批判医学人类学中的一个主要名词便是身体(body),这里所指的不仅是生物学中所定义的身体,而是吸收了 20 世纪早期人类学家马塞尔·莫斯(Marcel Mauss)的思想,将其作为全部社会事实来进行理解。人类学家汉斯·巴尔(Hans Baer)、莫瑞·辛格与艾达·萨瑟(Ida Susser)将批判医学人类学理解为在综合考量人际关系、社会行为、重组的地方生态及文化意义的政治经济力量背景中看待健康与疾病。

(三)整体视角

整体论最早由英国的 J. C. 斯穆茨在 1926 年的《整体论与进化》一书中提出,他系统地阐述了整体论思想并提出进化是整体的创造过程,认为整体是自然的本质。从人类学的视角来看,整体论即是把人类视为一个整体,分析各要素间的关系及互动形式。既关注横向(当时环境),也要关注纵向(历史环境);既分析生物、生理的体征,又要分析社会、文化的因素。马文·哈里斯在《后现代时代中的文化理论》一书中提出了多层次理解人类学整体论的思路:首先,从方法论来讲,整体论是在整个人类学研究过程中所需的方法和态度;其次,从功能主义来讲,它注重从各个部分之间功能上的相互作用来理解社会的整体文化系统;再次,从综合角度来看,它综合了生物、社会、文化等多重因素来考量人类学研究内容;此外,还有从过程角度的理解。将整体论应用到医学人类学研究中,意味着需要从整体与个体的统一、宏观与微观的结合以及时空和生物、文化相结合的整体视角来开展医学人类学的研究。整体观是医学人类学的重要标志,同现代科学发展整体化趋势紧密联系,是医学人类学进行整体探讨、综合研究的理论和实践指导基础。

(四)全球化视角

医学人类学作为综合社会文化与生物医学等多维角度关注人类健康发展的交叉学科,从全球化视角出发,融合全球健康观进行解读必然是它的一个重要出发点。

在全球化视角下的跨文化医学研究中,要兼顾医学文化的差异性和共性,以文化的相对论为指导,承认并尊重不同民族医学知识和文化的价值,并在相互平等的基础上进行交流与研究,以寻求理解与和谐共存。而文化的普同性则强调文化的共性,主张在人类共有文化基础上寻找不同文化间的共同点,并以此推进跨文化思想的传播。这为全球化视角下医学人类学研究提供了指南,一方面,在对不同国家、民族跨文化健康观及疾病观的比较研究中,需要更多了解和关注所在国家、地区人群的社会背景、文化取向及价值观念等,在文化相对性的引导下,尊重不同文化形式及价值体系、健康干预方式,借鉴、传承并发展不同文化制度下好的经验和做法;另一方面,在全球化背景下,世界文化的交流与融合势不可当,要求不同医学知识体系在全球化的大背景下既要融入世界潮流又不迷失自我,强调多元文化、医学体系的共存和相互促进。可以说,全球化视角是一种更为全面、包容而又不失多样化的研究视角。

全球化是 20 世纪 80 年代以来在世界范围内日益凸现的新现象,是时代的基本特征。所谓全球化视角就是要求医学人类学研究在共同的经济、文化全球化的大背景下,通过不断地交流、融合、互渗互补,不断地突破各文化及研究的地域及模式的局限性走向世界,不断地超越自身的文化认同与价值观念,将不同区域性的医学文化知识体系和保健体系的实践经验和做法转化为人类社会共用的价值和经验进行分享。

全球化的视角不仅为医学人类学的研究提供了更为广阔和开放的思路,还为医学人类学研究提供了更多的实践项目和场所。同样,医学人类学研究也为在全球化过程中的全球健康目标的实现提供了理论依据与技术手段。医学人类学中的生物性人类学研究为全球健康的生理功能、医疗技术发展提供依据;其文化性人类学研究为全球的民俗、疾病与健康观、行为方式、健康干预提供借鉴;此外,最重要的是医学人类学以全面、整体理论为引导,在理论与实践上与全球健康的空间与时间完好对接,不仅符合全球观,更是实现全球健康目标的有效依据。

第五节　医学人类学的起源、发展及其意义和应用价值

医学人类学作为人类学研究范畴不断深入而产生的学科,其来源发展与人类学的发展息息相关。人类学的发展经历了漫长的岁月,并涌现、发展出大批理论方法、学派及研究代表人物,学界对其进行的相关划分种类繁多,本书中将人类学的发展主要划分为五个时期,四个最具代表性的学派,具体内容见图 1-2。

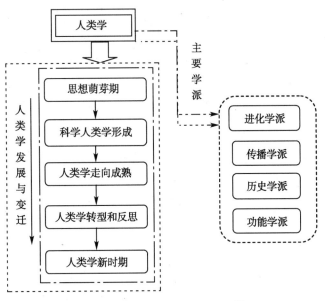

图 1-2　人类学发展过程及主要学派

一、人类学的产生、发展与变迁

(一)人类学思想的萌芽期

神灵思想的萌生是人类学思想发展的起源,在生产力水平低下的原始时期,人们将无法理解和解释

的各种现象归结为神灵的安排,"文艺复兴"之前,生物界一直被"神创论"所统治。随着先贤们对自身和外部事物的长期观察与研究,朴素唯物主义思想逐渐形成,人们开始对人的不同类型、人体内部构造及人类来源等人类最基本的问题提出质疑,并涌现出包括希波克拉底(Hippocrates)及亚里士多德(Aristotle)在内的众多著名的医学奠基者,为人类学的产生奠定了科学基础。在此后的一段时期内,根深蒂固的神教思想与科学思想之间产生了激烈的交锋,发生了著名的"牛津大论战",这场论战将唯心主义神创论思想和唯物主义进化论思想的争论推向了高潮,自此,进化论的观点被引入到人们的视野之中,并逐渐得到学术界的普遍认可。

(二)科学人类学的形成时期

15世纪前后人类开始地理探险并爆发了殖民扩张,伴随生产力的快速发展,人类学也逐步发展并渐成体系。19世纪中叶,具有现代学科特征的人类学学科体系正式确立,代表人物有德国的巴斯蒂安(Adolf Bastian)和拉策尔(Friedrich Ratzel),他们将当时大而散漫的生物学、地理学等知识整合成具有科学逻辑性的知识体系。这一时期,西方的人类学学者不断兴起,人类学的理论框架基本成型,学术组织也相继成立。但是,人类学在整体性及理论方法上仍存在一定缺陷,对人类文化的认识也存在着诸如时空排序不严谨及研究内容不完整等现象。

(三)人类学走向成熟的时期

19世纪末至20世纪70年代人类学逐渐走向成熟,其理论更加完整,学科结构更加系统化,研究方法更加丰富务实,现代人类学的知识主体、认同基础以及人类学的学科经典研究也大多形成于这个时期。这一时期的代表人物为马林诺斯基和拉德克利夫-布朗等,他们注重田野调查等实地工作,为人类学的进一步发展提供了方法和理论依据。其中具有代表性的理论主要有文化圈理论、埃及中心理论及文化区理论,这些理论都基本摆脱了进化论的观点,将人类学的研究扩展到了时间与空间的二维综合角度上。而后,人类学理论又发展衍生出历史特殊论、整体论等观点,开创了将枯燥繁杂的理论应用到人类生产生活实践之中的先河。

(四)人类学的反思与转型时期

两次世界大战期间,人类学乃至整个学术界都步入了低潮,战后初期整个人类学的发展进入了反思与转型期。19世纪60年代初,人类学研究被划分为东西方两大阵营,以苏联为代表的东方主张人类学主要为体质人类学,类属于生物学,而文化人类学等同于民族学,归属于历史学领域;西方各国的研究则更为发散,各学者在文化生态学、新进化论、心理人类学等众多领域都积累了大量的资料并形成了自己的理论。这些成果不仅推动了人类学的进一步研究与发展,更促使了人类学的反思与转型,使人类学在知识主体及学科发展的认知上更加清晰。

(五)人类学的新时期

20世纪中后期以来,伴随着社会的不断发展与进步,人类学也逐渐迈入一个新的发展阶段。在民族矛盾日益激烈,思想、文化、经济、政治等方面不断摩擦融合,知识爆炸及信息化、工业化现代社会快速发展的背景下,人们的生存观念从过去的生存与安全转向了生存的意义和价值,人类学也更多地关注于精神需求及人文关怀等内容,注重反思批判,以冷静客观的头脑审时度势,强调整体论及系统思维的运用。

二、人类学的主要学说

(一)进化学派

进化学派主要研究人类社会和文化的产生与发展过程,以及其背后的原因。进化学派认为人类社会及文化是按照由简单到复杂、从低级到高级的规律来进行发展的,人类在生产技术、法律、婚姻、宗教及思想意识方面是不断进步的,世界上的所有民族都遵循着相同的发展过程。它的主要代表人物是泰勒、摩尔根、马瑞特、弗雷泽。进化论学派对人类学学科的建立起到了重要的作用,它开创了学者对文化科学的研究,不仅确立了人类学中的文化概念,更在理论上给予人类学很大的指导。此外,人类学的田野调查、比较研究、残存法等很多研究方法都是由进化派率先采用或创立的。

（二）传播学派

传播学派侧重于被进化论所忽视的文化中的地理、空间和区域性变异，着重研究文化的横向散布，认为文化的变迁过程就是传播过程，文化主要是在传播的过程中发生变迁的。它的主要代表人物有拉策尔（F. Ratzel）、弗罗贝内斯（Leo. Frobenius）、威廉·施米特（W. Schmidt）等。直至今天，文化变迁与传播都是人类学家所热衷的一大研究议题，对人类学的发展起到了一定的启发作用。

（三）历史学派

历史学派诞生于 20 世纪的美国，是由以美国的"文化人类学之父"博厄斯（Franz Boas）为首的相关研究学者创立的，其主要代表有博厄斯及威士勒等后续研究者。历史学派是在反对进化论和对传播学派批判的前提下形成，以反历史主义的实证论和经验论为基础，提倡只有具体的东西才是可靠的、历史的，而抽象的和理论的东西都是不可靠的。历史学派尤其不赞同摩尔根所概括的理论体系，认为其过于武断，历史学派提倡对具体事实的描述和记录。

（四）功能学派

功能学派萌芽于 20 世纪 20 年代，一方面在大的时代背景下进化学派、传播学派、历史学派缺乏对当时统治者所统治的殖民地民族有应用价值的理论和方法；另一方面在学术研究上也要引入当时新开始流行的实地调查研究方法，拓展以整体的视角解读文化，有效地继承前人的研究结果并给予一定的发展。功能学派的代表人物主要有马林诺夫斯基和拉德克里夫-布朗两位人类学家，他们从功能观点出发，开创了新的研究领域，主张人类学研究应集中在对现存文化或社会的分析和说明上，认为任何一种文化对其社会都是有影响的，并创立了社会人类学。

三、医学人类学的起源、发展与变革

医学人类学是在人类学基础上发展分化出的一门新兴学科，但并不是一个全新的领域，自人类学发展伊始，跨文化研究的内容中便含有人类的医疗、疾病及对身体的认知等内容。其发展始于 19 世纪的体质人类学研究，当时的研究者多是致力于灵长类研究的医务人员。在此期间，人类学家发掘了埋藏地下的头盖骨及长骨，确立了一些新的种属，同时又发现了骨折愈合的骨和病理原因等。这些成果在确定人种的形态学标准及后期的医学人类学发展上都起到了推动的作用。

第二次世界大战以后，在国际公共卫生计划迅速发展的时代背景之下，医学人类学作为人类学的一门分支学科逐步登上历史舞台。医学人类学的长足发展得益于国际援助及发展机构在援助贫穷地区开展的公共卫生建设工作，大量的人类学家参与工作并将注意力转到了与疾病、健康有关的问题上。当时，很多来自国际卫生工作的人类学家和具有临床背景的教师、研究人员、管理人员和医生都致力于医学人类学常规研究及应用发展。

考迪尔（Caudill）于 1953 年发表的《人类学在医学中的应用》一书第一次将人类学应用于医学领域。在此期间，医学人类学与医学社会学之间呈现出长期共生的关系，其研究发展常依赖于医学社会学的研究，为了使其更加系统深入的发展，建立一个正规组织的执行委员会的呼声渐起。1960 年间，戴维·兰迪（David Landy）在美国的匹兹堡大学的人类学部教授"原始与大众医学"，并在公共卫生学院开授"健康与疾病的社会与文化因素"课程；1963 年美国学者斯科其（N. A. Scotch）发表了《医学人类学》一文，同年美国出版的《人类学双年回顾》一书，医学人类学被作为独立章节。美国人类学学会下属的"医学人类学学会"于 1968 年成立。英国皇家人类学学会下属的医学人类学委员会在 1977 年成立。上述专业学会的成立为医学人类学的专业发展奠定了基础。同期，在英、德、法等西方国家，医学人类学都得到了进一步的发展。伴随着人类学的全盛发展，更多的人类学家、医生及其他学者都深入到医学人类学的进一步建设之中。

伴随斯科茨《医学人类学》的发表，特别是《医学行为科学》一书的问世，使得医学人类学这个术语及学科得到了公认，成为一门独立的学科。在知识飞速发展的今天，医学人类学的研究内容不断拓展，研究方法不断丰富，与健康有关的研究已成为联合国以及欧洲、亚洲等地区人类学研究的主要领域。

中国是开展医学人类学研究较早的国家，早在 1937 年，著名社会学家潘光旦出版的《民族特性与民族卫生》，从批判分析的视角探讨了国民陋习与国民健康水平低下的关系。人类学家许烺光教授早在1943年就用英文撰写了《云南西部的魔法与科学》，并在后来出版了英文著作《驱除捣蛋者》，通过对西方人类学的深度反思，从医学人类学的视角对疾病健康问题开展研究。其后，很多人类学家从体质人类学视角对不同民族的体质展开研究，为医学人类学的进一步拓展研究奠定了基础。

在中国，改革开放以后医学人类学才步入了真正的发展期，一大批研究成果纷纷出版。20世纪80年代由中国人类学学会主编的《医学人类学论文集》和《人类学研究》的出版标志着中国的医学人类学研究步入正轨。在学科建设上，诸如清华大学、人民大学、中山大学等综合类高校和研究院所都建立了专门从事医学人类学研究的机构。陈华、景军、席焕久、徐一峰、张有春等教授和学者相继出版了医学人类学的教材和研究论著。陈华于1988年在中山大学学报发表的《方兴未艾的医学人类学研究》中对医学人类学这门新兴学科作了全面介绍，而后又编著出版了教科书《医学人类学导论》。景军教授先后发表了一系列医学人类学的研究论著，其发表的《穿越成长礼的中国医学人类学》，对医学人类学在中国的发展沿革进行了系统的总结和概括。席焕久在医学期刊和报刊中发表多篇文章介绍医学人类学及其分支学科的文章，2004年由其编著的《医学人类学》系统地介绍了中国医学人类学的新进展。而后，徐一锋在2005年出版了《文化与健康：医学人类学实践》，张有春于2011年出版《医学人类学》，上述学者对医学人类学进行了系统介绍和阐述。目前，中国医学人类学的研究领域主要集中于公共卫生防治方面，特别是在艾滋病防治上取得的成绩和社会影响较大，此外，众多学者针对我国少数民族丰富多彩的医学传统和少数民族地区的医疗多样化开展了跨文化的系列专题研究。不断涌现出的文化人类学学者和拥有医学背景的学者对医学人类学研究的关注，将中国医学人类学的发展推上了新的高峰。

四、医学人类学研究的意义和应用价值

随着社会经济的发展和人类的进步，健康观念及医学模式的转变，人们对健康与疾病的理解与需求也不断发生着变化，逐步认识到在生物因素基础上的心理及社会文化因素对人类健康的影响日益增进。因此，将社会文化、制度等因素纳入到对人类健康的思考之中，开展医学人类学研究对改善整个人群的健康水平具有特殊的意义与价值。

（一）医学人类学拓展了医学的思维和视野，为医学研究开辟了广阔的领域

医学人类学致力于从人类社会的整体性和丰富性研究入手，将被医学科学不断分解成组织、细胞、基因的越来越抽象、碎片化的人，通过整合还原成复杂现实社会关系中的生动、丰富、多样化的人，增加了医学研究和实践中的人文和人道的色彩。特别是通过对既有医学观念、认知、行为、实践的批判性的反思，帮助人类社会认识到医学作为一种科学和工具，其自身所固有的工具理性的局限性；通过对医学发展进程中出现的高度物化、非人性化、高技术化、社会的医学化等诸多问题的深刻反思，帮助医学认识到其自身的局限性，引导医学体现更多的人文关怀和医学的社会性。医学人类学的研究和实践，不仅有助于推动医学不断改进既有的疾病治疗和干预方式，同时也为未来的医学研究提供更广阔的视野和方向。

（二）医学人类学是适应现代医学模式转变的必然要求

20世纪以来，由于社会的不断进步及疾病谱的改变，医学模式由单纯的生物医学模式向生物、心理及社会模式转变，政府及学者也将生态环境及社会文化的变化纳入到了对疾病及健康的研究中。人的身体功能与情感、环境、行为习惯密切相连，不同的社会文化在一定程度上影响着疾病和症状的发展过程，诸如通常情况下我们将寄生虫感染看作一种疾病，但对于处在不同文化背景下的大西洋特里斯坦达库尼亚群岛的土著民来说则不是一种疾病。疾病有功能异常与精神疾病之分，病因也包括了生物与文化等多重因素，如肥胖在生物学角度上是一种病变，但其成因与现今社会经济的不断发展及人们的饮食习惯密切相关。适应新的医学模式的转变，需要一个更为综合的学科支撑，既从生物学角度又从社会文化、生态环境等角度对疾病与健康进行协同研究。因此，为适应人类的健康与卫生的新需求，配合新的医学模式的转变及推动卫生事业的不断进展，医学人类学研究必不可少。

（三）医学人类学有助于更深入地理解健康与疾病

文化因素是健康与疾病的重要影响因素之一，反过来健康与疾病也是文化体现的一部分，故而以文

化为契机,从医学人类学角度出发认识健康与疾病十分必要。人类是文化生物,存在于生态环境和社会文化环境之中,不同的文化底蕴不仅仅影响人们对健康的认知,还在一定程度上作为健康与疾病的影响因素发挥着作用,同时对诊疗行为也有很大影响。如在希腊某些农村人们把麻疹、腮腺炎、百日咳等传染病看成人生成长的必然经历;在文化发展程度较低的地区,人们发生疾病后仍会选择巫医等现象都充分证明了这一点。医学人类学将文化因素作为解读疾病的重要线索,既起到了尊重社会文化对健康影响的作用,同时也促使人们加强了对疾病与健康的理解。

(四)医学人类学对促进公共卫生和精神健康的发展起推动作用

公共卫生计划的实施与整体水平的提高是关乎所有公众的事业,公共卫生中诸如预防、健康教育等内容都涉及了生活方式、行为干预等社会文化的领域,医学人类学的研究结果为这些计划的制订与实施提供了一定的依据。当今社会下的精神健康已不同于往日的单纯病理诊断,抑郁、孤独、心理压力都是精神健康关注的范围,人体功能异常是这类现象产生的一种诱因,但其中大部分的原因还是来自社会与自身的制度、文化环境影响,由此可见,医学人类学中的社会文化因素研究与分析也为精神健康的发展提供了科学支撑。

(五)医学人类学为实现全球健康提供科学借鉴

全球化不仅体现在经济、贸易等物质的交流上,同样体现在科学、思想、文化等精神交流之中。全球化在推动不同国家、民族医学知识、思想、医学实践互动交流的同时,也推动了西方医学霸权的形成,因而需要借助于医学人类学的思想和方法,建立起一个多元文化批判的完整体系,促使人们更深刻地了解医疗和护理。从健康与医学的角度来看,全球化在提高了人类应对疾病、灾难事件能力的同时,也在一定程度上增加了传染病等疾病的传播风险和挑战。医学人类学作为医学与人类学的交叉学科,是一门具有综合性质的研究人类健康的学科,它以文化为线索从生物性、社会性等多角度诠释人、人群、民族、种群的疾病与健康及其影响,运用整体论及批判性观点全面地探索世界各国的人类发展,既有助于了解全球健康的基本情况,又为进一步地实现全球健康目标提供了指导性的政策意见。

(六)医学人类学有助于推动人类学本身的发展

医学人类学是在人类学的基础上繁衍而来的,也是人类学的重要分支之一,医学人类学不仅从社会文化的角度研究人类,更包含了从解剖学、生理学等角度研究人体的功能构造及疾病与健康的关系等内容,促使更多的理论研究逐渐与实践相结合,不仅推动了医学人类学自身的发展,也推进了整个人类学的研究与认识。

第六节　医学人类学与相关学科的关系

医学人类学作为一门新兴学科具有较为广泛的学科交叉性,其自身特定的研究对象、内容、理论与方法与各相关学科紧密相连,诸如人类学、医学社会学、医学伦理学、生态学等学科都与医学人类学相互联系、相互渗透,本节主要选取其中具有代表性的相关学科,并对其与医学人类学的关系进行阐述。

一、医学人类学与人类学

医学人类学是人类学的分支学科。一方面,人类学为医学人类学提供了理论和方法上的支持;另一方面,医学人类学拓展了人类学的研究领域。人类学的四大主要分支即文化人类学、体质人类学、考古人类学及语言人类学,涵盖了人类体质及文化研究的多样性与普同性,为健康与疾病的理解提供了广阔的理论思路与方法借鉴。其中,文化人类学提出:人类社会中跟疾病相关的信仰和实践都是文化的核心特征;体质人类学则从微生物学、生物化学、遗传学等医学和其他生命科学中汲取技术和方法,着手研究人类学,并将自身与文化视角相结合进而衍生出医学人类学的生物文化视角。

医学人类学拓展了人类学的研究领域。医学人类学家从事健康和治疗体系问题的基础研究,同时也关注改善临床环境中的治疗服务和社区环境中的公共卫生计划。基础研究的目的是拓展人类的知识;应用研究的目的是协助解决特殊的人类问题。这在研究的范畴上拓展了人类学关注的人类文化与健康,较人类学更为细致全面地解读了健康与疾病的相关概念与现象。同时,医学人类学拓展了自身的理论体系、研究方法和发展视角,将其引入医疗实践之中,并在世界各地参与促进健康和改善医疗服务的相关活动。

二、医学人类学与医学社会学

医学社会学(medical sociology)主要运用社会学的理论和方法,研究医疗领域中的社会角色、角色关系、角色行为、角色流动、医疗社会组织的交互作用以及医疗领域与整个社会生活的互动及其变化规律。医学人类学与医学社会学两门学科的研究对象部分重叠,都关注健康与疾病的发生、发展、诊疗及影响因素;理论视角部分相似,都从结构功能理论、实践理论、整体论等理论中共享研究视角及理论基础;研究方法上也相互借鉴,医学人类学家在研究中不断引入问卷调查及统计分析,同时医学社会学家也更多地采用观察与深入访谈作为研究工具。两门学科相辅相成,但同时也有一定的区别存在。

首先,二者的起源不同。医学社会学主要起源于城市化进程中公共卫生问题的应对与发展,医学人类学则源于跨文化研究中对健康与疾病的解释。其次,二者的学科分工不同。医学社会学主要关注如工业社会中的健康与疾病问题等主流社会文化因素的影响,而医学人类学则主要关注非工业社会、传统与部落等社会中的非主流社会文化因素的影响。此外,研究重点有所差异。医学人类学关注跨文化医疗系统(不同民族、不同历史之间)的比较研究,营养、药物滥用、社会流行病等同人类健康与疾病的关系,生物医学的文化分析等。医学社会学则关注医疗领域内的角色及其关系,医学与社会因素的相互作用,不同医疗保健机构的社会效用比较等。最后,两门学科在研究方法上各有侧重。医学人类学主要是依据整体论、文化论等理论的支撑而进行田野观察、民族志等参与观察法研究,更强调的是对资料的定性研究。而医学社会学中,多借用社会学及社会心理学等相关理论而展开社会调查研究,其分析的数据资料多是定量的。

三、医学人类学与生物医学学科

生物医学(biomedicine)是综合医学、生命科学和生物学的理论和方法而发展起来的一门前沿交叉学科,其主要任务是运用生物学及工程技术等相关手段,研究和解决生命科学中,特别是医学中的有关问题。生物医学与医学人类学的研究内容相互联系、相互补充。

二者的研究主体相似,医学人类学从文化因素的影响出发,更加关注从文化角度出发进行人类溯源、疾病与健康的关系等相关研究,着重于外部的文化等因素对人的影响。生物医学则是以人的生物性为基础,进行生理、解剖、病理等生命科学及理论研究,其重点是从人的内部生理结构与变化研究其对健康与疾病的影响。在研究的领域与内容上,两门学科交互融合。生物医学主要是通过生物医学信息、医学影像技术、临床应用化学、生物医药研究等内容来提高现行的医疗诊断水平和人类自身健康状况,其为医学人类学的发展奠定了基础。医学人类学在生物、遗传、心理、精神等人类体质健康等方面研究人类学相关问题,努力构建生物、文化、社会、生态环境的综合多维医学人类学健康视角,在整个的研究内容上医学人类学较生物医学关注的范围更广。

四、医学人类学与医学伦理学

医学人类学与医学伦理学虽是两个不同的学科,但两者相辅相成,无论在研究内容、研究方法还是理论基础上都具有一定共通性和相互借鉴的价值,二者相互促进,并都成为健康科学的重要组成部分。医学伦理学是运用一般伦理学原则解决医疗卫生实践和医学发展过程中的医学道德问题和医学道德现象的学科,它是运用伦理学的理论及方法研究医学领域中人与人、人与社会、人与自然的道德问题等的一门学科。医学人类学与医学伦理学在许多层面都具有一定的相似性。首先,从广义的学科范畴来看,两者皆属于哲学的范畴。其次,从学科发展模式来看,两者均是医学与人文学科的交叉学科。再次,从研究对象上看,两者均是以"人"作为研究对象,并重点关注人在疾病和健康领域中的主体性。最后,从研究内容上看,两者都涉及探讨和研究人类社会中的价值观和行为规范体系。医学人类学对人类的多角度考察与分析为医学伦理学的研究发展提供了强有力的实证材料和理论基础,医学伦理学也为医学人类学的发展提供更为广泛的理论、方法支撑。

此外,在医学人类学的研究过程和具体内容中,常常要结合解剖学、流行病学、卫生统计学、社会学等多学科知识进行综合分析,运用多种定量、定性研究方法,因而,医学人类学与这些学科的关系也十分密切。

(吴群红 丁 玎)

第二章　医学人类学的研究方法

🌐 **学习目标**

　　掌握　调查研究的三个基本要素;量性研究与质性研究的概念和特点;民族志研究的概念;田野工作具体调查方法(观察法、深入访谈法、集体访谈法、问卷调查法、谱系调查法、行动研究法等)的特点和应用;跨文化比较研究的定义;历史研究法的定义。

　　熟悉　量性研究与质性研究的分析方法;量性研究与质性研究的异同;民族志研究的起源和基本原则;田野工作的研究方法论(背景分析法、主位与客位)。

　　了解　医学人类学的生物体质性研究和社会文化性研究的范畴和特点;实验研究、文献研究的特点;跨文化比较研究的分类和实际运用;历史研究法的价值及研究步骤。

　　科学研究是人们探索自然现象和社会现象规律的认识过程,即在前人已有的认识基础上,有目的、有计划、有意识、有系统地运用科学方法,对客观事实进行掌握、分析、概括,并揭示其本质,探索新规律。它的基本任务是探索、认识未知。医学人类学研究是科学研究工作的重要组成部分,其所拥有的人类学视角在探索人的行为、社会文化现象、生态环境与健康和疾病的关系上发挥着重要作用。医学人类学是人类学和医学相交叉的学科,由于其研究范畴十分宽泛,涉及与疾病、健康相关的历史、地理、社会、经济、文化、心理等诸多因素,需要把自然科学的方法和社会科学的方法结合起来进行研究,因而,医学人类学的研究方法是多学科的。

第一节　医学人类学研究方法概述

　　研究方法是人们在科学研究中发现新现象、新事物,或是提出新理论、新观点,揭示事物内在规律的工具和手段,是研究过程中不断总结和提炼出来的一种研究范式。基于不同的研究领域和视角,研究方法存在很大的差异。医学人类学是人类学的一个分支,其研究方法多来源于人类学研究,但同时又具有医学和社会学的许多特征。医学人类学研究可以划分为多种类型:根据研究的视角,可以划分为生物体质性研究和社会文化性研究;根据流行病学研究的思路,可以划分为调查研究、实验研究与文献研究;根据研究的理念与途径的不同,可以分为量性研究和质性研究。每一种研究方法都有其特定的适用环境以及优缺点,采用何种方法和如何选择数据取决于研究目的和所需要信息的类型,研究者可以根据研究需要选择相应的研究方法。

一、医学人类学的生物体质性研究和社会文化性研究

　　中国学术界关于医学人类学的研究从一开始就以生物性和社会文化性为中心形成了两大学术研究视角,即医学人类学的生物体质性研究和医学人类学的社会文化研究。

(一)医学人类学的生物体质性研究

　　生物体质性研究关注人体结构和功能之间的相互关系,即群体和个体在遗传和环境的作用下,其生长、发育和衰老的过程中所形成的在结构、功能和代谢上相对稳定的特殊状态。这种特殊状态决定了机体生理反应的特异性、机体对某种致病因素的易感性和所产生病变的倾向性。

20世纪六七十年代,一些人类学家试图重新整合各分支学科,他们吸收了来自进化生物学尤其是生态学的概念与理论框架,并通过考察疾病、环境及人类文化之间的动态关系,提出物理环境及人类对环境的适应是疾病与治疗的首要决定因素,从而形成了医学人类学的生物文化视角,做出了医学人类学贯通人的文化性与生物性的尝试。

在具体的研究方法上,医学人类学的生物体质性研究立足于人类与环境变迁的"适应性"视角,通过田野调查的研究方法,利用体质人类学的测量技术、形态观察、统计学分析等基本方法,同时借鉴多学科知识对不同历史时期的人类与外部环境的互动、适应进行深入的分析,并在分析的基础上提出人类行为适应环境的干预措施,从而改善人类的健康。环境、疾病与人类的适应,三者之间的关系研究构成了医学人类学生物体质性研究的基础。此外,生物体质性研究还对生物学"基因"和遗传学因素造成的民族个体变异和个体疾病的分子机制进行了深入探索。

(二)医学人类学的社会文化性研究

医学人类学的社会文化研究包括医学人类学对民族、传统医学的研究以及对公共卫生和临床问题的实证研究。疾病和健康问题的社会文化性反思对医学人类学研究起到了巨大的推动作用。随着疾病谱和死因谱的转变,传统的生物医学模式疾病观受到巨大挑战,人们开始对传统的、机械的、单一化的疾病观进行批判。医学界受医学模式转变(从生物医学模式逐步转向生物-心理-社会医学模式)的影响,开始关注社会科学在疾病控制和治疗中的作用。借助于人类学的研究方法,从不同角度分析人的行为、观念与健康和疾病的关系,健康问题的性别因素、社会或社区因素、文化传统及经济基础因素等成为医学人类学研究的主要内容。近年来,重大传染性疾病诸如艾滋病、非典型肺炎、禽流感等相继在全球范围的暴发流行,更促使人类学界加入对疾病问题的研究,探讨疾病背后的社会、文化、行为等影响因素。这些研究采用医学流行病学的研究方法,结合人类学的研究视角和本土化的实证研究,对预防疾病的流行、控制目标人群的高风险行为等起到了积极作用。

二、研究方法类型

医学人类学研究采用了多学科的研究方法,除了研究视角的不同,在具体的研究工作中,按照研究方法的性质也可以分为不同类别,主要包括调查研究、实验研究和文献研究。了解不同研究方法的特点对于保证研究工作的顺利实施具有重要的意义。

(一)调查研究

调查研究(survey study)是社会科学研究常用的方法,指在某一特定现场的人群中,采用一定的工具和手段,系统、直接收集研究所需资料的过程。其主要特点是所要研究的问题及因素是客观存在的,不进行人为干预。调查研究的方法有多种,从调查研究所获得资料信息的广泛性、深入性及表达方法等划分,可以分为质性研究和量性研究;从调查的目的划分,可以分为现况调查、病因学研究等;从调查事件的时间序列角度划分,可以分为回顾性调查和前瞻性调查;从具体收集资料的方法划分,可以分为问卷调查法、观察法、信访法、深入访谈法等;从调查的范围划分,可以分为全面调查和非全面调查,其中非全面调查又分为典型调查和抽样调查。根据不同的调查目的,需采用不同的调查方法。

调查研究最主要的三个基本要素是抽样、问题设计和访谈。

1. 抽样

(1)抽样的概念及意义:全面调查亦称普查(overall survey),就是将组成总体的所有个体全部加以调查,如中国的人口普查。理论上只有普查才能取得完整的信息,抽样误差较小,然而大多数研究都不可能或者没有必要采取这种方式。抽样(sampling)是指根据研究目的,在目标人群中抽取一定数量具有代表性的样本人群,并通过样本人群信息去推断总体的特征。例如要研究某市小学生的生长发育情况,由于全市小学生数量巨大,不可能对每个小学生进行测量,只能在全市小学生总体中按照一定的方式或条件抽取部分个体进行生长发育测量和评价,然后根据研究结果推断全市小学生的生长发育情况。抽样调查比普查涉及的样本量小,因而节省不少人力、财力和时间;此外,有许多医学问题只能作抽样调查,如药物疗效观察。

(2)抽样的类型和样本量:在实际工作中,选取样本的方法通常有两类:概率抽样和非概率抽样。所谓概率抽样是指依据概率理论,研究者按照随机化原则抽取样本,研究总体中的每一个体被抽中的概率是已知的,调查者可以抽取不同年龄、不同层次的调查对象,获得更多信息,最终通过样本调查结果来推断总体。常用的概率抽样方法有单纯随机抽样、分层抽样、系统抽样、整群抽样等(具体的概率抽样方法和样本量估计方法可以参考相关卫生统计学教材)。然而,医学人类学研究可能经常遇到无法选择概率样本的情形,譬如要研究无家可归者,或是酒精成瘾者,并没有一份所要研究的对象的总体名单,即不知道总体大小或范围,在这种情形下就需要采用非概率抽样方法。非概率抽样不遵循随机化原则,研究者以自己的方便或主观愿望任意选择研究对象,这类抽样一般不能用样本推论总体,不能估计抽样误差的大小。但是非概率抽样方法简便易行、花费小、能及时得到有用的资料,没有概率抽样统计上的复杂性。因此,如果不将研究结果外推到样本范围以外,或者仅仅是大规模研究之前的预试验,非概率抽样方法也是适用的。非概率抽样方法主要应用于质性研究中,在选择样本时,往往考虑的是抽取的样本是否能够为研究问题提供最大的信息量。因此,非概率抽样的样本量是不确定的,主要以获得的信息量达到饱和为最终判断标准。常用的非概率抽样有方便抽样、定额抽样、立意抽样、雪球抽样等。

1)方便抽样:又称偶遇抽样。研究者主要选择那些最容易接近的人作为研究对象,如朋友、邻居等。此法虽在抽样的准确性上有所不足,但却节约了时间和费用。常用于预试验或预调查,目的在于确定调查方案是否可行,调查表设计是否得当等。

2)立意抽样:又称目的抽样或判断抽样。由研究者根据研究目的,通过主观判断来选择研究对象。例如:要了解某人群的卫生服务购买力,可以选择各方面情况中等条件的人作为研究对象,了解一般人群的情况;也可以选择老年人、经济收入高者等作为研究对象,了解特殊人群的情况。

3)雪球抽样:选择并调查几个具有所需要的特征的人,再依靠他们选择合乎研究需要的人,后者又可选择更多合乎研究需要的人,以此类推下去,样本就像滚雪球一样越来越大。该法在调查那些孤立离群的特殊人群(如吸毒、性工作者等)时尤为有效。

4)定额抽样:此法较类似于分层抽样,先将要研究的人群按某种特征划分成几个组别,然后按照一定的比例,从每组人群中任意选择一定量的样本作为研究对象。由于抽样前先进行了分层处理,抽得的样本代表性比单纯的方便抽样要好。

2. 问题设计　用问题作为测量手段是调查研究的一个基本特点。无论是质性研究还是问卷调查,问题设计都是开展研究的一个重要环节。问题必须与研究目的相关,同时,每一个问题的措词造句都应客观,易于理解。

根据问题测量的内容,可以将问题分为特征问题、行为问题和态度问题三类。

(1)特征问题:主要用以测量被调查者的基本情况,如年龄、性别、职业、文化程度、婚姻状况等。

(2)行为问题:主要用以测量被调查者过去发生的或正在进行的某些行为和事件,如吸烟、饮酒、患病、就医等。特征问题与行为问题统称为事实问题,它们是与被调查者有关的客观事实。

(3)态度问题:主要用以测量被调查者对某一事物的看法、认识、意愿等主观因素。了解社会现象的目的,不仅是描述它,更重要的是解释和说明这一社会现象产生的原因。态度问题是揭示某现象产生的直接原因和社会历史原因的关键一环。由于态度问题往往涉及个人内心深处的想法,加之任何人都具有一种本能的自我防卫心理,难吐真言,甚至不愿发表意见,所以在调查中了解态度问题比了解事实问题困难得多。

根据问题是否有备选答案,也可以将问题分为开放式问题和封闭式问题两种。不提供任何答案的问题称之为开放式问题。质性调查的访谈提纲就多是由一系列开放式问题组成,当问卷调查中涉及看法、建议等内容时,可在问卷结尾采用开放式问题收集相关资料。提供了备选答案的问题为封闭式问题,主要适用于量性调查。较之开放式问题,封闭式问题容易回答,节省时间,文化程度较低的调查对象也能完成,回答者比较乐于接受这种方式,因而回答率较高。对于一些敏感问题,如经济收入,采用一系列不同等级的答案供回答者选择,往往比直接用开放式问题更能获得相对真实的回答。在问题设计时,采用开放式还是封闭式形式,应根据调查的目的以及它们各自的优缺点进行确定。

3. 访谈 访谈(interview)是通过有目的的谈话来收集资料的一种有效方法。根据不同的标准,访谈法可分为不同的类型。

根据访谈过程的控制程度分类,可分为结构式访谈与非结构式访谈。结构式访谈需按照事先设计的、具有固定结构的统一问卷进行访谈,访谈的问题和顺序以及记录方式都是标准化的,属于量性研究的范畴。与结构式访谈相比,非结构式访谈并不依据事先设计的问卷、顺序和格式,而是访谈者与访谈对象围绕访谈的主题进行较为自由的交谈。在非结构式访谈中,访谈者能够通过深入细致的交谈获得较为生动的质性资料,并通过访谈者的归纳分析得出结论,属于质性研究的范畴。

根据访谈过程中访谈者与访谈对象的交流方式,访谈可以分为直接访谈和间接访谈。直接访谈主要指访谈者与访谈对象进行面对面交谈。直接访谈可以是质性的深入访谈,主要通过提问、追问和复述等方式了解所需研究问题的详细信息,属于非结构式访谈的范畴;直接访谈也可以是量性的结构式访谈,主要通过事先设计好的问卷进行面对面访谈。间接访谈主要指访谈员通过打电话的方式与调查对象进行联系,并在电话中对调查对象进行访谈的方法。随着社会的发展,尤其是家庭电话和手机的普及,电话访谈的应用也越来越广泛。电话访谈一般适用于调查目的单一、问题简单、短时间内即可完成的调查。

此外,根据访谈对象的人数和交流方式,访谈还可以分为个别深入访谈和集体访谈。深入访谈法通常只有一名访谈者和一名受访者,由于访谈对象唯一,交流的话题会更加深入,交流的气氛也更为轻松。集体访谈是将若干受访者集中并就研究问题进行讨论的一种访谈方式,更利于集中意见和建议。

(二) 实验研究

实验研究(experiment study)是在严格控制非实验因素的情况下,观察、记录和分析研究对象对所设计的实验因素的反应,并做出结论的研究方法。实验研究较之其他研究方法更直接地基于实证主义的背景和原理,尤其适用于验证变量之间的因果关系。在实验过程中,研究者通过对研究对象施加研究因素来观察和分析研究因素对研究对象产生的实验效应。在医学人类学中,实验研究一般分为临床试验和现场试验。临床试验是以病人为研究对象,包括住院和未住院的病人,在医院或其他医疗机构照顾的环境下进行的实验研究。临床试验常用于评价药物和治疗方法的效果。现场试验是在实地开展的,以自然人群为研究对象的实验研究可分为个体试验和社区试验,前者是指接受干预的对象是个体,后者是将人群视为一个整体单位进行试验观察,当研究的人群是一个较小范围的群组时,又可称为群组试验。现场试验常用于评价干预措施对一般人群疾病预防和控制的效果。

实验研究按照一定的方法选择研究对象,并将研究对象随机的分成干预组和对照组。设立对照的目的是为了排除非实验因素的干扰。要求干预组与对照组的研究对象必须具有可比性,即除了给予不同治疗或干预措施外,其他基本特征应尽可能一致。常见的对照设置方式包括标准方法对照(给予对照组常规或现行的其他干预措施)、安慰剂对照(给予对照组无害的,与给予实验组的措施相近的,但没有实际效果的干预措施)、自身对照(以同一批研究对象给予干预措施前后的情况作对比)和交叉对照(在实验第一阶段,一组给予干预措施,另一组作为对照,干预结束后,两组对换实验,再给予新的实验组干预措施,另一组为对照)。

医学人类学实验研究与动物实验相比,在控制非实验因素时难度更大,所以,人群实验研究只能通过合理分配样本来达到干预组和实验组在非实验因素方面的均衡性,往往需要较大的样本量、严密的设计、复杂的统计方法才能弥补人群实验研究的上述缺点。

实验研究与调查研究的主要区别是:调查研究更多在自然环境中观察自然发生的事件或现象,而实验研究则主要是在人为控制的研究条件下进行观察和询问;调查研究得到的结果是调查对象所固有的,而实验研究结果是人为施加研究因素使调查对象发生的效应变化。

(三) 文献研究

文献研究(literature review)是一种通过收集和分析现存的以文字、数字、符号、图片等信息形式出现的文献资料,来探讨和分析各种社会行为、社会关系及其他社会现象的研究方法。文献研究应用很广,从广义上讲,任何研究都离不开文献,只是使用文献资料的程度和范围不同而已。采用文献法可以研究不可能直接接触的对象;在做长时间的纵向研究时,若时间跨度很大,文献法也是一种重要的可行方法。

前面所介绍的研究方法都具有一个共同的特点,即需要接触研究对象,需要收集和使用直接从研究对象那里获得的第一手资料。而文献研究的特点在于研究者并不直接与研究对象接触,而是收集和分析现存的第二手资料,即以文字、数字、符号、图片以及其他形式存在的文献资料,不会受研究对象的影响。但是,社会经济、文化的差异,以及文献编撰目的各不相同,使得文献良莠不齐,有些可能有偏误,甚至完全错误。所以,对于文献法收集的资料,也应该同其他方法收集的资料一样,需分析其信度和效度。

此外,文献法的另一个特点是它的资料收集方法与分析方法相关联,研究者一般是在确定分析方法之后,再去查找某种类型的文献。根据研究的具体方法和所用文献类型的不同,可以将文献研究分为三种方式:现有统计资料分析、二次分析和内容分析。三种文献研究方法的基本特征和内在逻辑是一致的,只是在具体应用上各有侧重。现有统计资料分析主要是对各种官方统计资料进行分析研究;二次分析是直接利用其他研究者为其他目的所收集的原始资料进行分析研究;内容分析是一种对文献内容进行客观、系统和量性描述的研究。

三、量性研究与质性研究

量性研究与质性研究,在社会医学研究中也被称为定量研究和定性研究,体现了研究者不同的思考逻辑——演绎逻辑和归纳逻辑。演绎逻辑通常由理论概念的构建开始,通过验证理论的过程发展研究假设,再对假设中的变量进行观察与测量,作为最终检验假设真实与否的基础。而归纳假设往往对研究现象进行观察,通过广泛的资料收集,逐步归纳出对研究现象的解释观点,发展出理论构建的基础。不同的思考逻辑会产生不同的理论定位、研究方法与策略。量性研究方法强调客观和中立的实证主义方法论立场,在社会科学研究中一直占据主导地位。而在医学人类学研究中,许多社会现象、文化观念等问题是无法进行量化和测量的,只能去理解和诠释,因此,医学人类学更重视第一手的主观资料。随着学科的交融和发展,尤其在大数据的时代下,医学人类学家也更加积极地探讨在具体的研究中如何整合质性和量性研究。

(一) 量性研究

量性研究(quantitative study)方法以演绎逻辑为主,主要运用标准化的测量工具将研究对象简化为数字与数字之间的关系,运用统计分析方法来进行分析。因此,量性研究是一种对事物进行量化测量和分析,以检验研究者有关理论假设的研究方法。量性研究有一套完备的操作技术,包括抽样方法(如单纯随机抽样、分层抽样、系统抽样、整群抽样等)、资料收集方法(如问卷法、实验法)、数据统计方法等。

1. 量性研究的特点

(1)研究的重点在于"验证假设",一般有较为严密的逻辑架构;

(2)标准化和精确化程度较高;

(3)结果可以用具体指标表达,用概率统计的方法进行检验;

(4)具有较好的客观性和科学性,有较好的说服力。

2. 量性研究的局限

(1)量性研究需要调查大样本人群,需要花费较多的人力、财力和时间;

(2)量性研究主要采用标准化的工具,一般不允许在实际调查中添加或更改调查内容,使调查很难获得对事物深层次的了解;

(3)由于医学人类学问题错综复杂,影响因素众多且难以控制,常常难以确立两个变量之间的因果关系;

(4)一些与健康相关的文化、社会因素以及某些医学问题难以用数据指标表达。

3. 量性研究分析方法 量性研究收集的是定量的数据指标,常常采用统计学分析方法进行数据的整理与分析,主要包括描述性分析和统计学推断。描述性分析方法主要采用简单的统计描述和图表来呈现研究结果,对资料的数量特征及其分布规律进行测定和描述。统计学推断主要用于检测假说,其原理是对确定组群间差异或变量间关系的过程中有多少误差进行的估量。在推断性统计分析中，对于结果的发生究竟有多少可能是出于"单纯的偶然和随机误差"，还是源自变量间某种真实的基本关系，统计显著性的检测可以提供相关信息。如果检测的结果(如平均值之间的差异)具有统计学意义上的显著性，那么，研究者就可以得出结论，结果不仅仅是偶然发生的。此外，推断性统计分析还可以提供有关结果的量级或关系的信息。具体而言，从决策的角度(如根据社会文化背景确定疾病)可应用贝叶斯定理、判别分析等方法；在疾病的结构分析方面(如社会文化因素与疾病或健康的关系)可应用相关分析、线性回归、结构方程模型等方法；在分类方面，可应用聚类分析、主成分分析等方法。

（二）质性研究

质性研究(qualitative study)是在自然的情境下从整体的高度对社会现象进行深度探究和诠释的过程。质性研究方法以归纳逻辑为主，要求研究者在研究过程中融入被研究对象的经验世界中，深入体会其感受与看法，并从被研究者的立场来诠释这些经验和现象的意义。由于人类社会高度的异质性与动态性，社会现象往往因为不同的时空、文化与社会背景而具有不同的意义。因此，研究者在进行质性研究的过程中，应充分理解社会现象的不确定性，对研究对象要有充足的敏锐性，通过与被研究者的密切互动，对社会现象或行为做出全面、深入的理解。

1. 质性研究的特点

(1)研究关注事物发展的过程，可以指明事物发展的方向和趋势，从而得到有关新事物的概念，有时候也用于解释量性研究的结果，但无法获得关于事物规模的量的认识；

(2)采用的方法以观察法、非结构式访谈法为主，收集的资料是语言、文字等非数量化的资料，因此研究结果不能采用概率统计进行分析；

(3)通常采用非概率抽样方法选择研究人群，调查对象数量较少，主要针对少数特殊人群的研究，因而研究结果很难外推到其他人群。

2. 质性研究的应用

(1)质性研究是产生新想法的工具。质性研究通过对目标人群的观察和倾听获得第一手资料，研究者可以获得或了解新的信息，从而产生新的想法。

(2)质性研究可以辅助问卷设计，同时也是进行量性研究前的必要步骤。研究人员在设计问卷时，对一些问题的答案并不完全了解，需要通过质性研究去发现。问卷的有些内容不一定适合研究对象，有些提法可能是回答者不感兴趣的或反感的，质性研究可以及时发现这些问题。一些概念也可以通过质性研究寻找适当的通俗语言予以描述。此外，质性研究也可以在开展大样本调查之前通过访谈少量知情者，辅助量性研究设计。

(3)质性研究可以帮助理解和解释量性研究的结果。量性研究有时会发现人的知识和态度与其行为不一致的情况，要弄清究竟是由于报告行为与实际行为不一致所致，还是由于人们未具备行为相关的知识和态度所致，便可以用质性研究的方法来了解非预期结果的原因，帮助研究者对所研究的问题得出较客观、全面的解释。

3. 质性研究分析方法　质性研究收集的资料主要是文字描述或叙述性的资料，很难用统计指标表达，因此，其分析较为复杂，且没有单一的或最好的方法。然而，任何类型的质性研究资料分析的本质，都在于形成一个能对众多叙述性资料进行概括的范畴或主题。具体的分析方法应根据研究的目的、研究的理论架构、研究资料的来源和特点等决定。目前较为常用的质性研究分析方法是分类归纳法。首先需要对收集的原始材料(如田野笔记、文件、录音等)进行整理，转化为文字性的资料，并对内容进行编码，或者发现"要点"或核心，为资料的归类分析提供依据。资料分析主要分为两个步骤：第一步是资料分类，根据分析的要点或主题将收集到的资料归入相应的类别。分类的方法一般有两种，一种是预设分类，一种是即时分类。预设分类是研究者在研究开始之前就已经确立了分类的标准或主题，而即时分类是在收集资料或者整理资料的过程中，对一些具体行为方式、词语或词组、表现出规律性的事件或因某些原因值得注意的事件进行仔细的分析后发现要点，再确立分类的标准或主题。资料分析的第二步是归纳演绎，在分类分析的基础上，研究者根据研究的目的、自己的判断诠释相关的主题及各主题之间的关系,并归纳提炼和演绎相关的研究结论。

除了上述常用的分类归纳分析方法以外,在突出一些个案时,有些研究也采用"讲故事"的形式完整地阐述被访谈者的描述。

此外,随着计算机信息系统的快速发展,出现了很多用于质性分析的计算机软件,给研究者带来了一定的便利。但是,对于研究者而言,必须要了解电脑软件能做什么和不能做什么。计算机可以处理机械性的任务,可以进行资料的分类,甚至进行归纳,但不能完成解释、综合和假设检验以及演绎等关键性任务。

（三）量性研究与质性研究的区别与结合

1. 量性研究与质性研究的区别　量性研究侧重于依赖对事物的测量和计算,而质性研究则更多地侧重和依赖于对事物的含义、特征、象征的描述和理解。两者的区别见表 2-1。

总的来说,量性研究在结果上具有概括性和精确性,但对社会生活的理解缺乏深度;质性研究可以获得深入理解社会生活的丰富细致的资料,但难以推及整体的社会运行状况。这是研究过程的两种途径,发挥着不同的作用,不存在孰优孰劣的问题。

表 2-1　量性研究与质性研究的区别

	量性研究	质性研究
认识基础	实证主义	人文主义
逻辑过程	演绎推理	归纳分析
理论模式	理论检验	理论建构
主要目标	确定相关关系和因果联系	深入理解社会现象
分析方法	统计分析	文字描述
主要方式	实验、调查	实地研究
资料收集技术	量表、问卷、结构式访谈等	参与观察、非结构式访谈等
研究特征	客观	主观

2. 量性研究与质性研究的结合　量性研究与质性研究在医学人类学研究中密不可分,并可以有很多结合方式。这种结合包括:研究要素的不同组合,研究阶段的不同交替,同一项研究中的不同组合,或多项研究中的不同组合等。尽管结合的方式多样,但无外乎涉及以下两个方面:第一,量性研究有助于质性研究:①量性研究有助于质性资料的收集,比如,对调查资料的分析有助于进一步做好民族志调查,挑选适当的研究案例等;②量性研究可为质性研究样本的选择提供帮助,比如,问卷调查结果为深入访谈对照组的选择提供依据。第二,质性研究有助于量性研究:①质性研究产生的假设可以由量性研究来检验;②质性研究的访谈结果可以用来设计问卷指标;③质性研究资料可以用来分析量性研究结果,比如,民族志的资料可以帮助对调查数据进行路径分析。

第二节　民族志研究和田野工作

民族志(ethnography)是一种描述群体及其文化的艺术与科学。民族志研究方法根植于人类学研究和跨文化研究,从广义上讲,民族志研究包括了对特定群体的社会和文化生活的所有研究。民族志研究方法并不是收集数据的具体方法,相反,可以用很多方法来进行民族志研究。民族志着眼于提供一个整体的观点和视角,对特定社会文化环境中产生的信念、态度、价值观、角色和规范进行理解和解释。在人类的漫长历史中,疾病与健康一直伴随人类而存在,在不同的文化背景中,人们对于疾病起因的解释各异,所采取的防治手段也不相同。因此,民族志研究方法是医学人类学研究不同文化范畴中的疾病和健康的主要方法之一。

一、民族志研究的起源和定义

"民族志"一词来源于英文"ethnography",又被译为"人种志""田野研究"和"田野民族志"等。"ethnography"的词根"ethno"来自希腊文"ethnos",意指"一个民族""一群人"或"一个文化群体"。这一概念原指人类学者收集有关特定社会及文化的资料和记录,并解释这些现象的一种方法,后来伴随着学科之间的相互借鉴,民族志也逐渐受到其他社会科学领域的重视。一般情况下,民族志被认为是运用观察、访谈以及其他田野研究技术,深入细致地描述某一特定人群及其文化的一种方法。民族志是建立在田野工作基础上的第一手观察,和参与之上的关于文化习俗的撰写,它探究的是特定文化中人们的生活方式、价值观念和行为模式。田野工作是民族志收集的主要途径,因此,亦有学者将民族志译为"田野民族志",意在强调民族志与田野工作之间不可分割的密切联系。

现代民族志研究方法起源于20世纪初,由波兰裔英国人类学家马林洛夫斯基开创,亦被称为"科学民族志"。自20世纪中叶以来,尽管人类学经历了不断的变革与发展,民族志的样态被不断翻新,理念以至方法也被不断反思,但民族志研究方法的基本内容仍保留至今。由马林洛夫斯基开创的现代民族志,是一种体现功能主义人类学(或科学人类学)的田野工作、理论或主题、民族志三要素相结合的范式,它包含如下基本原则:第一,选择特定的社区;第二,进行至少一年的现场调查;第三,能够使用当地的语言;第四,先从本土的观念参与体验,但是最终要达成对调查对象的客观认识。有研究曾强调民族志应注意三个问题,一是想方设法融入研究对象的日常生活中,即"融入"(integration);二是考察研究对象生活的方方面面,即"遍查"(full-scale inspection);三是以具体翔实、原汁原味的描述解释现象,即"深描"(thick description)。

二、田野工作的方法论

田野工作(fieldwork)亦被称为田野调查、实地研究,是指研究者亲自前往调查地点(村落、社区、各种活动场所),通过直接观察、具体访问、居住体验等方式收集资料,进行科学研究的过程。田野工作是民族志的基本功,在实际的田野研究工作中,人类学家通常在人类学的理论指导下,确定自己的调查地点、调查范围,以及确定自己的田野研究规模和研究取向等,这就决定了在实际田野工作中,应注重以下几条研究方法论。

(一)背景分析法

背景分析法,也称为社区关系研究。田野工作的直接成果就是产生民族志报告,但是人类学家的目的并不仅仅是记录和描述自己所研究地区的文化现象,还要在民族志报告中用背景构架来解释这些文化现象的来龙去脉。人类学家在解释某一独特群体的行为时,往往会把该行为与更广阔的背景联系起来,如1916—1918年马林洛夫斯基(Malinowski)在太平洋特罗布里恩德岛作田野调查时,把岛民的生活和文化看作相互关联的整体来考察。他认为要了解特罗布里恩德岛文化的某一独特层面,像巫术或岛内贸易之类,就必须了解它们与该岛生活中的其他风俗习惯的复杂关系。他把该岛生活视为由相互关联、相互交织的风俗习惯组成的网来进行描述和分析,这是人类学对人类社会理解的一个新突破,构筑了背景分析法或社会关系研究法的基本框架。这种把一个事件当作非常大且复杂的社会体系的反射来观察的能力,是背景分析法或社区关系研究的特点,它可以揭示这些事件产生的政治和社会文化动力。

(二)主位与客位

人类学中的主位(emic)和客位(etic)是指对同一个研究对象或事物采取的不同研究立场。主位指研究对象自己对本事物的看法、分类和解释,客位则是人类学调查者从自身出发对事物的看法、分类和解释。有的人类学家亦将主位研究法称为自观研究法,即站在局内人的立场对待所研究的文化;客位研究法称为他观研究法,即站在局外人的立场对待所研究的文化。沿着不同的研究脉络,主位研究和客位研究对同一现象进行分析会得出不尽相同的结论。如中国西南山区过去曾流行"大脖子病",当地村民认为这是有鬼作祟所致,而科学家的客位研究则认为这是当地食盐缺碘所致。田野调查中应尽量处理好主位与客位之间的关系。尽管有些主位的看法不符合科学,但其反映了当地人的思想和价值观,而这些思想或价值观是会影响到他们的行为的,若对这种思想或价值构建嗤之以鼻,将不能真正了解当地文化。每一个民族都有其世代相传的价值观,不同文化的传统和价值体系是很难加以简单比较的,只能按照其自身的标准和价值观念来进行判断。

三、田野工作的具体调查方法

一般来讲,田野工作应遵循的基本步骤主要为:明确调查目的、确定调查的地域范围以及田野调查规模和具体的研究取向、相关文献资料复习、拟定调查提纲、培训工作人员、收集资料、核实和整理分析资料、撰写报告。对于调查者,还有以下几方面的要求:要走进社区做长期的调查,要了解当地的环境,要学会当地的语言,要了解当地的风俗习惯。即要求调查者长期留驻现场,与当地人一样生活,跟当地人建立起密切关系,真正了解他们的文化。在医学人类学中,田野工作常常是多种研究方法的综合运用,常用的方法包括观察法、深入访谈法、集体访谈法、问卷调查法、谱系调查法、行动研究法等。

(一) 观察法

观察是人们日常生活中的一种基本活动方式,通常是无意识的、无计划的。而作为科学研究手段的观察与日常生活观察具有很大的区别。科学研究的观察(observation)指带有明确的目的,用自己的感官和辅助工具直接地收集信息,是收集非言语行为资料的主要技术。从观察者的角色看,观察法可以分为非参与性观察(non-participant observation,也称为局外观察)和参与性观察(participant observation)两种。所谓非参与性观察指研究者不参与观察对象的群组活动,仅仅是一个旁观者,研究者可以保持一定距离对研究对象进行相对"客观"的观察,操作较为简单,因此常用以了解研究对象的基本情况以形成研究问题或研究假设。而在参与性观察(participant observation)中,观察者要深入到观察对象所在社区的日常生活中,将自己视为社区的成员之一,通过仔细的体验和观察,获取第一手的资料。参与观察的创始人之一马林洛夫斯基(Malinowski)在特洛布里恩德群岛进行了为期两年的观察,他运用当地土语与土著人交流,共同生活,客观而敏锐地观察和记录了大量丰富的资料,对当地的文化和社会现象进行深入的剖析,并提出了对整体情景的考虑、对参与者的重视、对当地人理性的尊重等重要论点,由此引发人们对参与观察方法的重视。因此,本节重点介绍参与观察法的特点和应用。

1. 参与观察法的特点 参与观察法的优点之一是研究者能完全参与调查对象的实际生活从而获得大量生动而具体的感性认识,同时还能公开咨询任何想了解的问题,获得其他方法不易获得的资料。然而该法对观察者的要求很高,须掌握地方方言及较高的调查技巧,并且拥有敏锐的观察能力。参与观察法的调查结果一般是质性的,难以进行量化分析,且由于其灵活的调查程序和描述性的原始资料,使得调查结论的可重复性较差。由于要深入社区,在参与观察之前,研究者需要通过一定的方式融入社区,如何被研究群体接纳,或者如何争取得到研究群体中关键人物的支持和帮助是观察能否成功的关键。此外,为获得整体的、综合的资料,常常要花费几个月甚至更长的时间来进行参与性观察。

2. 参与观察法的应用 在田野工作中,参与观察是一种常用的方法,具体应用于以下情况:

(1)当研究者需要对社会现象(如农民工的生存状态、某少数民族的饮食习俗等)进行深入的调查,相比其他方法,参与观察可以深入了解研究对象的行为生活方式和社会文化背景,获得相对"真实"的信息。

(2)当研究者需要了解事件的连续性、关联性以及背景脉络等。

(3)当研究者(以及一般公众)看到的"事实"与当事人所陈述的内容存在明显差异,或者"局外人"与"局内人"对同一事件的看法不相同时,采用参与观察法可以了解更深层次的原因。

(4)当对不能够进行语言交流的研究对象进行调查时,如对聋哑人的研究,参与观察可以融入并体验研究对象的生活和感受,获得更深入的信息。

(5)如果研究更偏重于获得非语言类的信息,如行为等方面的研究,参与观察相对于其他方法具有一定的优势。

(6)当研究者希望发现新观点、建构自己的"扎根理论"时。由于参与观察允许研究者采取开放、灵活的理论构建方式,根据收集的原始材料,研究者可以调整和重新定义自己的研究问题,不断修订自己观点,直至形成基本理论。

(7)对其他研究方法起辅助作用。如在访谈之前,进行一次预备性的参与观察,可以使访谈内容更有针对性。

(二)深入访谈法

深入访谈法(in-depth interview)是质性研究的一种基本技术,通过人与人之间的交谈深入了解人们对某些问题的想法、感觉和行为。在田野工作中,深入访谈法更多地被称为关键人物访谈。

1. 深入访谈法的特点 深入访谈是一种非结构式访谈,交谈的形式是开放的,可以是没有提纲的开放性谈话,也可以利用准备好的提纲(开放式问题)进行访谈。在交谈过程中,访谈人员可以鼓励被访者对感兴趣的话题讲得深入一些。访谈是轻松而有目的的谈话,双方都具有诚意,并对某一主题有兴趣。深入的理解通过长谈产生,通过访谈把访谈者带入被访谈者的世界,至少可了解能用语言表达的被访谈者的内心世界,了解其经历、态度和行为等。一个熟练的访谈员询问详细的、具体的情况,能引出丰富的详细描述,揭示较深入的内涵,对复杂的问题可深入探讨并得到较好的结果。虽然访谈以一定的结构或次序开始,但谈话的流程和形式根据访谈员和被访者间的细微交流而定。叙述可以有多种形式,如:围绕时间、地方或空间,围绕主题或传递的信息。问题的顺序不是严格的,访谈员可以灵活掌握,并可以及时修正或调整要问的问题。

深入访谈的局限:受到被访谈者的合作程度的影响,被访谈者可能对访谈员要了解的东西不愿意谈或感到不舒服,甚至有可能不真实回答问题。受到访谈员技巧的影响,例如,因为访谈员有限的技术或不熟悉方言,提出的问题可能得不到丰富、详细的回答。被访谈者也可能会受访谈员态度影响,使回答产生偏性。此外,交谈可能容易离题,被访谈者有意回答的问题访谈员却不感兴趣。

2. 深入访谈法的步骤

(1)策划访谈:包括研究设计、确立访谈对象和样本大小,选择和培训访谈人员,准备现场工作等。

(2)访谈对象的选择:即确定访谈的关键人物。由于深入访谈是与知情人进行深入细致的交谈,因此一般只能在小样本人群中进行,知情人应对调查问题有足够了解,譬如儿童卫生项目,母亲是知情人,但对于知情人的假定需注意,如了解孩子的知情人不必只限于母亲,因为年轻的母亲往往听其母亲或婆婆的劝告,孩子父亲也有一定作用。选择知情人的抽样方法是立意抽样或方便抽样。根据研究问题的实质和目标人群的组成,从许多确定的人群中选择一个或多个知情者。要有意识地选择人群中不同年龄、种族、地位、教育等属性的访谈对象。

(3)设计访谈提纲:提纲包括一系列调查者和知情者交谈的话题或问题,这些问题都是开放性的,语言上要求使用一般性或非直接性的词语来代替直接性的问题,因为后者仅得到"是"或"否"的回答。问题要求语言清晰、容易理解,不超出研究目标的范围。

(4)访谈员选择与培训:深入访谈的成功很大程度上取决于访谈者本身的素质,因为它比一般的问卷调查需要更多的技巧,因此要选择合适的访谈员并进行必要的培训。培训时间一般为2~3天,以集中培训为好。培训的内容包括:研究目的、深入访谈的基本知识、怎样引导访谈深入进行、访谈时如何记录、提出访谈时可能遇到的问题等,必要时还应进行角色扮演和预试验。

(5)现场访谈:首先开场介绍,营造气氛使被调查者感到轻松和不拘束,包括介绍自己及访谈目的,强调被访谈者意见的重要性和保证访谈的保密性,目的是和被访谈者建立友善的气氛,使被访谈者能够,而且也愿意畅所欲言。然后进入实质性访谈,即在提纲的指导下进行正式访谈,先谈不敏感的话题,当被访谈者足够放松时再过渡到深层次问题。同时注意非语言信息,注意时间的掌握,并采用一些访谈技巧。最后检查记录,纠正错误、补充完善并表示感谢。注意,有时由于访谈时间或被访者其他情况的限制,研究者对所需的信息不能在一次访谈中收集完成,此时,可对某些关键人物进行多次深入访谈。

(6)访谈结果分析和撰写报告:深入访谈资料主要是质性资料,一般按访谈提纲归类整理,并据此写出报告。

(三)集体访谈法

集体访谈法是将若干访谈对象集中在一起,对某一主题进行讨论,得出深入结论的质性研究方法,常见的集体访谈法包括专题小组讨论和座谈会法。专题小组讨论(focus group discussion)也称为焦点组讨论或焦点组访谈,是指通过召集同类人员讨论某研究议题,利用小组成员共同讨论、互相启发的特点来收集信息的研究方法。座谈会法相对于专题小组讨论的形式和内容相对宽泛,更侧重于收集对象的意见和建议。本节主要介绍专题小组讨论法。

1. 专题小组讨论法的特点　与深入访谈法一样,专题小组讨论也要进行周密的设计,一般也采取非概率抽样方法来选择调查对象。但相对于个别访谈,专题小组讨论的最大特点是访谈中不仅存在访谈者与受访者之间的互动,还存在着不同受访者之间的互动。专题小组讨论所收集到的资料受到这两种互动的影响,这就要求访谈者具备更熟练的访谈技巧和组织能力。专题小组讨论在集体的环境中要调动每一位受访者对研究问题进行思考,群体成员之间的相互咨询、补充、纠正,可使讨论结果比个人访谈更具有深度和广度。

2. 专题小组讨论法的步骤

(1)准备工作:制订访谈计划和访谈提纲,确定专题小组讨论的访谈样本。专题小组讨论的提纲是由一组开放式问题组成,所有问题都围绕研究目的而定,通常包括三种类型:普通问题,指开始调查和让参与者表达一般观点和态度的问题;特殊问题,指那些发现关键信息和表达参加者的感情和态度的问题;深度问题,指那些揭示较深层信息的问题,议题不宜太多。

专题小组讨论的受访者人数不应过多,一般以 8~10 人为宜。受访者应该有共同特征或共同兴趣,包括年龄、性别、资历等相似,成员之间彼此最好不熟悉,目的是使每个讨论者都能自由、开放性地参与讨论。

专题小组讨论的空间安排也很重要,因为其直接表达了研究者对团体关系的暗示。专题小组讨论的位置应尽量排成圆圈,表示在场的所有人都是平等的。

专题小组讨论需要一名主持人(协调人)和 1~2 名记录者。协调人是组织者,其作用是引导讨论,鼓励参与者自由发言,相互交流,营造讨论气氛,并且要把握讨论方向,使讨论围绕主题。因此一名协调者应具备的基本要求包括:受过训练并有一定经验,熟悉本研究,了解当地情况,具有鼓励和启发大家讨论的能力,能对不同性格的人采用不同技巧,能调整和控制讨论,具有发现重要信息的能力、进行深入探索的素质,能认真倾听,不妄加评议,善于运用非语言性动作(目光、点头、微笑等)。记录员主要是作讨论的记录,除了要完整、如实地记录每个人的发言外,还应记录现场气氛,参与者的身体语言等。

(2)现场访谈:访谈应以轻松、愉快的方式开始,协调者可以通过自我介绍或者闲聊的方式使大家放松。随后应简单介绍访谈的目的、访谈的主要内容以及保密原则,并向受访者申明座谈会的基本规则,如一次允许一位成员陈述,其他成员应给予基本尊重;所有看法都很重要,要求所有成员发言等。

正式访谈中应遵循由宽泛到集中的过程,转换话题要流畅、自然,避免强制、尴尬。关注每个参与者的反应,避免"一言堂"和"同伴压力",鼓励发表不同意见。根据受访者的回答及时进行追问,帮助受访者不断接近具体细节,避免空泛。

当访谈结束时,访谈者可以请每位受访者简单总结自己的看法,或者对自己的发言进行补充、说明。向受访者重申保密原则,最后对受访者表示感谢。

(3)对讨论结果进行分析与解释:与深入访谈法一样,专题小组讨论法收集的资料也主要是质性资料,一般按访谈提纲归类整理,并据此写出报告。

(四)问卷调查法

问卷调查法(questionnaire survey)是现代社会研究常用的方法,指采用问卷系统地、直接地从某一社会群体的样本中收集资料的过程,属于定量研究技术。问卷(questionnaire),也称调查表、量表,是指有问题和可供选择的答案或是只有问题而无答案的用来收集资料的工具。在田野工作中,问卷调查法主要用以测量人们的基本特征、行为、态度等。

1. 问卷的主要类型　根据收集资料的方法不同,问卷可以分为自填问卷和访谈问卷。两种问卷由于直接面向的对象不同,在设计要求和形式等方面也有所不同。自填问卷直接面向被调查者,可采用邮寄、发送或网络在线等方式由被调查者自行填写。一般要求有详细的填表说明,问题不宜太复杂。而访谈问卷由调查者将问题读给被调查者听,再由调查者根据被调查者的回答进行填写。因此,填表说明可不纳入调查表,调查的问题也可以比较复杂。

2. 问卷设计 问卷作为一种测量工具,须具备统一性、稳定性和实用性的特点。问卷设计的好坏直接影响所收集的资料的有效性及可信度,从而影响问卷调查的结果。在设计问卷时应注意以下几个问题:

(1)保证问卷的结构完整:在长期的调查实践中,人们逐渐总结出一套较为固定的问卷结构。问卷一般包括封面信、指导语、问题及答案、编码、结束语等。封面信是一封致被调查者的短信,通常放在问卷的最前面。封面信的作用在于向被调查者介绍和说明调查者的身份、调查目的和意义、调查的内容、回收问卷的时间和方式及其他信息(如澄清本次调查的保密性、匿名性和感谢话语)等。指导语是对填写问卷的各种解释和说明,即对如何回答问题或选择答案做出明确的说明,对问题中的一些概念和名词给予通俗易懂的解释,有时甚至可以举例说明答卷方法。问题和答案是问卷的主体。问卷中的封面信、指导语等,都是为问题及答案服务的。编码是指用计算机能够识别的数码,通过编码对问题和答案进行转换,有助于用计算机进行统计处理和分析。编码工作既可以在调查进行前设计问卷时进行,称为预编码,也可以在调查之后收回问卷时进行,称为后编码。结束语一般是指放在问卷最后的对被调查者的合作表示感谢的语句。有时,调查员的姓名、单位、调查的时间以及对被调查者应答的可信性评价和复核人、复核时间等也可放在问卷末尾。

(2)避免在问题和答案的编写过程中常出现的错误:在问题的设计过程中最常见的错误包括:①双重装填:是指一个问题混杂了两个或者以上的问题,使被调查者难以做出回答。如:"您父母的文化程度?"②含糊不清:是指使用了一些词义含糊不清,或使用了专业术语、俗语或缩写语等,或者是表达不清楚,从而使被调查者不能理解。如:"您最近是否患有病伤?"③诱导性提问:指容易人为增加某种应答的概率,从而产生信息偏倚的提问。如:"您的工作最近很忙,是吗?""您最近两周身体不舒服吗?"

(3)注意问题的排列:当研究的各个问题合并成一张问卷时,设计者必须要考虑这些问题在问卷中的排列顺序。在排列问题时应注意:先排列易回答的问题,后排列难回答问题;先排列易引起兴趣的问题,后排列易引起紧张的问题;封闭式问题列在前面,开放式问题列在后面;先事实问题,后态度问题;问题排列要有一定的逻辑顺序;检验信度的配对问题须分隔开来。

(4)问卷的信度和效度评价:为了保证问卷的质量,必须要考虑对问卷进行信度和效度的评价。信度(reliability)指测量工具的稳定性,它表示测量工具(主要指问卷)所获资料的可靠程度或可信程度,反映的是问卷的准确性问题,通常用信度系数来表示。稳定性、内在一致性和等同性是信度的三个主要特征。目前用来反映信度最常用的评价方法包括复测信度、复本信度和折半信度等。效度(validity)是指问卷的测量结果与期望要达到的目标之间的接近程度。效度反映的是问卷的偏倚问题。常用的效度评价方法包括表面效度、内容效度、结构效度、准则效度等。

(五)谱系调查法

在社会调查中,研究者常常面对陌生的环境,对日常生活中错综复杂的人际关系和无迹可寻的事件感到无所适从。因此,人类学家在从事田野调查活动中总结出一套有效的分析方法——谱系调查法。谱系调查法由人类学家威廉·里弗斯(W. H. R. Rivers)于1900年在《搜集社会与生命统计的谱牒法》一书中首次提出,此后一直受到人类学家的高度重视,现已成为调查记录家庭组织、婚姻、继嗣和亲属制度的重要方法。谱系调查法(pedigree survey)又称"谱牒分析法",是收集家谱并编辑成系谱表以确定亲属制形式及结构性质的研究方法。谱系调查由现今一家一户的姓氏和名称、亲属称谓、直系和旁系的血亲姻亲关系为出发点,一代一代地上溯到不能记忆为止,从而科学地复原其家族及社会发展情况,是田野工作中解开人群分类的出发点。

1. 谱系调查法的内容及特点 调查者首先需要对调查地区的居民做一次包括户口、姓名、称谓、亲属关系在内的普查,以期在一个社会有机体中明确一姓一户的谱系、诸姓多户的关系。调查者详细地记录这些系谱资料,可以作为了解当地社会组织(结构)、婚姻形态、亲属制度以及有关人口、混血、遗传等问题的重要依据。此外,从谱系材料中,还可以发现特殊的礼俗和规制,如寡妇再嫁、过继、入赘、多妻多夫等,这对了解当地整个社会面貌以及对某一专题、某一侧面的进一步深入调查都有很大的好处。

进行谱系调查法,要掌握必要的语言学和语音知识。其要领是以一套固定的符号代表不同性别及彼此关系,用图解法代替文字描述。谱系调查法有专门的记录方法,如图2-1所示。

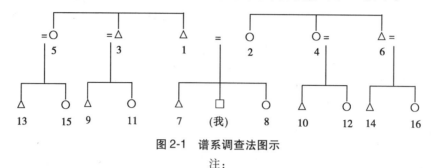

图 2-1　谱系调查法图示
注:

□ 我,个人(性别不定),作为参考中心

△男人;○女人

=夫妻关系;｜父子关系;⌐ 同胞关系

1. 父亲;2. 母亲;3. 5. 父亲的兄弟姐妹;4. 6. 母亲的兄弟姐妹;7. 8. 我的兄弟姐妹;9. 11. 13. 15. 父亲的兄弟姐妹的子女;10. 12. 14. 16. 母亲的兄弟姐妹的子女
(资料来源:[美]普洛格,贝茨. 文化演进与人类行为. 沈阳:辽宁人民出版社,1988:379-380.)

2. 谱系调查法在医学人类学中的应用　在医学人类学研究中,谱系调查法被广泛地用于疾病病因的探讨。研究者可以通过谱系调查法研究疾病的遗传因素,其基本程序是先对某家族各成员出现的某种遗传病的情况进行详细的调查,再以特定的符号和格式绘制成反映家族各成员相互关系和发生情况的图解,然后根据孟德尔定律对各成员的表现型和基因型进行分析。谱系图中必须给出的信息包括:性别、性状表现、亲子关系、世代数以及每一个个体在世代中的位置。由于谱系法是在表现型的水平上进行分析,而且这些谱系图记录的家系中世代数少、后代个体少,所以,为了确定一种单基因遗传病的遗传方式,往往需要得到多个具有该遗传病家系的谱系图,并进行合并分析。通过分析可以判断某种遗传病是单基因病还是多基因病,以及确定单基因病的遗传方式,探讨遗传异质性的存在。

在疾病病因的探讨中,除了研究遗传因素的影响外,也有研究采用谱系调查法分析疾病的家庭聚集性,从而探讨疾病的其他相关影响因素。由于家庭成员过着相同的生活,具有类似的行为生活方式,并多有血缘关系,因此在研究疾病的流行特征时,以家庭为单位进行调查分析简便易行。

(六) 行动研究法

行动研究法(action research)是近年来日益受到关注的一种质性研究方法,在西方国家已经相当普遍,但在中国才刚刚起步。行动研究法是从改善社会情景中行动质量的角度来进行研究的方法。在行动研究中,被调查者不再是研究的客体或对象,而是成为研究的主体。该方法的目的在于唤醒被调查者,使他们对自己的境遇进行反思,从而改变现状。调查者扮演的只是媒介的角色,帮助被调查者确认和定义研究的问题,对分析和解决问题提供一个思考角度。行动研究法强调将研究结果直接运用于对待和处理社会问题,而不仅仅对社会现实进行描述和论证。

1. 行动研究法的分类　行动研究法按照研究的侧重点,可以分为三类:

(1)行动者用科学的方法对自己的行动所进行的研究:这种类型侧重于行动研究的科学性,强调用测量、统计等科学的方法来检验相关理论假设,规模可大可小。

(2)行动者为解决自己实践中的问题而进行的研究:这种类型侧重于行动研究对社会实践的改进功能,在研究中不仅仅使用统计数据,还重视个人的各种记录资料,如日记、谈话记录、录音、照片等。其目的不是为建立理论,而是解决实践中面临的问题。

(3)行动者对自己的实践进行批判性反思:这种类型侧重于行动研究的批判性,强调以理性的批判和意识的启蒙来催生和改进行动。在此过程中,行动者通过自我反思追求自由、自主和解放。

2. 行动研究法的实施程序　虽然行动研究法没有统一明确的模式,但一般认为,行动研究法的程序步骤可由寻找起点、理清情境、发动行动策略并付诸实践、公开实践者的知识四个环节构成。

(1)寻找起点:研究可以从社会团体共同关心的问题出发,也可以从社会成员个人的生活事件中引发,应该是参与者个人愿意全力去探究的问题。寻找起点可以围绕"第一印象"展开,例如行动研究者可以问自己,"对这个问题的第一印象是什么""是否忽略了其他已有的信息"等。行动参与者在研究过程中能够激发一些额外知识,借助于内省、交流等方式有意识地审视自己的行动,排除自己熟悉的意义,从陌生的角度审视以期在情景中引发行动的改变。之后,行动研究者可以发展出更加精练的实践理论,拟定相关的要素,并在各要素间建立联系。

(2)理清情境:通过访谈、观察、记录、实物收集等各种方法收集有关资料,然后对资料进行整理分析,撰写内容摘要,以理清研究的情景。在对资料进行分析时,各个参与者应对研究的初步发现进行讨论,对研究的效度进行检验,即通过对话检验解释的有效性,以建立各方都赞同的观点。

(3)发展行动策略并付诸实施:"行动策略"指的是与实践有关,作为行动研究的结果,可以用来解决实际问题的方案。设计行动策略的目的在于从不同层面上引发参与者在实际情境中做出改变。行动策略不一定能解决所有的问题,不一定完全按照行动研究者事先设定的目标完成任务。行动策略的来源主要有行动研究者自己对实践的理解、搜集的资料、与参与者讨论的结果等。行动研究者可以首先选择一个行动策略,运用于实际中以核实其可行性。如果无法如期解决问题,行动研究者就应反省自己的行动,从经验中学习,以便进一步改进行动策略。

(4)公开行动者的知识:行动策略发展并实施以后,行动者可以公开自己的知识。具体公开的方式包括口头或书面报告、影视媒体手段、展览、电脑网络、开始行动,通过这些方式,行动者的经验能够开放地在批判性的环境中得以检验。公开知识的目的在于强化行动者的自信心、增强其反思能力,同时提高他们所属角色的责任要求和社会地位。此外,公开行动者的知识还可以使这些知识参与到社会公共决策的过程之中。

3. 行动研究法的应用　早期的行动研究广泛应用于社会学、社会工作、社会心理学和教育学等学科,如行动研究的创始人勒温从事"改变食物习惯""改进人际关系""改善生活质量""解决少数民族冲突"等实际生活问题的研究,不仅把研究结果以研究者的见解或建议发表,而且特别注重将结果反馈到实践中去,达到影响和改进社会行动的目的。他当时与犹太人和黑人合作进行研究,这些实践者以研究者的姿态参与到研究之中,积极地对自己的境遇进行反思,力图改变自己的现状。

近年来,行动研究法被应用于社会科学的各个领域,尤其是组织研究和社区研究。医学人类学家运用此方法探讨环境因素对健康的影响,如英国的社会行动研究项目(social action research project,SARP)即是一项旨在探讨不平等、社会资本与健康之间的关系的行动研究项目。该项目的具体实施是由来自资助方的代表、市议会的议长助理、公共卫生事务的负责人,以及卫生发展署的代表所组成的合作项目董事会共同参与管理。1999年首先在诺丁汉的圣安斯和克里夫顿两地开展了社会资本及健康的基线调查,之后,SARP与两地的项目合作人一道,共同探讨如何在他们的社区中构建富有成效的社会资本。SARP将提供资金帮助那些愿意进一步丰富社会资本的群体,同时,鉴于这些群体将社会资本纳入其正在从事的工作的一部分,SARP的工作人员也将提供相关的咨询服务和实践支持;另一方面,SARP还与大学的研究中心成立了行动研究进展小组,围绕有助于构建社会资本的系列评估过程,为当地的项目开展提供培训、咨询和相关的技术支持,通过项目的开展促进当地社区的发展。

第三节　医学人类学的其他研究方法

医学人类学是研究健康、疾病和保健方面的人类学理论与方法,其研究通常围绕生物和社会文化两方面重点展开。在研究中除了采用传统的民族志田野调查方法,还沿用了体质人类学、文化人类学以及环境人类学等多学科的方法。在生物方面,主要包括测量技术、形态观察、分子生物学方法等;在社会文化方面,跨文化比较研究、历史文献研究是较为经典的研究方法,而随着信息技术的发展,采用照相、摄影、多媒体和网络等技术拍摄和制作人类学片以记录和保存资料的影视人类学方法也得到了广泛的运用。近年来,地理信息系统(geographic information system,GIS)等新方法的引入也为医学人类学提供了新的研究途径与研究视野。本节主要介绍跨文化比较研究和历史文献研究方法。

一、跨文化比较研究

人既具有生物属性,又具有社会文化属性。人们对疾病病因的解释以及对此做出的反应也都是因文化而异的。随着时代的发展,纯生物因素引起的疾病越来越少,由社会文化因素引起的疾病不断增多,文化致病因素随着性别、年龄、职业、文化层次及城乡差别的不同而不同。因此,在医学人类学的研究中,应充分认识到健康与疾病不仅是生物学现象,并且是社会和文化现象。跨文化比较研究(cross-cultural comparative study)是一种重要的人类学研究方法,通过考察各种文化之间的相互影响和关联,探析文化发展的内在动因和外在动力,从而发现不同文化的普遍性和特殊性,以促进社会共同发展。

(一)跨文化比较研究的定义

比较研究方法是指对两个或两个以上的事物或对象加以对比,以找出它们之间的相似性与差异性的一种分析方法。跨文化比较研究作为一种重要的比较研究方法被人类学家广泛应用。跨文化比较研究又称为交叉文化研究、跨越文化研究等,一般而言,跨文化研究是指建立在民族志的田野调查基础上对不同文化的比较研究,通过对世界民族中取得的调查材料进行比较分析、验证假设,来分析人类行为的共同性及文化的差异性,并试图发现某种规律或通则。跨文化比较研究是文化人类学方法论的重心。然而随着学科的交叉发展,跨文化比较研究的方法已经遍及社会学、心理学、民俗学、语言学、管理学,乃至教育学、医学等领域。医学人类学跨文化比较研究主要应用于跨文化医疗系统(如不同民族、不同区域之间)的比较研究,并致力于探讨不同文化与疾病(如慢性病、心理疾病等)的关系等问题。

拉德克里夫-布朗的比较研究法

涂尔干是法国社会学派的主要代表人物,他开创性地提出了"比较社会学"这一名称。他认为:"比较社会学并不是社会学的特别分支之一,而是社会学本身。社会学不是一种纯粹地描述社会现象的方法,而是一门考察社会现象、比较社会现象、解释社会现象的学科。"他所著的《自杀论》一文就是通过对欧洲各国自杀原因的统计数据进行比较从而对自杀这一命题所进行的探讨。

拉德克里夫-布朗是在跨文化研究方面作出杰出贡献的人类学家,他不仅创立了结构功能主义的理论和方法,而且还推动了比较研究的发展。他认为:"如果我们要获得人类社会的科学知识,只能通过对一些不同类型的社会进行系统的考察和比较才能获得,这种比较研究就是比较社会学。"但传统的比较研究方法不够严谨,仅能指出问题而非解决问题。其主要原因是直接对来自不同地域、不同文化类型的孤立的习俗或信仰进行对比,而且大多数学者都仅把目光集中在习俗或信仰的相似性且是表面的相似性上,而忽视了其差异性。因此,为了解决比较方法的精确性问题,拉德克里夫-布朗提出了两种研究途径:共时性研究和历时性研究。共时性研究注重历史上某个特定时期的文化,其最终目的是尽可能比较多种文化类型从而准确地确定任何文化都必须适应的条件;而历时性研究注重的是文化变迁的过程,力图发现这种变迁过程的一般规律。在布朗看来,在某种程度上对共时性问题的研究必须要优先进行历时性问题的研究。

拉德克里夫-布朗与马利诺夫斯基的比较研究

拉德克里夫-布朗和马利诺夫斯基一同被认为是功能主义社会人类学的创始人。功能主义的基本观点是:构成文化或社会的各要素之间紧密地相互关联而构成一个整体。功能主义者的基本观点虽然一致,但在其方法论方面存在较大的差异。如马利诺夫斯基认为,文化是一个整体,构成整体的各个部分(或要素)只有与整体的关联中才具有意义。因而他反对从作为整体的文化中抽出个别文化要素进行跨文化比较研究的做法。但是作为整体的文化又很难相互比较。拉德克利夫-布朗提出了"社会结构"的概念,从而使不同社会的跨文化比较研究在方法论上成为可能。在他看来,每个社会都有其结构,这种结构就是可以直接观察到的,人与人之间形成的社会关系网络。研究一个社会的结构可以通过考察一个社会中各种社会关系网络的组合形式入手,如在研究亲属制度问题时,可以把亲属制度视为社会网络的一个组成部分,只有把亲属制度放入整个社会网络中进行研究,才可能有效运行,由此才能认识其内在的本质和特征。只有通过比较不同的社会关系制度,才能发现一个有效的亲属制度是如何通过采用某些结构原则和机制而被建立起来的。在拉德克里夫-布朗的主持和影响下,不少有关社会结构比较研究的著作纷纷问世。其中拉德克里夫-布朗和福德合编的《非洲亲属和婚姻体系》以及福蒂斯和埃文斯-普理查德合编的《非洲政治体系》是其中的代表作,这两部著作充分体现了跨文化比较研究或社会结构的比较研究的典型特征。

(二)跨文化比较研究的分类

根据比较的目的、对象、标准、规模等不同维度,跨文化比较研究可以分为不同的类型。例如从社会结构、经济制度、思维方式等整体方面为切入点对不同民族和群体的比较研究,称为宏观跨文化比较研究。摩尔根(L. H. Morgan)的《人类家庭的血亲和姻亲制度》和弗雷泽(J. G. Frazer)的《金枝——巫术与宗教研究》,是在全球范围内进行比较研究的早期代表作。摩尔根通过对世界诸民族的亲属分类和亲属称谓的考察,提出了进化主义的亲属体系的发展阶段说;弗雷泽在分析整理世界诸民族的资料的基础上,论述了有关宗教、礼仪和王权的发展过程。默多克(G. P. Murdock)的《社会结构》被认为是在全球范围内进行的宏观跨文化比较研究的典范之作。这部著作以全世界 250 个社会的民族志资料作为基础,运用统计手段,采用比较方法来研究亲属理论。而微观的比较则是指从特定的文化区域或是局部的方面,如礼仪习俗、婚丧嫁娶、建筑风格、服饰喜好等微观层面为切入点对不同民族及群体的文化进行比较研究,从而探讨不同文化间的差异性。福蒂斯(M. Fortes)和埃文思·普里查德(E. E. Evans-Pritchard)主编的《非洲政治体系》是对非洲 8 个不同社会的比较研究,提出了非洲社会两种不同的类型:原始国家和无国家社会。中国社会学家费孝通在《被土地束缚的中国》一书中,选择了地处中国沿海地区的江村和地处云南内地的禄村、易村和玉村进行比较,从而提出了有关中国土地制度的理论。

此外,在不同的区域,可以对同一文化现象进行纵向的历史性比较研究,也可以对不同文化现象进行横向的共时性比较研究。而为了便于认识,跨文化比较研究也有广义和狭义之分。广义的跨文化比较研究泛指所有的文化比较研究,而狭义的跨文化研究则是指默多克等人建立和发展起来的、引入统计分析手段的、全球规模的跨文化比较研究。

(三)跨文化比较研究的实际运用

在人类学发展史上,跨文化比较研究的研究成果颇多。作为跨文化比较研究的代表人物默多克所著的《社会结构》(1949 年)一书是其中的经典之作,也是狭义跨文化比较研究的典范。而由福蒂斯和埃文斯-普斯查德等于 1940 年共同编撰的《非洲政治体系》则是广义跨文化比较研究的典范。

进入 20 世纪后期,随着全球化进程的不断加速,人们的社会交往日益扩大,每个人既处在自己的传统的文化氛围中,同时又感受到异质文化的强烈冲击、侵袭和影响。现代化所带来的环境危机、生态危机、精神危机成了生存在不同文化体系下的民族和人民共同关注的问题。因而,在世界各种文化关系的研究上,人们关注的重点不再是历史上某种事物、观念如何传到异国他乡并产生影响,或者是简单地比较两种文化的异同,而是探讨民族文化与全球化经济发展的关系、两种或多种文化处境对人类的影响。目前国际上不少大学和研究机构都成立了专门的跨文化研究中心。1969 年美国西华盛顿大学心理学系成立了跨文化研究中心,旨在超出西方文化限制研究文化对人的思想和行为的影响。佛罗里达理工学院 1971 年成立了跨文化研究学会,研究内容涉及心理学、人类学、社会学等领域。国立澳大利亚大学也有一个规模相当大的跨文化研究中心,研究的范围包括网络的跨文化功能、澳洲移民的文化碰撞、跨文化视野下的艺术与社会等。另外,文化人类学界也很重视跨文化研究,而且注重学术资源的国际共享,如耶鲁大学 1949 年建立的人类关系区域档案(human relations area files, HRAF)鼓励对人类行为、社会和文化做世界范围内的比较研究。加利福尼亚大学教授道格拉斯-怀特(Douglas White)等人建立了《世界文化电子杂志》《世界文化比较》等网上数据库,为理解和进行跨文化研究提供了丰富的资源。

人类关系区域档案

1940—1950 年间,在探求人类文化之所以变异的理论研究上,以美国人类学者为主的学者们,针对功能学派经常以分析一个社会的功能理论推展到全人类社会这一缺失,提倡把人类学的理论用统计的方式用于分析不同的社会文化情况,试图通过有效地运用统计分析取得更具科学性的说服力,从而进一步发展跨文化比较研究。美国文化人类学家默多克是其代表,他从 1930 年起从事跨文化比较研究,并在 1949 年全面建立人类关系区域档案,并利用其采用统计分析的方法,进行世界规模的跨文化比较研究。人类关系区域档案(human relation area files,HRAF),实际上是世界民族志的资料中心,是研究者进行跨文化比较研究时的重要资料来源。默多克认为,尽管多种文化互不相同,但存在一些相同的发展模式,通过对世界许许多多的"样本民族"所具有的文化特质中的比较分析,从中可以发现不同族体从简单到复杂的文化特质,而族体之间的文化变迁则朝着一定的方向进化。《世界文化大纲》(Outline of Cultural Materials,OCM)是默多克等人于 1954 年编辑出版的另一本分类索引,它将世界 6 大地区(非洲、环地中海、东亚、太平洋岛屿、北美和南美)的群体 88 大类 617 小类的文化资料输入了由电脑控制的 HRAF 系统之中。研究者可以通过这一系统取得所需的专题资料以便进行统计和比较分析,不少有价值的研究便是借助于这一档案库储存的资料完成的。HRAF 和 OCM 是利用和查阅人类关系档案的工具书,通过这两本索引,研究者可以就某个文化主题在档案中迅速查到有关地域或民族的文化资料。1967 年,为了提高普及率和利用率,默多克等人编著了《民族志图标》一书,该书把各地区或民族的文化项目的基本情况以符号的形式表达出来,建立了"微缩的人类关系区域档案",极大地方便了研究者的查阅工作,从而在世界各地普及开来。

二、历史文献研究法

长期以来,人类将自身总结的知识,借助各种载体记录下来,用于保存和传递信息,这就是文献。历史文献法研究着眼于过去事情的主流和逆流,通过对已存在的历史文献资料的深入分析,寻找事实,发掘事件之间的联系,找出事件的可能原因和结果,从而揭示其意义。因此,历史研究有其特定的研究对象和范畴。历史研究是通过收集历史材料来进行的,但它又不局限于收集历史资料。许多人认为历史研究就是通过收集某些历史材料,把它们按照时间次序排列起来,就形成了历史纪事。但实际上,历史研究本身并不创造事实或数据,而是力图发现事实和数据背后的东西,并对它们进行阐述和解释。在医学人类学研究中,历史文献研究是一种很有价值的研究方法,对于探讨不同历史文化背景下疾病和健康相关问题具有重要作用。

(一)历史文献研究的定义及价值

历史文献研究(history literature review)是以过去为中心的研究,主要通过对历史文献进行查阅、分析和整理,进而找出事物本质属性,同时揭示当前关注的一些问题或对未来进行预测。历史文献研究的本质是以考察客观的历史为目的,然而,所有的历史又都是主观活动的产物,是客观存在的主观化,即理论家对客观历史进行分析和反思而得出的结论。因此,历史文献研究的价值在于其所记载的不单纯是史料,还是通过历史研究者的洞察而探寻出的史料背后的深层结构。

历史文献研究可以揭示历史上各种社会现象的因果关系以及现象与现象之间的联系,使我们掌握其来龙去脉,有助于正确地处理当前面临的问题。对历史现象的研究可以更好地服务现在,也有助于更好地预测未来。探讨历史上各种事件和现象产生、发展的原因,可以使我们正确地认识其根源和实质。比较和评价历史上出现的各种事件和现象,可以使我们科学地认识和评判以往的情况,更好地了解当前的情况,准确地预测未来的发展趋势。

(二)历史文献研究的步骤

历史文献研究没有一成不变的方法,因为每项研究的内容、视角、材料,研究者的兴趣、价值观等都不尽相同,但历史文献研究遵循一定的研究规律。大体上看,历史文献研究法就是寻找资料并把这些资料诉诸文字的过程。不同的史学家采用不同的方式记录历史,有的是用文献,采用考古材料;有的注重实地考察,亲临历史现场进行体验。这些都是在寻找资料,而资料的再现是历史文献研究的重要步骤。把这些资料付诸文字呈现出来就是再现历史,而不同的读者则对这样的再现有着不同的理解。

一般而言,历史文献研究包括四个步骤,见图2-2。但要注意的是,历史文献研究的步骤并不是固定的,不同的历史研究的步骤可能会因为研究的具体问题、搜集资料的方式、研究的历史时间、环境地域等因素而有所调整。比如,在对文献来源进行价值判断或者在决定文献的相关性等方面,所谓的结论或者解释可能会贯穿在整个研究过程之中。此外,研究问题或假设在研究过程中也可能会不断做出修改。

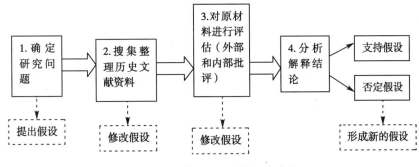

图2-2　历史文献研究的一般步骤

第一步,确定所要研究的问题。这是所有研究的第一个步骤。促使研究者进行历史文献研究的原因常常是一个研究者希望能加以解释的重要问题。在医学人类学研究中,关注的主题包括:①诠释当前的社会问题,譬如家庭暴力对青少年的不良影响;②研究事件之间的关系;③探讨行为或习俗的历史根源;④分析疾病形成因素等。

第二步,搜寻历史文献资料。历史文献研究中最重要的步骤即是资料的搜集。搜集资料的方法途径多种多样,包括:

1. 利用各种工具书搜集史料　最常用的是书目、索引、年表、类书等。历史文献研究需要查阅大量文献,通过书目可以预先大致了解书籍相关的内容、价值、版本及材料的真伪和作者简历。索引则不仅可以提供所需要的专题研究文章篇目,还可从中看出有关学术发展的近况和趋势。年表主要帮助了解历史事件或历史人物活动的时间。类书则分门别类排列各种专门史料甚至包括重要史书散失的资料。善于利用这些工具书,可以搜集到较多珍贵的资料,也能节约时间。

2. 通过平时读书积累史料　积累资料,从时间观点和目的性上来看,有两种情况,一种是研究课题确定以后,按照课题目的,有计划、有针对性地查询与积累资料;一种是根据自己的研究方向或长远目标,在读书过程中随时积累。但在读书过程中应该注意采用记录性卡片或摘要性读书笔记以保证资料得以合理利用。

3. 通过调查和采访收集口碑资料　文献史料对于民族历史、民风民俗以及生活方式等记载有限,采访调查口头传说,特别是亲身经历者的口述,可以大大丰富资料。对于当代史、近现代史,利用采访调查的第一手资料,能使历史文献更加丰富、饱满、生动。而即使是对古代历史的探究,实地考察,走进历史现场也会让研究者有身临其境的感觉,这对理解和叙述历史有不可取代的重大作用。但口头传说史料虽然能丰富和补充文献史料的缺失,但由于真假难辨,在具体使用时应谨慎。

第三步,总结并评估资料。在初次搜集好资料后,需要对资料进行评估,保存真正有价值的资料,并对其进行诠释。对历史资料的真实性和其所含信息效度的评估通常称为历史性批评,一般包括外在批评和内在批评。外在批评主要是确定历史文献的表面即所谓的来源(作者、地点、日期及出版情况)是否与实际来源一致。内在批评包括对历史文献中描述的准确性和价值进行评估,确定文献的意义和可信程度,强调文献内容本身的价值。这二者不可分离对待,如果材料来源不真实,就不可能被运用,而即使内容真实,如果与研究内容无关,也是无用的。在处理历史文献资料时必须要进行外在评价和内在评价,否则研究就失去了价值。

第四步,诠释描述历史资料并得出结论。研究者对某一历史文献的考证和分析,最终目的是为了还原历史或分析问题。在对历史问题进行诠释时,要注意历史事实体现的所谓客观主义,并不是不以人的主观意志为转移的客观存在,而是在人们的理解与解释中的存在。由于理解历史的人都有着自己的信念、动机、需要和希望等主观性,因此,历史文献研究结果的推论应慎重。

（高 博 李宁秀）

第三章　社会文化与健康、疾病

🌐 **学习目标**

掌握　文化的内涵与特点;社会文化视角下的健康与疾病问题。

熟悉　疾病的文化起源与发展;文化视角下的健康与疾病解读。

了解　文化能力与健康执业;跨文化背景下的健康照顾与政策制度构建。

第一节　文化概述及文化与健康和疾病的关系

人类学的核心概念之一是文化(culture),文化是一种人类的现象,一直是人类学研究的基础,社会文化通过人群及自然环境影响健康与疾病,这种研究伴随着人类学的发展不断拓展。然而,人类对健康与疾病的界定一直是由医生或医学界主导,更多地基于生物学视角在人自身或病因、宿主、自然环境的生态学模式下研究生命现象与机体变化,并提出了健康与疾病的概念。在这种视角下,医学技术得到长足的发展,人类也在逐渐攻克很多医学难题。然而,伴随着疾病谱由传染病向慢性非传染性疾病的转变,单独地将人从所处的文化和社会环境中孤立出来,忽视了人类作为群体性生物的社会属性,其防治效果与健康改善收效甚微。因而,需要在更宏观的视域下,关注文化差异、社会制度、政治体制与健康和卫生体系的相互关系以及由此产生的一系列人类健康和疾病演化。

在人类学的视角下,医学人类学统合了生物、文化及社会各方面,即关注个体层面健康的文化影响因素与治疗方案的选择、健康信念的培养,关注医疗服务系统和宏观政治经济背景间的联系。医学人类学研究包含文化与社会情境下的理论研究与实践研究两个分支。理论研究主要关注对文化同健康与疾病之间的关系的描述与解释;实践研究则更关注这种关系在健康服务体系实践中的应用,例如通过了解疾病与社会文化现象间关系的相关阐释,改善社会文化,进而改变人类行为,最终促进健康的发展。本章主要是从文化的分支——健康文化的视角,关注文化对健康、疾病以及医学的影响并基于健康文化提高健康照顾能力。

一、人类文化的内涵与特点

由于个体和群体的健康行为和医学专业实践深受文化的影响,因此文化的概念是理解健康和医学的基础,文化是理解和解释人类作为群体所共享的行为模式的起点。通过探索个体和群体的文化与健康间的关系与影响,为理解和管理健康服务体系提供指导。

(一)文化的内涵

1. 文化的概念解读　英国人类学家爱德华·伯内特·泰勒(Edward Burnett Tylor)将文化定义为"一个复杂的整体,包含了知识、信仰、艺术、道德、法律、风俗以及作为社会成员的个体习得的任何其他能力和习惯",泰勒认为文化是人类行为的内在动机、是集团和习俗所表现出来的信仰和态度。从广义来说,文化是指人类在生产和生活活动中所创造的一切社会物质财富和精神财富的总和。人类学领域普遍认可的文化概念为:文化是在一个特定社会中世代相传的一种共享的生活方式,包括技术、价值观念、信仰以及规范。

文化作为共享的群体行为生活模式,这些习得形成的模式是理解和解释人类行为的框架,其中包括健康行为,尤其是群体间的健康行为与信念差异。应该看到,文化是人类健康状况的主要决定因素,它通过自然或者社会环境将我们暴露或者隔离在各种疾病中。

特定的文化在个体或者群体中继承和延续的过程称为文化濡化(enculturation),主要是指通过人类的学习与教育,使得整个社会的文化按照一定的轨迹潜移默化地延续下去,这种传承可以无须刚性的约束,各个民族和群体的健康信念传承就是一种文化濡化和环境熏染的过程。另外,文化的濡化也可以经由各种社会制度、社会规范进行维持。濡化对个体的健康信念、态度和疾病感知均会产生影响。

随着人类迁移流动的频率增加,不同质的文化接触而引起了原有文化模式的改变,称为涵化(acculturation)。美国著名的人类学家 M. J. 赫斯科维茨等人对涵化的定义为"由个体所组成的而具有不同文化的民族间发生持续的直接接触,从而导致一方或双方原有文化形式发生变迁的现象"。涵化是人类学文化变迁理论中的重要概念,包括文化的内化、同化、整合、混合、分化和边缘化等形式。涵化最初被人类学家认为是群体层面的现象,后来被心理学家概念化为个体层面的变量。在移民潮背景下的多元文化社会里,涵化过程中的后来者适应不良会引发严重的健康问题,主要发生在慢性病、心理和精神层面。同时,涵化过程也带来了重大的公共卫生挑战,例如移民儿童的肥胖率增长、当地恐怖威胁的增加、对非本地的风俗或宗教信仰的歧视和憎恨增多等。一些从传统的农业生活方式到现代生活方式的转变可能会导致心脑血管疾病发病增加,涵化程度的增加与精神障碍的发生以及酒精和毒品的滥用有一定的关系。目前的研究还没能充分描述出涵化与健康问题之间的数量关系,因此,需要辨别早期的涵化压力,提供更多的健康促进与健康关怀措施,帮助移民人口尽早融入当地的生活,避免社会隔离和边缘化。

2. "正常"与"异常"的文化内涵 任何文化都有理想的人格类型和共同分享的行为规范,通过一定的方式影响塑造相应文化群体内的成员,并逐渐形成社会"正常的"行为模式,而那些与本文化群体的理想人格类型和行为规范不相符的则视为"异常"。由此可以看出不同文化对"正常"和"异常"的界定有很大的差异,在一定的社会文化制度中鼓励和尊崇的"正常"价值观与行为,到了另外一个文化中则被看成"异常"或加以摒弃的。例如中国传统文化强调集体主义、君臣有别,而西方文化则认为个人主义和平等对个体来说是至关重要的。人类学家认为,并不存在具有普遍意义的"正常行为"或"异常行为"的界定,主要是根据个体人格与社会规范的一致程度来进行区分。

不同文化对于疾病的定义与治疗是对特定文化障碍的关注。人类学认为,任何精神疾病的相关经验与知识都由文化所构成,可以通过加强对文化的了解,来反思对"异常"行为、思想或情感的界定。

3. 文化的分类 按照不同的标准,文化可以有多种分类方式,不同类型的文化,通过不同的途径影响人群健康。根据文化的结构和范畴可以从狭义和广义两个层面来进行理解。广义的文化是指人类在社会历史发展过程中所创造的物质财富和精神财富总和,包括物质文化、制度文化、精神文化。物质文化是指为满足人类生存和发展需要所创造的各种物质产品及其所表现的文化,包括工具、服饰、饮食、交通等,是可见的显性文化;精神文化则是相对于物质文化而言,指人类各种意识形态观念的集合;制度文化是人类为了自身生存、社会发展而主动创造的有组织的规范体系,包括国家体制、社会制度、法律制度等正式规范以及社会习俗和伦理道德等非正式规范,制度文化既是物质文化的工具,也是精神文化的产物。

根据文化的体现形式,可分为智能文化、规范文化和思想文化三种类型。智能文化包括科学技术、生产生活知识等,主要通过作用于人类的生活环境和劳动条件来影响人群健康;规范文化包括社会制度、教育、法律、风俗习惯、伦理道德等,主要通过支配人类的行为生活方式来影响人群健康;思想文化包括文学艺术、宗教信仰、思想意识等,通过作用于人类的心理过程和精神生活来影响人群健康。

4. 健康文化的内涵 健康文化是人类同自然和疾病斗争的实践过程中,在防治疾病、维护和增进健康领域所形成的精神财富和物质财富总和。狭义的健康文化主要是指民族、国家或者人类对健康问题的广泛共识,包括"共识"内容的多种文化表现形式。同文化的分类相似,健康文化同样也包括有形文化(有形的形式和手段)和无形文化(健康观念和健康意识)两大类别。

(二)文化的特点

1. 文化的习得性 人类的思想观念根植于群体生活之中,不是简单地模仿他人,而是从养育教导他们的人那里学习相关的知识。因此,人类的文化不是通过生理遗传而获得,而是主要依赖于人类使用独特象征符号的能力,通过不断地观察、体验、经历事情有意识或者无意识地学习掌握知识、经验、技能和习惯,并在同其他人的互动过程中使其内化并逐渐接受。人类倾向于接受与所互动的人群相互认可的事物,在互动过程中共享与共识文化。例如,在家庭之中习得家庭的共同文化和社会文化,进入学校或工作单位后,学习其中所谓"正确的思考方式"。在一个特定的群体中,个体逐渐改变自身的行为,形成文化传统。这种后天习得的文化经过濡化过程而世代相传。

2. 文化的共享性 文化并非个体本身的属性,而是群体成员的共同属性,即个别人的偏好不能成为文化,只有当个体的行为能力被群体所接受而形成共同标准时才能被称之为文化。这种共享的文化背景有着巨大的影响力。

3. 文化的象征性 人类为了传达文化,使之得到传承和发展,而使用具有象征的符号形式来表现其观念体系。文化的象征性是社会发展的重要体现,是将某种物品和事件赋予某种特殊的意义。人类学家怀特认为文化需要依靠的象征符号,是由衣服、工具、器物、风俗习惯、公共机构和语音等组成的。其中,语音和文字是最具有象征性的文化符号,人类借此维持和创造自己的文化。

4. 文化的多层次性 文化与社会紧密相连,不同的国家、地域、民族的内在文化具有多样性,并通过具有象征性的事物来表达。这种文化差异在现实社会中越来越受到关注。国家文化指同一国家的公民所共享的信仰、行为模式、价值观与制度。美国学者霍夫斯蒂德(Hofstede)认为文化包括由相同教育和生活经历所共同造就的一群人的特征,并在其中体现出文化的层级性,不同层级的文化涉及的大小不同,不同个体从属于不同的文化群体或网络。

文化在一个国家或民族的层面上是一个共享的国家文化传统,但也会在内部的阶层、地区、社区和家庭中体现出文化的多样性,不同的文化习得经验以及不同的共享文化,不仅会体现在文化的外在表现形式上,例如文化程度、价值观念、文化信仰、生活习惯与风俗、环境等方面的差异,还会体现为生活方式和社会地位的差异以及卫生服务利用的不均等性。

5. 文化的整合性 在一个社会中,随着人类的迁移,固有的文化特征和模式会发生跨越地域疆界融合,或者是通过具有支配地位的经济力量、社会模式发生核心价值观的主动适应、整合或被动改变。不同的文化往往会相互吸收、融合、调适并趋向一体化,当不同的文化族群杂居在一起时,各群体的文化内容和形式还会逐渐发生变化,被整合为一种新的文化体系。

(三)文化的发展与变迁

文化在一定的历史背景下存在、发展、变迁,从而具有某一时代的特征。人类学家认为文化的发展、变迁是所有文化的永存现象,人类文明的恒久因素,文化的均衡是相对的,而文化的发展才是绝对的。健康是人类在特定的生物和文化环境中适应状态良好的表现,而这种适应状态的变化或者平衡的破坏则会导致一系列疾病和健康相关问题的产生。因此,从文化发展、变迁的角度分析人类健康与疾病是医学人类学的一个研究方向。

1. 文化变迁 文化变迁就是社会群体内部的发展或由于不同社会群体之间的接触而引起的一个群体文化的改变。文化变迁的原因,一是来源于内部,由社会内部的自身发展变化而引起;另外也会来源于外部,随自然环境的变化及社会文化环境的变化如迁徙、流动、政治制度的改变等引起。

文化的变迁可分为结构性变迁和非结构性变迁。结构性变迁指不同文化群体在相互接触中,其中一方强迫另一方改变原有的文化结构,这种变迁一方面可以是涵化,另外也可以是强制同化,强大的文化方迫使较弱的一方放弃自己的文化。非结构性变迁的动力主要来源于内部的创新与发明,或者是借由传播机制逐渐融入群体文化之中,新的文化逐渐取代之前的文化。

医学模式的转变和医疗实践的发展就是文化变迁的结果。一些落后的医疗手段或非主流的民族医学可能会在文化变迁过程中受到涵化。当一种文化处于弱势时,新的健康相关文化就会取代原有的健康文化。

2. 文化终止 不论是结构性变迁还是非结构性变迁,均有可能发生群体文化遇到障碍或者中断的现象,这种强烈的震荡可能会引起群体成员健康的变化。随着城镇化进程的加快,很多农民的身份发生转变,原有的生活方式、劳作方式也突然发生改变,短期内生活习惯的巨变,尤其是失地后对未来的生活充满迷茫所引发的一些新的社会矛盾,对失地农民自身和他人的健康都有可能构成威胁。

3. 文化休克 "文化休克"(cultural shock)于 1958 年由美国的人类学家奥博格(Kalvero Oberg)首先提出,是指一个人进入不熟悉的文化环境时,因失去自己熟悉的所有社会交流的符号与手段而产生的一种迷失、疑惑、排斥甚至恐惧的感觉。当一个长期生活于自己母国文化环境中的人突然来到另一种完全相异的新的文化环境中时,其在一段时间内常常会出现这种文化休克的现象。

二、文化视角下的健康与疾病解读

无论是人们运用生物医学的观点从宿主(人体)、环境与病因三者之间的动态平衡视角来认识健康与疾病,还是世界卫生组织在 1948 年从现代医学模式的角度所提出的健康概念——"健康是一种在身体上、心理上和社会上的完满状态,而不仅仅是没有疾病和虚弱",关于健康与疾病的解读一直是人类所关注的重要主题。

(一)医学视角下的健康与疾病观

1. 中医的视角 中国传统医学的历史源远流长,具有完整的理论体系,其哲学思想是强调整体论。中医以中国古代朴素的唯物论和自发的辩证法思想及其一元论、阴阳学说和五行学说为哲学基础来建构理论体系,强调"天人合一""天人相应"的整体观与辩证论。中医认为人是自然界的组成部分,由阴阳两大类物质构成,阴阳二气相互对立而又相互依存,在正常生理状态下,两者处于一种动态的平衡之中。

健康是机体与外界环境相适应、内部活动相协调的整体和谐状态。疾病则是"正邪交争"及整体动态平衡失调的异变状态。中医文化视角下疾病的治疗强调以人为本、天人合一、五脏一体、形神合一的整体观念,认为需从整体出发辨证施治,对一些难以治疗的绝症,不能采取强行治疗的手段,而应考虑患者的身体承受能力,采取调养生息的方法,避免因过度治疗和不当治疗带来的额外痛苦。

2. 西医的视角 西医学以人体解剖学与病理学为基础,其发展历程一直与先进的科学技术相结合,从系统、器官、组织到细胞、分子、原子等层面逐渐深入,以了解和分析致病微生物(包括毒物等)的危害作用及某器官的器质性病变,从而确定患病与否及治疗方式。生物医学视角的健康测量包括死亡原因、疾病的发病率、疾病的死亡率等疾病相关指标。与中医学的"系统"和"经验"相反,西医强调疾病的"证据"和"对症"治疗。在疾病的诊断治疗上,试图寻找器官、细胞或生物层面的形态学或生物化学变化,以此明确疾病,并采用药物、手术或者理疗等方法治疗。

(二)社会文化视角下的健康与疾病观

1. 社会文化视角的健康观点 在社会学中,倾向于将健康看作日常活动的能力,即健康是人功能的良好状态。瑞尼·杜博思(Rene Dubos,1981)认为健康可以被定义为发挥功能的能力。

帕森斯的健康理论认为健康是已完成社会化的个人完成角色和任务的能力处于最适当的状态,而且健康与个人性别、年龄、受教育程度等相关,而疾病指对个人希望完成任务和角色的能力的干扰。

2. 社会文化视角下的疾病观 疾病作为个体的遭遇是一种社会文化构成。个体的疾病现象在本质上可能是其所处的社会文化关系的一种结构化的表现。人类疾病的流行病学特征和临床特征都与不同的社会文化形态和不同阶层人群的社会生活史、规范、道德、风俗、宗教、禁忌等有着特定的关联,体现了疾病之外的社会根源和象征。古代人类关于自身疾病的阐释通常是从宗教和民俗角度对疾病进行研究和界定,缺乏一定的科学性。

有医学人类学家认为,当疾病和痛苦能够成为特殊文化情境中的个体必须面对的现实时,一些人为了逃避现实,可能将疾病作为反抗和逃避现实的一种策略。斯科特对文化社会中的某些现象进行研究发现,一些人为了逃避政治迫害和打击,会采用身体和精神上的消极抵抗方式,如疯癫痴狂、行动迟缓、健忘、卧床等表现。

3. 健康的批判人类学视角解读 莫瑞·辛格教授认为:从批判的立场看,导致健康问题产生的主要社会性因素主要包括社会地位的不平等,阶级、性别、种族和其他的歧视以及贫穷、结构性暴力、社会疾病,被迫在有毒环境中居住或工作以及其他相关因素。因此,在批判医学人类学中,健康被定义为可以得到并控制基本的物质和非物质资源,在较高的满意度上维持和促进生活。健康绝对不只是生存,而是一个富有弹性的概念,必须在更广的社会文化情景中去评判。

4. 健康的社会决定因素观点 由社会地位和资源分配不公平而带来的健康不公平是影响社会健康状况的最根本原因。世界卫生组织在《用一代人时间弥合差距:针对健康问题社会决定因素采取行动以实现卫生公平》的报告中指出:"政策欠佳、经济失灵和政治失误交杂缠绕在一起,在很大程度上造成世界上大多数人享受不到其在生理上本可达到的良好健康。"

(1)健康的社会决定因素模型:WHO 对健康的社会决定因素(social determinants of health,SDH)的定义是在那些直接导致疾病的因素之外,由人们的社会地位和所拥有的资源所决定的生活工作环境以及其他对健康产生影响的因素。

健康问题社会决定因素是指人们出生、成长、生活、工作和衰老的全部环境特征,包括卫生系统。这些环境受到全球、国家和地方各级金钱、权力和资源分配状况制约,并受政策选择的影响。健康问题社会决定因素是造成卫生不公平现象的主要因素,并导致本可避免的国家内部以及国与国之间不公平的健康差异。其核心概念是健康公平(图 3-1)。

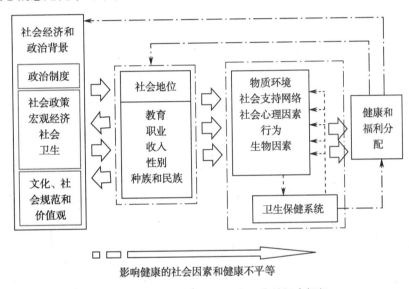

图 3-1 WHO 影响健康的社会因素的概念框架

(2)健康社会决定因素内容:WHO 健康社会决定因素委员会从影响健康的原因入手,以实现健康公平为基本价值目标,建立起完整的健康社会决定因素的概念框架,并提出应该从如下两方面采取行动,改善健康公平,促进健康发展。首先是日常生活环境:包括由社会分层决定的早期发展环境、社会环境和职业环境中所面临的健康危险因素,差异化的物质环境、社会支持网络以及卫生服务状况等;其次是社会结构性因素:包括社会分层的状况和程度,文化,社会规范和价值,国际和国内的社会政策,国际、不同国家和地区的政治制度。

健康社会决定因素框架的核心部分包括社会经济和政治环境因素,决定健康的结构性因素,以及健康决定因素的中间媒介。健康社会决定因素的三项行动框架是:

● 改善日常环境,即改善人们出生、成长、生活、工作及衰老的环境;

● 在全球、各个国家和地区改变造成这些日常生活环境的结构性因素,解决权力、金钱和资源分配的不公平问题;

● 衡量问题,评估行动,扩大知识基础,向员工讲解健康的社会决定因素,并提高公众对健康的社会决定因素的认识。

5. 疾病的社会建构论 西医学主要从自然科学角度关注健康与疾病,而社会建构论则是在社会学背景下,关注健康和疾病如何为社会所构建。疾病的内涵是由个体的生活经历塑造的,包括文化、精神、心理、生理与经济等各方面因素,这些都是社会建构的。疾病的识别必然在一定的价值观念的指导下,受到社会政治、经济、文化和宗教等社会因素制约。不同的社会背景、不同的历史阶段、不同的社会状况下,人类与疾病有关的价值观念存在较大的差异,对疾病的意见也可能截然不同。

健康和疾病的社会建构是一个连续的过程,确定疾病、疾病的经历、治疗的决定和后续结果的社会认知是一个复杂的过程,既包括疾病发展的个体行为与求医的微观层面,同时也体现了国家医疗体系、国民健康状况及卫生政策导向等宏观层面的作用。

6. 健康信念与解释模型　健康信念模型(health belief model,HBM)是通过干预人们的知觉、态度和信念等心理活动,改变人们行为的健康教育模型,由美国公共卫生机构的社会心理学家霍克巴姆(Godfrey M. Hochbaum)等创立于 19 世纪 50 年代,经过不断的充实和发展,现已成为人们开展健康行为干预项目和活动的重要工作模式。

HBM 的理论假设是:一个人的行为会发生改变,如果他感到一种疾病或残疾是可以预防或避免发生的;意识到只要采取建议的措施(行为)就可以避免其发生;并相信自己能够成功地改变这种行为。

（三）文化对健康与疾病行为的影响

医学人类学通过三个理论详细阐释了文化如何影响健康:一是医学生态学理论,关注生态环境影响人类的适应性,从人类遗传学和集体行为层面进行解释;二是运用政治经济学和批判医学人类学理论揭示社会关系、经济资源和权力结构借由增加风险和资源分配而成为疾病的决定因素;三是在构建文化理论的基础上关注信仰、价值和风俗习惯等通过象征化的过程而形成的疾病的决定因素。

克莱曼认为,文化不仅是表述疾病的手段,还建构了疾病。一方面,对认识和形成疾病的相关知识、疾病的后果加以关注和描述,并逐渐形成疾病防治的宏观框架;另一方面,错综复杂的社会文化与社会环境能够影响健康、疾病的过程和相关的实践活动。不同的文化信仰与价值观念决定了不同的身心状态、生活方式、健康观念,并借由一些规范的社会组织制度、伦理道德观念,以及社会支持加以影响和改善。这些文化的差异对健康的影响和改善不尽相同。风俗习惯、宗教、教育和社会制度等文化对人群健康的影响远远超过了生物和自然因素的影响。文化对疾病和健康的影响往往会通过以下路径来实现。

1. 通过界定健康、疾病的概念、认知、内涵和标准等来影响健康相关行为　不同的文化背景下,人们有着不同的体质和生活习惯,而对疾病和健康的界定很大程度上受文化认知方面的影响。例如,某些民族对肥胖有着不同的认知,不但不认为肥胖是一种疾病,反而看成健康美丽的象征;在西太平洋的汤加王国,举国上下皆以胖为美,女人不胖则没人娶,而且美女的特征是脖子短、身体圆润且看不出腰身;在毛里塔尼亚的一些地区也认为女子越胖越美,因此女子出嫁前都要经历一段每天吃好饭、睡大觉的过程,使身体养胖,以更符合民族的文化价值观念。这样的民族风俗可能会导致肥胖症及其他伴随疾病风险增加。

2. 影响疾病分布　各个国家和地区都有其固定的饮食文化习惯,营养学家发现生活在欧洲地中海沿岸的居民心脏病发病率很低,寿命普遍较高,且很少罹患糖尿病、高胆固醇等慢性非传染性疾病,这主要是缘于该地区的地中海饮食结构——以深海鱼虾、新鲜蔬菜为主,烹调中经常使用植物油,强调适量平衡的原则,研究表明地中海式饮食可帮助降低罹患心脏病、卒中和认知障碍等疾病的风险。黑龙江省地处中国高纬度地区,冬季漫长且寒冷,居民的食盐摄入量和油脂摄入量均相对较高,2013 年,黑龙江地区的心脑血管病位居死因首位,在死亡人群中占到 55.7%,超过恶性肿瘤一倍以上。

3. 减少或增加健康风险和疾病暴露　在某些地区,男童出生后不久即进行割礼(包皮环切术),这种习俗在保护自身免受细菌侵染导致炎症、减少阴茎癌的发病率方面起到了积极的促进作用。然而,非洲地区女童割礼的文化习俗却导致其继发破伤风、闭尿症和感染破溃的风险增高,还增加了分娩并发症和新生儿死亡的风险。

对于积极的文化习俗可以采取倡导、推广的方式发扬其文化的传承性,而对于一些对健康有害、极易导致疾病风险增加的风俗习惯除了采取法律法规等强制性的方式移风易俗外,还要通过健康教育和宣讲,逐渐使这些人群主动意识到问题,去除不良的风俗习惯。

4. 创造健康和福祉的情感和心理影响　信仰是对某种主张、主义或道理的尊敬和信奉,它可能表现为人的一种强烈信念或是一种坚定不移的非理性状态。信仰具有一定的心理调节功能。无论是原始社会还是现代社会,各派宗教均可以通过一定的宗教信仰与信念,调节心理状态趋于平衡,进而在精神、行为和心理上达到适度状态,使教徒在面对自己难以解决和处理的问题时归于上帝或其他身外之物,借助于精神寄托,感受到心理慰藉和安全感。一项文献综述表明老年人虔诚的信仰与幸福感呈正相关关系;信仰可能是焦虑、抑郁症等心理疾病的保护性因素,也是治疗这些心理疾病的辅助手段,它能够缓解疾病的病情。

宗教是人类社会发展到一定阶段所产生的一种复杂的社会文化现象,是一种对神明的信仰与崇拜。人类学家安东尼·华莱士(Anthony F. C. Wallace)将宗教定义为"同超自然存在的力量和能力有关的信仰与仪式"。也有人将宗教定义为与超自然有关的任何整套的态度、信念和习俗。宗教的作用之一是解释在正常和自然条件下不能被人们所理解的事物。人类学研究表明,宗教具有一定的社会功能,能从行为规范角度提倡规律的生活习惯和健康行为进而促进健康,例如一些宗教不允许教徒吸烟或饮酒。也有人认为宗教所提供的社会支持会影响健康或者是通过心理层面因素对健康产生影响。

5. 形成了健康照顾的专业化机构　文化的社会支持与社会交往功能直接或间接地影响健康和健康照顾体系,随着教育的发展、医学社会化程度的提升、一些个体或企业集团的社会责任感逐渐增加,很多国家都有不以盈利为目的,且收费低廉甚至对贫困人群免费的非营利性医疗机构,医院运营资金主要来源于社会慈善机构募捐和个人捐款,这些医院在一定程度上加强了该地区医疗机构的社会公益性功能。

第二节　疾病的文化起源及健康照顾

一、疾病的社会文化起源与发展

在远古时期,人类对自身和疾病认知不足,认为人类的命运主要还是掌握在超自然力量的神灵手中,疾病缘于"神灵侵入"或者"违反戒律"等超自然因素。因此对自然极其畏惧和崇拜,凡是不可理解和无法解释之事都归于神或巫,这些人一方面掌握着部分民间的药方,另一方面与鬼神相通给人治病。人们相信巫医是沟通神灵和人之间的使者。古希腊的自然哲学逐渐推动了人类对健康和疾病的认识向着科学的方向前进,认为引起体液失衡的原因主要有先天、环境及营养失调等。还认为人体内有一种"自然痊愈力",帮助体液恢复平衡,且这种恢复需要一定的过程。因此,疾病是一个自然过程,症状是身体对疾病的反应,医生的主要作用是促进体内的"自然痊愈力"。传统中医学将阴阳五行学说作为认识和阐释人体生命过程和疾病过程的理论和工具,来说明人体结构、生理功能及病理如何在消长变化过程中实现动态的平衡和转化,并在实践中指导疾病的诊断和治疗。

进入到18世纪下半叶19世纪初,人们对生命、健康与疾病有了新的认识,健康需要维持环境、宿主和病原体三者之间的动态平衡,平衡一旦被破坏就会患病。疾病主要是由生物病因引起的,从这些病因入手就可以防治疾病、恢复健康,而解决疾病问题的主体当然也是医疗卫生体系中的医生、护士和卫生部门。生物医学模式为解决临床医学以及生物医学的重大问题提供了技术基础,关注人体的系统、器官、细胞和分子,运用生物科学体系解决健康和疾病问题,认为单纯地依靠医疗服务就可解决这些问题。在此背景下,医疗服务体系提高健康水平的途径主要是关注病有所医,从生物学层面解决人群的疾病问题。

1946年,WHO对健康的重新定义,1977年美国学者恩格尔提出的新医学模式,开启了医学模式由生物医学模式向生物-心理-社会医学模式的转变,社会因素导致的健康和疾病的问题越来越受到人类的关注。医疗服务体系从以疾病为中心转向了以病人为中心,从以医疗服务为重心延伸到以生命为周期的全程健康促进、预防保健,服务对象从个体扩展到家庭和社区,既提供医学服务,也关注心理和社会等多层次的服务,提倡大卫生观念。

美国的资深人类学教授凯博文认为症状不仅是个体不适的表达,同时也可能成为集体性不适应的合法语言,疾病不仅具有社会性原因,还可能有社会性后果,只有针对社会原因和社会后果开展治疗,才不会导致延误和阻滞。凯博文曾对中国疾病症状与社会之间的辩证关系进行了深入的剖析,发现很多人类的不幸与苦难的根源在于特定环境下的社会,疾痛不仅仅属于个体的身体,还连接着自我与社会。关于疾病的起源因素很难借助于类似传染病的单因单果认知模式来进行追溯,多数疾病都是缘于各种因素的共同作用,而且在这些因素作用下所导致的疾病也并不唯一。从医学人类学的角度来看,不同社会对疾病的看法不同,不同社会对疾病的认识与该社会的社会文化密切相关。除生物遗传因素外,疾病的社会起源还包括如下几方面。

(一)生态环境

人类社会与自然环境是休戚与共的生命共同体,若干年来各种生灵万物和谐共处,然而,随着人类对自然界的征服和肆意攫取,越来越多的自然栖息地变成了人类的生活家园,与此同时,大规模的环境改造行动以及人类过度的繁衍、无节制的消费和向自然肆意的索取,深刻地改变了自然生态系统,导致地球上物种锐减。当人类的足迹毫无顾忌地踏入所有生物和动物的栖息地时,微生物——这一地球上最庞大的寄生群落,便被迫调整自己的适应能力与寄生对象,开始了对人类的进攻和侵袭。人类对赖以生存的自然生态环境的改变和破坏,导致了在特定的生态环境中与许多不为人知的病毒、细菌和其他有机体生活在一起,并因人类的快速扩张而被带到人们身边,随着全球范围内人口的频繁流动,传染病迅速地在全球范围内扩散和传播。

2003年突然来袭的SARS病毒,再次促使人们深刻地反思人与自然应该如何和平相处。虽然目前人类尚不清楚该病毒是否来源于野生动物,但有一点值得肯定的是随着人类活动范围的不断扩张而导致自然生态环境的日渐缩减,多个生物物种迅速灭亡,整个生物链遭到破坏,生态环境的破坏导致一些病毒跨越了种系的屏障而侵袭人类。因此,某些新发疾病的出现可能与人口膨胀、生态资源的过度开发与破坏、无限制地垦荒、大规模的城镇化等生态问题密切相关。

(二)社会环境

社会环境因素不同于自然环境因素,会直接导致疾病的发生,但其对于疾病的产生和蔓延却会起到不可小觑的推动作用。

1. 人类族群 同一族群(ethnic group)的成员分享着共同的历史、文化或祖先。正如文化的习得性和共享性所述,他们的语言、信仰、习惯、风俗和价值观趋于一致。当族群被假定具有共同的生物性基础时,则称为种族(race),其成员间共享的体质特征比群体外的成员更多。

在原始的氏族社会,族群内成员是相对平等的,他们内部分工明确,共同渔猎耕作或照顾老幼,该时期主要推崇勇武、健壮、忠诚、团结的精神,反其道则会被淘汰,这期间的原始民族民风相对野蛮、淳厚,而相貌粗陋、智商低下。到了奴隶社会,少数奴隶主掌握了绝大多数奴隶的命运,奴隶主对奴隶进行人为地选择淘汰,尽量让他们认为比较优秀的,强健、忠实、有才干、貌美的奴隶繁育出更加优秀的奴隶后代。

一般情况下,族群的内婚制较普遍,原始社会内部的不同氏族之间通婚,即为族内婚,之后的某些社会中,内婚制的范围被扩展为除与血缘相关外,还同民族、宗教、阶级等相关,即以同一民族、同一宗教和具有相同国籍者为选择结婚的对象。贵族、平民和奴隶各行内婚,经常存在所谓的优秀氏族联姻,以巩固其政治权利地位。但同时近亲结婚的现象也导致某些常染色体隐性遗传疾病的发生风险增加。

英国的维多利亚女王便是通过皇室内婚制将血友病带到了整个欧洲的皇室,1840年2月,21岁的维多利亚女王和她的表哥(舅舅的二子)阿尔伯特结婚,当时谁也没有想到,这场婚姻会给她的个人生活带来巨大的不幸。他们一共生下了9个孩子,四男五女,4个男孩子有3个患有遗传病——血友病,女孩子也是血友病基因的携带者。她的3位王子都是2岁左右发病。这是一种稍有碰撞即出血不止的疾病,当时的医学界对此毫无办法,连最高明的医生也束手无策,结果王子们都早天了。所幸的是5位公主都美丽健康,也像她们的母亲一样聪明,于是不少国家的王子都前来求婚,他们都为能娶到维多利亚女王的女儿而感到无上的光荣和自豪。然而当她们先后嫁到了西班牙、俄国和欧洲的其他王室后,她们所生下的小王子也都患上了血友病。这件事把欧洲许多王室都搅得惶恐不安,也因此当时把血友病称为"皇室病"。

人类族群所导致的疾病主要是缘于群体携带的特殊致病基因,随着迁徙和流动,这些小范围内的特殊疾病在族群中逐渐扩展。从群体遗传学、分子人类学和分子流行病学角度来看,遗传标记反映了某个族群具有特殊的遗传性疾病。例如,地中海贫血症多发于热带和亚热带地区,同多数遗传性疾病不同,该病具有明显的地域差异。从这些患病族群的亲缘关系和迁移过程中能够找到地中海贫血症的突变范围和地域关系。

2. 社会发展　人类自诞生以来,一直在不断创造和改写着人类文明史。随着人类社会的进步和发展,人类的生活习性、健康状况、疾病模式产生了巨大的转变。其中经济发展对健康来说是把双刃剑,一方面,良好的经济水平为保障健康提供了物质基础,增强了人类抵御疾病的能力,提高了人类的健康水平;另一方面,经济发展所带来的生活方式的改变,间接地导致了现代社会病(高血压、糖尿病、肥胖、痛风、电脑综合征、网络成瘾)的发生,以及心理健康问题和社会负性事件的显著增加。在这一过程中,疾病谱也发生了以传染病为主到以慢性非传染性疾病为主的转变。

3. 社会动荡　人类社会除了正常发展外,还会由于社会严重分化、贫富差距迅速拉大、阶级纷争等矛盾产生严重的社会冲突最终导致社会动荡和社会动乱,各种种族的纷争、政治的动荡、自然灾害的造访,使得瘟疫蔓延,精神疾病增加。

社会动荡时期,因贫困而导致的营养不良和婴幼儿发育畸形增多,死于贫困的人数增加,人均寿命明显下降。在贫民和士兵中,传染病常流行肆虐,肺结核、伤寒等疾病也迅速蔓延,短时间内夺去了很多人的生命。1812 年拿破仑远征俄国,途经波兰时,因卫生环境极为糟糕,很多士兵感染了斑疹伤寒。随后,瘟疫在军队中蔓延开来,间接地导致了拿破仑远征的惨败。

另外,社会动荡使得原有的稳定的社会政治、经济、文化生活遭到了巨大的破坏,增加了心理精神等方面的问题。首先体现在压力增大,心理应激增加,其次,某些个体难以承受突如其来的巨大变故,经济拮据、社会隔离、价值观念扭曲,面临新的环境和社会,焦虑、恐惧和不安全感如影相随,抑郁、精神病、自杀等行为较社会稳定时期显著增加。

4. 社会制度体系　社会制度作为一种社会结构被用以规范个体的行为。各个社会领域中的社会制度体系是特定历史时期的社会规范体系。本书中讨论的社会制度主要是宏观的社会管理制度、政治制度、经济制度、法律制度和社会保障制度等。

凯博文曾经指出:人类的不幸对健康造成的后果,只有在不幸的宏观社会根源得到显著改善时才能得到有效的改善,因而公共卫生干预需要着力于政治、经济、社会结构的改变。社会制度体系一般不会直接作用于人群健康,但是会对卫生政策、医疗保障和人群的健康行为产生影响。例如控烟运动,禁止未成年人吸烟、饮酒等。

（三）行为心理因素

情感认知等心理因素与行为因素是连接个体与自然环境因素和非自然环境因素的纽带,在环境因素的作用下使健康发生转变。现代医学模式逐渐把心理因素作为认识疾病起源的一个方面。

1. 人格与认知

(1)人格(personality):是稳定地表现于个体的心理特质,由遗传和环境因素共同决定。人格特征与疾病密切相关,某些具有特殊人格特征的个体极易表现出较低的健康水平,例如抑郁、愤怒、敌意或焦虑等。

(2)认知(cognition):是人类的认识活动和认识过程,包括对外界事物的感知、信念、思维、想象、记忆等。人类所有活动几乎都受主体意识的支配,包括对健康的认识和疾病的感受都离不开认知。一般人群会将疾病认知为在某种程度上对正常标准的偏离,这种正常标准来源于人类的常识和日常经验。人们对疾病的认知主要取决于某种疾病在特定人群中出现的频繁程度和人们的熟悉程度,当症状出现频繁而认定又比较困难时,则会引起人们的强烈担忧。当然,这些认知不一定从专业角度来定义疾病,因而可能会导致盲目就医或者延迟就医。Mechanic(1978)曾提出,一个人是否寻求医疗服务主要取决于以下十个决定因素:①对症状的认知和症状的显著程度;②对症状危险程度的认知;③症状对家庭、工作和其他社会活动的影响程度;④症状出现的频率和顽固程度;⑤对症状的忍耐度;⑥文化对疾病的假设;⑦否认疾病存在的基本需求;⑧与疾病应对相矛盾的需求;⑨症状认定后各种相互矛盾的解释;⑩治疗资源是否存在、资源的可及性,以及采取行动所需的心理代价和经济代价。

社会价值观念通过各种途径作用于群体健康,很多现代的"文明病"都与价值观念相关。现代社会以苗条为美,苗条标志着魅力、年轻与高效,在社会和工作领域都能够得到认可,而神经性厌食(通过节食等手段,有意造成并维持体重明显低于正常标准为特征的一种进食障碍)就是与这种文化价值观相关联的综合征。很多年轻的女性拒绝进食,致使体重急剧下降,严重者甚至会危及生命,这种障碍多发于较高的社会阶层,而且城市人群多于农村人群。

2. 心理压力 心理压力是指人们生活中的各种刺激事件和内在要求在心理上所构成的困惑或者威胁,主要表现为身心不适或紧张。随着社会生活节奏的加快,各种身心压力增加,这种压力正成为破坏人群身心健康的罪魁祸首。在心理压力的影响下,各种的紧张不适、失去热情、疲劳、孤独、抑郁时有发生。长期压力下的精神紧张还会引发心脏病、偏头痛、呼吸道疾病、胃肠疾病等多种疾病。

3. 行为生活习惯 对行为现象解释的理论较多,行为生活方式是人们在特定的自然及社会环境中的表现,会受到自我感知、价值观念、宗教信仰、家庭成员行为的潜移默化影响。生活方式是健康的重大决定因素,20世纪以来,在各种慢性非传染性疾病不断形成的过程中,行为生活方式因素产生了很大的致病作用。

二、社会文化视角下的健康与疾病问题

跨文化研究表明,健康状况的优劣及随之产生的健康威胁和健康问题是由文化构建的,而且疾病在文化中的表现也是不同的。

(一) 全球共同的文化行为因素与健康问题

人类社会发展过程中,无论物质文明还是精神文明都对健康问题的产生起着重要的作用。现代文明病和富贵病即可部分归咎于现代工业文化在全球流行所产生的后效应,快节奏的生活方式、不良的生活习惯、较大的生存压力与危机感、技术化进程中的不利因素的存在,使得心脑血管疾病、糖尿病、肥胖症或饮食过度、某些癌症、吸毒和酗酒、事故等在世界范围内日渐增多。另外,随着观念的转变、全球化人口流动的频繁,一些传染性疾病也呈现高发趋势。

(二) 文化差异与健康

文化差异除直接表现为健康状况与患病情况之外,也表现在人们对疾病的认识、医患沟通和就医行为等方面。中国的医学人类学家胡军在检查美国一家儿童医院多年积累的病例后,发现从东南亚移民到美国的苗族儿童与黑人和白人儿童相比,阑尾炎穿孔的比例最高,其根本原因是医患沟通障碍和疾病认知差异导致了很多苗族患儿不能够及时就诊。他在博士论文中系统地分析了苗族移民在美国所经历的健康认知冲突,同时指出了美国医务人员和法律权威由于缺乏对东南亚苗族文化的理解所导致的一系列关系到健康问题的错误判断。

(三) 心身健康与疾病

WHO提出的健康概念是"健康不仅仅是没有疾病,而是身体上、心理上和社会上的完好状态",即在考虑个体健康与疾病时,需要注意身心两方面的状态:有健康良好的生活方式,社会交往适应良好,能够控制情绪并有健康的体魄。心身疾病也称为心身障碍,主要指由社会文化和心理因素诱发的躯体功能紊乱或器质性损害。心身疾病发病时既有躯体上的异常表现,也有心理和行为上的异常表现。

现代社会的流动日益频繁,带来的文化冲击对双方的群体与个体都有可能造成巨大的精神压力,尤其是当本身固有的文化体系瓦解、价值观念发生改变时,会发生适应困难,精神障碍的患病率增加,家庭、青少年和其他社会精神卫生问题增多。反之,当该文化是另一文化群的群体为之奋斗的目标,且家

庭社会支持系统良好时,相应的心身问题则会较少。

移民的精神卫生问题主要取决于:①原有文化背景、人格特点、对移居的态度、对移居地的了解及精神障碍遗传因素等;②移民当时的处境,如移民过程的难度,系被迫还是自愿移民、长期迁移还是战前暂迁等;③移居地情况,如当地对移民的态度等。

(四) 文化特有的综合征

在关于"正常"和"异常"的文化界定基础上,每个社会中都有着对身心异常状况描述的方式,文化与精神异常关系的研究成为跨文化精神病学研究的基本来源之一。文化综合征(cultural-bound syndrome)反映了文化对某些疾病的影响,具有特异性民俗文化的疾病或综合征是在特定的社会或文化背景下的精神和躯体症状的组合,在其他文化背景中则不会认为是疾病。美国精神医学学会编著的《精神障碍诊断与统计手册(DSM-5)》(第5版)中文化综合征这一术语包含了一系列常见的文化综合疾病病症。《疾病和有关健康问题的国际统计分类(第十次修订版本)》(*International Classification of Diseases*,ICD-10)是世界卫生组织(World Health Organization,WHO)制定的国际统一的疾病分类方法,这一手册的附录2中定义了文化相关疾病的诊断研究标准。

1. 医学视角下的跨文化综合征　行为在不同的文化中可以进行不同方式的解释,某种特定类型的行为是否会引起的个人适应问题主要取决于该文化背景下如何看待这种行为,特定的文化情境有助于理解异常的心理行为。美国精神病学会从医学视角做出如下描述:文化综合征是具有明显地区特征的经常复发的异常行为和令人痛苦的经历模式,很多模式在当地被看作疾病(illness),或者至少是痛苦,这些行为都会有当地的名称。虽然这种对疾病的描述符合《精神障碍诊断和统计手册》(*Diagnostic and Statistical Manual of Mental Disorders*,DSM-Ⅳ)的分类,且在世界范围内都能够被发现,但其特殊的症状、过程和社会反应却都深受当地文化因素的影响。值得注意的是并非所有文化都将类似的行为模式看作正常的或者是不正常的。

2. 典型的文化综合征　文化综合征局限于特定的社会文化圈内,呈现本土化、民族性的特征,因此联系当地的社会文化背景能够对这些反复性的、模式化的令人痛苦的系列经历或行为进行诊断分类。早在19世纪后期,一些欧洲精神医学家便发现殖民地当地出现了"特异"的精神病理表现,并推测这些表现可能是受到了民族与文化因素的影响。例如发生在亚洲人群的拉塔病(latah),也称惊神症,呈现消极的一过性反应。(表3-1)

表3-1　主要的文化综合征

名称	人群	描述
拉塔病(latah)	亚洲人群	由突然惊吓所导致的无法控制的语言、动作等模仿行为
神经崩溃/发神经(ataque de nervios)	拉美裔人	典型症状包括哭泣、颤抖、无法控制、大喊大叫、身体或语言攻击、胸闷、头痛。疾病的发生往往与压力事件有关(比如爱人的离世、离异、目睹家人发生事故等)
脑疲劳(brain fag)	非洲裔美国人	高中和大学的学生们由于面临巨大学业压力而产生的精神紧张。其典型特征表现为头痛、颈痛,视力模糊、发热、躯体疼痛、抑郁和焦虑障碍
妄想阵发(boufee delirante)	海地人	通常是由突然暴发的侵略、混乱、灾难而引起的困惑、过度兴奋及类似的症状的暂时性精神障碍(包括视、听的幻觉和意念偏执)
分离性身份障碍(dissociative identity disorder)	英国裔的美国人	这种疾病被认为是一种文化综合征,它主要高发于持有"现代"的文化模式的人群之中。表现为一个人存在两个或两个以上的身份认知,会有至少两重的人格对其行为进行控制
幻影病(ghost sickness)	美国印第安人	由巫婆及相关邪恶势力的某些行动而引起的虚弱、头晕、晕厥、焦虑、幻觉、混乱及食欲不振
怒火病(hwa-byung)	亚洲人	由于现实和愤怒的不平衡而导致的疲劳、上腹部疼痛及死亡恐惧

续表

名称	人群	描述
歇斯底里症(pibloktog)	北极和亚北极、因纽特人	表现为兴奋、昏迷和突然的抽搐发作,常与健忘、易怒及破坏家居、吃粪便、骂人等非理性行为共同出现
对人恐惧症(taijin kyofusho)	亚洲人	具有尴尬的负罪感,伴有胆怯的情感,常担心自身的外貌、表情等不当而冒犯了别人
风寒病(wind or cold illness)	西班牙人、亚洲人	畏惧风和寒冷,由于信仰自然和超自然元素会不平衡而导致的虚弱和易生病的感觉

3. 文化综合征的研究视角　由文化综合征的不同释义可以反映出人类学家和精神病学家的观点是相互矛盾的。人类学家倾向于强调综合征的相对性和特定的文化维度,而医生倾向于强调普遍性的心理维度。顾尔纳希亚(Guarnaccia)和罗格勒(Rogler)(1999)赞同根据其独特的术语调查研究文化综合征,认为可将其作为独立的具有足够的文化整体性的对象来进行研究。还有一些研究提出文化综合征代表了在特定文化范围(文化情境)中的一种可接受的方式,一些弱势群体通过文化综合征来表达他们的创伤性经历及痛苦。尤其是在文化的急剧发展和变迁时,这些特有的综合征即会发生。

因此,有必要找到一种可行的策略使两种视角能够共存,临床干预和解释都是非常必要的。治疗策略既要包括本地的生物学治疗,也要包括补充性的替代策略,且根据这些文化综合征相关疾病的不同严重程度,治疗策略也会有很大的变化。由于其最初被认为是特定地区发生的症候群,所以被命名为文化束缚精神症候群,也称文化综合征。但随着近年来研究的深入,研究人员发现这些症候群不仅仅发生在特殊的民族或者社会文化群体中,如惧寒症(frigophobia)、泄精症(dhat syndrome)等,因而将研究扩展为文化相关特殊精神症候群(culture-related specific psychiatric syndromes),并在 20 世纪 70 年代发展为文化精神医学学科。

(五)传染病

史学家威廉·麦克尼尔(William H. McNeill)在《瘟疫与人》一书中从宏观世界史的视角关注从狩猎时代至近代医学诞生期间的人类社会,描述和分析了传染病在人类历史变迁和文明发展中所扮演的角色,提出人类文明的进程实际上也是人类与传染病互动的过程。历史上横扫欧洲的黑死病、与战争相伴的斑疹伤寒,以及至今尚未发现有效治疗手段的艾滋病等传染病都呈现出跨民族、跨国家、跨地区和跨文化的特点。

在特定地区的社会文化环境中,信仰、价值与习俗可能会成为传染病治疗与防控的障碍。若干年前还只是在非洲热带雨林地带出现的埃博拉病毒,于 2014 年 3 月暴发,迅速袭击非洲西部的几内亚、利比里亚和塞拉利昂,并呈现向世界范围内播散的趋势。疾病的迅速暴发与蔓延一方面归因于可怕的埃博拉病毒,另一方面也缘于民众的无知与对国际援助的不信任,贫困的社会环境不仅使得民众匮乏疾病防控和治疗知识,还对疾病防控造成障碍。

三、文化能力与健康执业

(一)文化能力的内涵

在组织层面,文化能力可以体现为在一个系统或者机构内共同所拥有使用的能够帮助其内部成员在跨文化情境下更有效工作的一系列的行为、态度和政策,这就要求组织有明确的价值观和原则,并被融于行为、态度、政策和组织结构中;文化能力可以理解为对能够为特定的民族或种族群体提供有效服务的知识和技能要求。同时,也应该看到文化能力是一个发展的概念,在较长的一段时间内,个体和组织的意识、知识和技能都在不同程度上形成整合与提升。

一些健康问题证明了潜在文化能力的作用,例如,由不良生活方式导致的死亡(营养不良、酒精或毒品滥用),由政治决策导致的人群无法获得卫生服务,因移民或不良生活方式引起的传染病流行,以及医药公司对政策制定者的游说等。因此,理解和促进文化能力非常必要,一个先进的诊疗系统如果缺乏对不同文化的理解与尊重,便可能会导致严重的后果,尤其是在临床医疗服务方面。文化能力的医学应用可以减少和防止医疗差错、提高服务效率,有效增加弱势群体,如移民、难民、农民工、老年人、贫困人群的照顾水平,从而使得这些人群的健康水平逐渐提高,不同的社会群体之间的健康水平差异逐渐缩小。

(二) 健康文化能力

健康文化能力是个人或组织运用行为、态度以及政策等手段有效洞察、理解与解决健康的文化差异的能力,如区域所需的文化知识在社会工作实践中的应用,形成健康和医疗保健的社会、经济、政治影响,创造健康福祉的情感和心理动力影响,提供心理与社会机制弥合医患关系。

健康文化能力的研究应包含如下内容:文化系统,包括工作组织和社区机构文化建设与发展的内部流程,以及健康服务的社会资源调动和组织程序;社会化过程,包括影响人类发展的经济、社会、文化和人际关系,结合宗教和精神信仰的健康分析对组织过程和个人健康行为的影响效果;个体人际关系和群体动力学相关研究,包括群体之间的相互作用的过程是如何影响个体健康行为、健康服务提供和接收帮助的;文化社会心理学,包括医生的情感和态度如何影响治疗效果。

(三) 不同文化能力下的健康执业

由于文化背景、文化习俗、世界观以及跨文化技能等文化能力的差异,不同医疗服务系统中的服务对象、服务提供者和作用路径均有不同,因此需要了解服务对象——病人的角色,理解病人的就医行为、遵医行为、这种疾病的社会角色,以及在当今老龄化背景下的健康照顾。进而考虑双方在不同的文化背景下的关系与互动,最终实施健康管理和疾病治疗干预。

1. 病人角色与期望　每个社会都会在一定的文化模式下形成关于疾病的界定。从原始社会的将疾病视为外在力量对个体的惩罚,到今天的在生理、心理和社会学基础上对疾病进行认知,逐渐形成了一系列不同的疾病标准和对病人角色的理解。

(1)疾病行为:在医学社会学中,疾病被赋予了如下的内涵:首先是不正常的生理状态,形成生理功能障碍;其次是患病者的主观状态,意识到疾病并改变行为;最后是患病者的社会状态,患病后社会角色的改变,例如小孩子患病后可以不用上学,并被满足一些平日得不到的需求,患病可以引起更多的关注或者成为工作学习目标完不成的借口。

从医学人类学视角对不同文化条件下的疾病行为的研究发现存在着对病因的认知差异,以及对于病人角色、求医行为的不同社会价值判断。例如,由其他人的意志帮助决定的求医行为既可能是关心、体贴和爱护,比如患病的母亲被子女带到医院就诊;也可能被作为惩治手段以应对社会冲突,例如为了控制某些人的行为或减少工作冲突,而将正常人送到精神病院强制接受治疗。

(2)病人角色:塔尔科特·帕森斯(1902—1978)在其编著的《社会系统》一书中提出了病人角色的概念。帕森斯的"病人角色"概念建立在如下的假设基础上:患病并不是患者有意识的选择或知情的选择,即便患病的原因可能是患者有意识的选择或知情的选择,如可能是患者主动暴露于传染源或者损伤之下。

帕森斯认为,病态是一种功能失调的现象,是对社会压力的一种反应模式,这一模式允许病人逃避社会责任。帕森斯的病人角色概念描述了如下四个方面:①病人被免于承担"正常的"社会角色,人患病是其豁免正常的社会角色和社会责任的理由,患病越严重,豁免越多;②病人无须对自己的疾病状态负责,人们通常认为患病是超出个体控制能力之外的事件;③病人应该具有治疗疾病的欲望,这是病人的义务;④病人应该寻求技术上的帮助,并且应该尽量配合医生,同医生合作。

总的来说,由于生理或心理的病理变化而导致的个性行为的改变和伴随的体征出现,以及由这些变化所引起一定的社会关系和社会认知的变化是界定病人角色的重要依据。不同病人因疾病不同和所处的社会文化环境差异会体现出不同的角色与诊疗特征。例如,轻微感冒发烧的人是否遵从医嘱或亲属劝告对康复影响不大;肺结核病人的治疗依从性对个体的疾病治疗和病菌传染则起到关键的作用;濒临死亡的病人则无须继续关心其工作能力是否丧失;慢性非传染性疾病不一定能改变其日常的社会责任;在贫困的状态下,如果想提高某个病人的治疗效果,会受到许多客观条件的限制,例如患病状态的收益或损失,治疗的可及性,家属对待治疗的态度以及支持程度,社会经济状况等,这些因素都有可能决定病人的治疗康复是否顺利。

2. 医患互动　在跨文化的背景下,医生对患者的描述可能存在理解障碍,进而会影响治疗方案的选择,使得患者对医生产生不信任;同时,也会有不同文化情境、生存环境和就医经历背景下的患者因对疾病的认知差异较大,而对医生的治疗方案产生质疑,不遵从医嘱。不同的社会文化背景、求医经历和疾病的不同阶段都会对医患关系产生巨大的影响,这时就需要更有效的医患沟通和互动。医患沟通的障碍很大程度上来自于医患双方在文化、社会地位、职业等方面的差异。在不确定性的情境下,医生会选择使用不确定性的术语来同患者和家属沟通,虽然会免除自己的责任,但是增加了医患之间的误解,使患者对医患沟通不满意,影响了医患之间的关系。

3. 医学职业与行为　社会学家最早提出“医学是一门职业”的观点,在医疗体系中,一般是由医生直接为患者提供医疗服务,因为专业性较强且承担性命攸关的工作,医生对健康的阐释和治疗拥有绝对的话语权,并享有较高的社会地位和声望。

医学职业的基本要素包含了基本道德规范、伦理原则以及法律责任,其职业价值包括责任感、同情心、诚实以及严谨的科学态度。在医疗实践中尊重病人的文化多样性、信仰和自主权,保持良好的与病人和病人家属之间的相互理解。在医疗实践中,运用坚实的医学科学基础知识,探索疾病发生时机体的异常改变、影响健康的危险因素以及人类同自然和社会环境之间的相互影响与作用机制,在疾病预防、治疗、康复和临终关怀中实施适宜的生物、心理、社会和其他各种干预措施,决定疾病如何治疗以及如何进行患者管理。

四、跨文化背景下的健康照顾与政策制度构建

健康服务需要提供给拥有不同文化的人群或者个体,不同的文化准则对健康与疾病的界定不尽相同。跨文化背景下的病人照顾是从文化的角度赋予健康照顾的价值和实践,研究健康与疾病的信仰、价值观,以及对疾病和治疗的理解和解释,并帮助特殊文化背景下的服务对象改善行为生活方式和健康状况。

(一)跨文化对医疗行为的影响

医生最初的行医行为是以个体行医的形式出现的,无论是巫医、御医,还是民间的医生。各个医生之间彼此相互独立,也没有明确的行业标准和规范指导。近代以来,医学技术迅猛发展,很多健康问题需要在固定的场所解决,个体诊所无法再提供全方位的服务,因此医生的个体行医逐渐转化为集体行为,正式的医疗服务机构随即产生,以满足人群的健康需求。医院是为公众提供医疗服务的机构,其发展与整个社会的需求、信念、价值和态度的发展相一致。医院的临床服务应该是以其服务对象——患者为导向的,但很多情况下,医院的规则是按照医院发展和员工的利益而制订,目前的临床服务实践出现了忽视病人的信仰、习俗和心理需求等问题,病人受到医生和护士的控制和管理,机械地接受治疗方案,并多被孤立地看待。人类学的视角则关注病人所处的环境,通过文化建构的角度来探讨疾病、健康及医学服务。

1. 文化对照顾决策的影响　随着交通的便利,全球化的趋势正在增强,国际移民或者跨地区流动人群的数量也在逐渐增加,形成了一定地域内的多元文化类型,对于新移民来说可能面临就医的困境、理解的障碍和差异化的健康照顾需求,这些变化为医疗服务提供带来了挑战。

因为文化误解而导致的就诊障碍的案例时常出现。例如,某些偏远地区的文化水平较低的患者就诊时,经常会描述一些基于信仰、风俗和迷信的就诊经历与结果,或者因无法接纳自己患病的事实而背上沉重的思想包袱,质疑治疗方案等。对于拥有不同文化背景和求医经验的病人来说,病人照顾模式应该呈现出差异化的特征,此时过分强调复杂技术和医疗团队合作不一定能够实现预期效果。

在健康照顾方面,除了了解服务提供者自身的文化背景外还需要尝试理解不同文化的差异性,加大文化的敏感度和包容度,并在医学教育中增强人文素养教育的理念,提升照顾水平。

2. 病人照顾的跨文化适应　医护人员虽然占有主动的优势,病人多是处于被动的接受服务的地

位,但是尊重病人的意愿,满足其心理需求,并尊重病人的人格是符合现实需要的。无论病人所属的国籍、宗教信仰、阶层、声望与文化程度如何,以及对医生的感情如何,医生都必须给予病人真诚无私且合理的治疗,并对特殊文化背景下的病人给予尽可能充分的引导、沟通。

（二）跨文化照顾模式

研究表明跨文化照顾的应用增加了患者的治疗依从性和满意度。在跨文化照顾模式中,跨文化护理理论和实践是相对较为成熟的。

1. 跨文化护理理论 从 20 世纪 60 年代开始,护理学领域的世界性多元文化研究便取得了长足的发展,并日渐形成跨文化护理学。关注不同文化背景下的人对健康、疾病、保健、治疗、护理等方面的认知和需求,从而评估护理对象的社会文化等背景因素,向服务对象提供多层次、多体系、全方位的服务,更好地满足患者的生物-心理-社会文化的多元需求。

美国著名的跨文化护理理论学家莱宁格(Madeleine Leininger)的跨文化护理理论着重强调文化照顾、文化照顾差异、文化照顾共享等内容。这一理论从跨文化角度赋予护理工作价值和实践,认为文化、世界观和社会结构通过环境和话语系统影响人的健康,护理关怀可以通过了解服务对象的健康状况和文化背景,做出护理决策,进行文化关怀调整或者重建,提供与服务对象的文化相一致的护理工作。

莱宁格设计了跨文化护理模式框架,并将其形象地描述为"日出模式"(sunrise model)。该模式共分为四个层次:第一层是世界观、文化和社会结构层,用以指导护士进行收集和评价关怀表达方式和实践的影响因素,包括服务对象所处文化、世界观、社会结构要素及其环境背景和种族史等。第二层为服务对象层,用以解释个体、家庭、群体、社区或机构等的健康、疾病及死亡的社会文化结构。第三层为健康系统层,包括一般的民间健康系统、专业健康系统及护理系统在内的各种健康系统,着重于阐述各个系统的特征及独特的照顾方式及其相互间的影响。第四层为护理照顾决策和行动层,包括维持、调整和重建护理关怀文化,最大限度地满足服务对象的需要,适应所处文化环境。

2. 跨文化护理实践运用 跨文化护理理论运用在护理工作中首先是尊重病人的生活习惯,即便是在同一文化背景下的人也都有自己独特的生活方式和作息习惯。在护理工作中需要尊重病人的宗教信仰和民族风俗习惯,因此不仅需要了解病人的疾病情况,也需要了解其在宗教信仰等方面的需求,尊重他们的信仰和习惯,允许其诵经、做祷告、摆放体现个人宗教信仰的物件。另外,还需尽量加强沟通交流,消除语言障碍。

 案例

藏族外科患者的文化照顾

对西藏某医院就诊的外科患者进行的研究发现,由于就诊患者多为藏区农牧民,只会讲藏语,且信仰藏传佛教,保持独特的饮食习惯,住院期间经常会念经、转念珠,手术前会按藏历选择手术日并举行宗教活动。因此需要通过认识并尊重患者的信仰、减轻患者焦虑的心理,增强语言及非语言类沟通,根据患者的文化背景逐渐进行疾病诊断和治疗知识的普及,对坚持信仰和生活习惯而不合作的患者,鼓励其将信仰和科学知识相结合,做出正确的选择。

（三）文化与卫生政策制度构建

不同的人类群体和文化圈可以识别不同的疾病和病因,并发展出不同的社会制度政策、医疗体系与治疗策略。

1. 卫生政策制度 社会制度是为满足人类基本的社会需要,在特定历史时期普遍存在于各个社会中的稳定的社会规范体系。制度是一种公认的、合法的社会运行方式,是社会持续运行的关键。制度一方面通过防止混乱保障绝大多数人的利益(资产、健康、安全、就业和家庭等),另一方面,也是权威人士或特权阶层保护自己社会地位的工具。

社会制度的内涵包括社会意识形态、社会管理制度和社会行为规则。社会制度是特定历史条件下的产物,对社会成员有一定的约束性,且具备稳定性,社会建构提供了从社会文化和制度角度理解和分析健康和疾病的框架,包括对健康和疾病的理解以及制度反应。不同的社会制度下的疾病模式不同且存在健康差异,相应的卫生保健制度策略、社会保障制度、健康行动计划等是在综合考虑了政治、经济和社会力量基础之上而制定并不断完善,以实现人类健康的目标。

对一个国家来说,文化信念与信仰深刻地影响着卫生政策制度构建,如在自由主义盛行的国家,便强调个体的利益与选择自由,反对国家的过度干预。

2. 卫生服务体系 卫生服务系统是一个庞杂的社会系统,以改善健康状况为主要目的,个人、团体、组织及相关资源都可以属于卫生系统的范畴。卫生服务体系是卫生职业者、卫生机构和组织的联合体。一个国家的卫生服务体系是建立在下列因素之上的:历史经验、社会文化、经济制度、政治意识形态、社会组织、经济资源、教育水平、生活水平、福利等。

卫生服务体系可以通过法律的方式减少跨文化障碍,例如美国的联邦法律承认存在潜在的跨文化健康照顾风险,在国民权利法案中要求健康照顾服务应具有语言可及性;明尼苏达州的法律也要求公共卫生服务机构为英语水平有限的人群提供服务:医疗机构评审委员会要求医院具有为每一个所服务的病人提供有效沟通的办法,国家质量保证委员会授权健康组织向医疗机构提供医疗翻译人员,以克服卫生服务提供者与非英语母语患者之间的沟通困难,明尼苏达难民健康保健服务提供指导中还详细地说明了医疗翻译的指导原则、问题的诊断技巧和语言及文化差异。

(梁立波 单凌寒)

第四章 医学人类学与生物医学

🌐 **学习目标**

掌握 生物医学的概念及其研究内容;体质人类学的概念及内涵;遗传、变异和环境的概念及其与人类健康的关系;生物技术对生物医学促进作用的表现;生物技术应用对人类健康的影响;健康的概念及其发展;生物医学理性回归的表现及对人类发展进程的影响。

了解 生物医学的不足;古代医学和近代医学的发展及特点;生物技术与技术全球化的影响;生物医学的全球不均衡发展;药物的文化属性;工业制药的应用与反思;生物制品与生物仿制品;生物制药中健康与知识产权的制衡;影响健康定义的基本理论;医学向宏观与微观两极的延伸。

生物医学(biomedicine)是综合医学、生命科学和生物学的理论和方法而发展起来的前沿边缘交叉学科,其基本任务是运用生物学及工程技术手段研究和解决生命科学,尤其是医学中的有关问题,以提高对疾病的诊断、治疗和预防水平,为人类健康提供科学保障。人们运用生物与医学相联系的观点来认识生命、健康与疾病,生物医学模式认为健康是宿主(人体)、环境与病因三者之间动态平衡,这种平衡一旦被破坏便发生疾病。生物医学的研究内容包括如下几个方面:生物医药、微生物学、临床应用化学、输血技术和血液学、组织病理学和细胞学、免疫学等。

生物医学工程(biomedical-engineering)是综合工程学、生物学和医学的理论和方法,在不同层面研究人体系统的状态变化,并运用工程技术手段去控制这些变化,以便解决医学中的相关问题,从而保障人类健康,为人类疾病的预防、诊断、治疗和康复提供优质服务。

医学人类学和生物医学拥有同样的主题,都将人作为主要的研究对象,二者在研究领域和内容上相互联系、互相补充,但医学人类学关注的范围更广泛,同时生物医学又为医学人类学的发展奠定了基础。

第一节 人类学视野下的生物医学

一、体质人类学及其在生物医学中的应用

体质人类学(physical anthropology)是人类学的一个重要组成部分,从广义上来讲,它与研究人类社会属性的文化人类学相对应,体质人类学主要研究人类的自然属性。从狭义上来讲,体质人类学是从生物和文化的视角来研究人类的体质特征在时间和空间上的变化及其发展规律的科学。研究内容包括人类的起源、发生发展、种族和民族差异、人体与生态的相互关系及现存灵长类的形体特征和行为等。它强调根据现有的人类群体(种族、民族)体质特征的比较研究来阐明他们的源流、社会文化特征等,同时,为提高各民族的身体素质和健康水平提供科学依据。

体质人类学又被称为生物人类学(biological anthropology),其研究内容包括:哺乳动物、灵长类、人类的形态学、生理学、生态学和行为学,灵长动物化石,古人类化石及石器文化,进化机制,遗传学,现代的生物变异,人种学,血型学,皮纹学,人体测量学,人体成分学,人类的生长发育和生理适应以及应用人类学等。

由此可见,体质人类学并不研究个体健康与疾病的生物学性状本身,而是从生长发育、进化、地域、人种等宏观视野,描述、概括群体生理学共性与行为学特性等。具有医学背景的体质人类学家由关注个

体进而总结关注群体,通过观察进化、移民化和都市化来了解文化因素在疾病中的作用。近十几年来,有些人类学家从事考古学、法医学的工作,鉴别年龄与性别、遗骸体貌复原等。人类学家还协助生物医学工程研究,以人体功效学为基石在军队、航天等领域帮助改进服装设计、优化装备设施等。另外,生物医学中许多项目的正常值、标准值范围、人群营养水平和疾病趋势等都源于体质人类学大样本群体研究的数据。体质人类学家还参与体质监测工作,通过调研获得大量的数据,并通过对数据的整理分析,了解调查对象的健康状况,对卫生事业的发展、全民健康保障以及相关政策的制定都有重要意义。

二、遗传、变异及环境与人类的健康

遗传和变异是生物的基本特征,也是生物界不断发生且普遍存在的现象和进化的基础。生物通过遗传保持着物种的稳定性和连续性,而变异则为生物的进化提供分子基础。没有变异,生物就没有进化和适应性。遗传和变异也是现代生命科学的基础,许多疾病与遗传和变异有关,探明其机制对疾病的诊断和治疗有重要意义。

1. 遗传 遗传(genetic)一般是指亲代的性状又在子代表现的现象。但在遗传学上,指遗传物质从上代传给后代的现象。生命是由 DNA 编码的,基因储存遗传物质(DNA 分子中的片段),遗传是生命延续的基础。在正常情况下,生物体的遗传信息是稳定的,生物体常常通过各种手段保持细胞在分裂过程中 DNA 的稳定性,这保证了生物体的正常生理活动和生存。遗传是生命的主旋律,但 DNA 不是一成不变的,其变化为大自然带来了丰富多彩的生命现象。DNA 的变化发生在两个方面:其一是两性繁殖带来的基因选择和重组(自发突变);其二是在生命过程中细胞内 DNA 在外界环境因素如化学诱变物、活性氧自由基、紫外线等作用下发生的突变(诱发突变)。在基因自我复制的过程中,任何核苷酸的缺失、嵌入、置换和倒位都可能使遗传信息发生改变,使基因突变,从而引起生物基因型及其性状的一些变化。DNA 变化的结果有如下三种情况:①产生的生命特征难以适应周围生存环境直接导致死亡;②不改变生命特征或对生命特征有较小的影响,其结果是产生了基因的多态性;③产生的生命特征比原来优越,使其更能够适应生存环境。实际上,DNA 的变化多数都会导致第一种情况,从而成为生物进化的成本;第二和第三种情况在"适者生存"这个生物筛选法则下,则表现为进化。因此,突变是生物进化的源泉。

2012 年第三军医大学的戴福云等采用高精度限制性内切酶及线粒体 DNA 序列测定等方法,发现线粒体 DNA T3394C 位点突变在世居高原藏族居民中高度富集,线粒体 DNA T3394C 遗传变异可降低线粒体复合物Ⅰ活性和细胞呼吸,从而促进了机体适应缺氧环境的能力。说明遗传变异可促进高原适应性,保证人类健康。由于线粒体 DNA T3394C 位点突变是线粒体 DNA 单倍型 M9 的特征性遗传变异,而该突变位点也存在于具有线粒体 DNA 单倍型 J 的遗传性视神经病患者,这说明 T3394C 遗传变异是有害还是有益于人类健康取决于该位点突变所在的线粒体 DNA 单倍型和环境。

镰状细胞病是一种遗传性血红蛋白分子功能紊乱疾患,血红蛋白 HbA 珠蛋白 β 链第 6 位氨基酸上的谷氨酸为缬氨酸所代替后形成 HbS,当此血红蛋白分子暴露在各种环境中,红细胞血红蛋白发生聚合,扭曲变形成镰状。这种变形允许红细胞从细胞间通过,导致下游组织营养受损。此病最初见于非洲恶性疟疾流行区的黑人中,HbS 杂合子对恶性疟疾具有保护性,单核吞噬系统将镰状细胞连同疟原虫一起清除,疟疾不治自愈,使 HbS 杂合子患者得以生存。在疟疾流行的地区,不利的镰状细胞基因突变可转变为有利于防止疟疾的流行。这一实例,也说明基因突变的有害性是相对的,在一定外界条件下,有害的突变基因可以转化为有利。

2. 变异 变异(variation)是指生物体子代与亲代之间、子代个体之间的差异现象,是生物有机体的属性之一。变异分为可遗传变异与不可遗传变异。现代遗传学认为不可遗传变异与进化无关,可遗传变异与进化有关。不可遗传变异是由于环境变化而造成的,不会遗传给后代,譬如由于水肥不足而造成的植株瘦弱矮小现象;可遗传变异是由于遗传物质的改变所致,它有突变(包括基因突变和染色体变异)与基因重组两种方式。因这两种变异是随机的,故其结果可能是有利的,也可能是有害,也可以说变异可能是适应环境的,也可能是不适应环境的。不适应环境的有害的变异被淘汰,适应环境的有利的变异则保留下来,可谓生物产生适应环境的变异。

3. 环境　环境(environment)是指以人为主体的外部世界,是地球表面的物质和现象与人类发生相互作用的各种自然及社会要素构成的统一体,是人类生存发展的物质基础,也是与人类健康密切相关的重要外部条件。人类生命始终处于一定的自然环境、社会环境及人为环境中,经常受物质和精神心理的双重因素影响。人类为了生存和发展,提高生活质量,维护和促进健康,必须充分开发和利用环境中的各种资源,同时也会因自然因素和人类社会行为的作用而破坏环境,使人类健康受到影响,当这种破坏和影响在一定限度内时,环境和人体所具有的调节功能有能力使失衡的状态恢复原有的面貌。假如超过环境和机体所能承受的限度,则可能造成生态失衡及机体生理功能破坏,甚至会危害近期和远期的人类健康。射线、化学污染、微生物侵染等环境因素可能导致变异。环境能决定变异是否代代相传(即环境决定生物进化的方向),也是环境对遗传物质的一个筛选过程,它可以将不适合的遗传序列排除掉,由此生物才进化到如今。现代生物学的基本理论认为进化是生物群体的变化过程,是某一生物群体的遗传构成发生了改变,并能将这种改变遗传给后代,故进化是指群体的进化而不是个体进化,个体的改变称为变异。当某个群体内因个体数量较少,不能完全随机交配所造成的后代在基因库上的变化的称为"基因漂变"。漂变的结果改变了基因频率,使频率低的基因消失,其重要作用是造成隔离后的新物种形成。基因迁移是指新个体加入群体或部分个体离开群体后引起的群体遗传物质增加或减少,从而改变了该群体的遗传库,最终产生迁移的进化作用。

综上所述,遗传、变异及环境因素均可对健康产生重要的影响。遗传决定了人类个体的生长、发育、衰老和死亡,也决定人类个体的健康状况和后代的遗传素质。遗传病是指由于遗传物质改变所致的疾病,它具有先天性、终生性和家族性,目前已发现的遗传病超过 3000 种,估计每 100 个新生儿中有 3～10个患有各种程度不同的遗传病。常见的遗传病有高血压、糖尿病、血脂异常、乳腺癌、胃癌、大肠癌、肺癌、哮喘、抑郁症、阿尔茨海默病和骨质疏松等。遗传病严重威胁人类健康和人口素质的提高,是导致胚胎流产以及儿童死亡的主要原因和老人不能颐养天年的主要因素。近年来,随着人类基因组计划的圆满完成及后基因组计划的迅速进展,人们对遗传病的认识将不断深入,也对影响人口素质的遗传因素和非遗传因素有了更多的了解,遗传与健康的关系也日益受到重视。应用遗传学的理论和方法探讨人类遗传病的发生、发展机制和传递规律,探究疾病的诊断、治疗方法和预防措施,对有效预防遗传病的发生,维护人类健康,实现生殖健康,提高人口素质都具有十分重大的意义。

基因治疗(gene therapy)是指将外源正常基因导入靶细胞,以纠正或补偿因基因缺陷或异常引起的疾病,达到治疗目的。也就是将外源基因通过基因转移技术将其插入病人适当的受体细胞中,使外源基因制造的产物能治疗某种疾病。随着生物技术的快速发展和应用,这项技术已应用于临床。广义的基因治疗还包括从 DNA 水平采取的治疗某些疾病的措施和新技术。基因治疗目前主要是治疗那些对人类健康威胁严重的疾病,例如遗传病(如血友病和家庭性高胆固醇血症等)、恶性肿瘤、心脑血管疾病、感染性或传染性疾病(如艾滋病、类风湿等)。但基因治疗目前仍存在以下这些急需解决的问题:①基因导入系统缺乏靶向性和效率不高;②安全和可控性问题:遗传性疾病的基因治疗多数采用反转录病毒载体,随机地插入或整合到染色体的位置,有引起插入突变及细胞恶性转化的潜在危险;③不能根据病变的性质和严重程度将治疗基因调控在适当的组织器官内,并以适当的水平或方式表达;④不能保证外源基因在体内长期稳定表达;⑤无法把握基因治疗的复杂性和靶细胞生物学特性改变;⑥伦理方面的问题。

认清环境与健康的关系,规范自己的社会行为(防止环境污染,保持生态平衡,促进环境生态向良性循环发展),建立保护环境的法规和标准,避免环境退化和失衡,是正确处理人类与环境关系的重要准则。

三、批判视角下的生物医学

生物医学是一种从生物学观点来看待人类健康和疾病的医学模式,其特点是按还原论的观点理解和剖析人的健康和疾病,把人看作纯生物学客体,把人的健康和疾病理解为纯生物学(包括物理的和化学的)过程,认为各种疾病完全可以用偏离正常的、可测定的生物学(解剖的、生理的及生化的)变量来阐述。因此,它强调医师根据病人身体检查的结果和理化检测所得的数据来诊治疾病,也可了解并解决各种医学问题。它没有考虑病患的社会、心理和行为方面的问题,认为心理的和精神的病态也要用生物学的或物理、化学的原理来解释,任何不能作如此解释的障碍则不属于疾病范畴。

但是,社会的进步、科学技术和医学的发展使生物医学模式的缺陷越来越明显地暴露出来。生物医学模式引导医学家们在过去的探索中取得了较大的成功,但也为它所造成的许多问题付出了代价。首先,生物医学模式在精神疾患和心因性、功能性病症的诊治方面束手无策,而这类病症在目前的临床疾病构成中占的比重很大。按照生物医学模式诊治有这类障碍者,要么被拒于"病人"之外,要么被归结为"思想问题",或笼统冠之为"神经官能症"。其次,生物医学模式对那些原因基本明确、病理变化比较清楚的疾病(如结核病、冠心病等)也无法治愈。如死因排在前三位的心血管疾病、肿瘤和脑血管疾病的发生发展中,心理紧张、人格差异、行为不良(如吸烟、酗酒)和环境污染等都起着极其重要的作用。只靠生物学手段很难解决这类疾病的防治问题。那些日趋增多的主要由社会因素所造成的医学问题,如吸毒、酗酒、饮食过度、艾滋病、自杀、交通事故、公害及家庭破裂等,生物医学模式都很难解决。

此外,高新技术在医学领域的广泛应用也带来一系列问题。首先是诊疗费用的大幅度上升,包括影像诊断、无创和微创性手术、人工器官、器官移植、细胞因子应用、基因工程、新药品、新材料和导管技术等,它在减轻患者的痛苦、给予精准诊断和及时治疗的同时,也给患者及其家庭带来了巨大的经济负担;其次是伦理冲击:对无法治愈的疾病,高新技术仅仅能维持和延长患者的生命。如何判断延长生命的价值是否遵循人道主义原则,即如何理解对亲人的感情和为情感付出的物质代价等面临挑战;此外,也带来了医生行为和观念的变化,医生对技术和设备的依赖愈来愈多,同病人在心理、情感方面的交流愈来愈少。在高新技术日益发展的今天,如何有效应对医患双方矛盾,并实现卫生资源有效配置等方面,政府决策面临着巨大挑战。

随着社会医学、心身医学、行为医学等的新兴学科的诞生和发展,生物-心理-社会医学模式应运而生。这一新的医学模式是以人类的疾病谱及健康观念的变化为依据的,认为导致人类疾病的不只是生物因素,而且还包括社会因素和心理因素。其治疗方法除了传统的生物学方法外,还包括社会科学方法和心理学方法。因此,这一新模式的提出是建立在对传统生物医学模式的批判基础之上。

四、生物医学文化及实践

(一)西医的发展历史

1. 古代医学　原始人类在依赖植物为生的过程中,逐渐熟知植物的营养、毒性和治疗作用。随着生产工具的进步,人类开始狩猎和畜牧,认识了动物的营养价值,同时出现了受伤的救助方法,如:创伤、骨折和脱臼的治疗,动物药也相继出现。伴随奴隶社会的发展和巩固,使医学中的宗教色彩逐渐增加。公元前4000—前3000年,埃及僧侣兼管着为人类除灾祛病的职能,此外,原始社会在医学实践中为了驱逐身体内的鬼怪曾使用催吐、下泄、利尿、发汗和灌肠等方法。当时的印度医学理解的健康是身体的三种原质,即气、黏液和胆汁正常配合的结果,随后受希腊医学影响增加了血液成为"四大"学说。公元4世纪时印度的外科就可以做截肢术、眼科手术、鼻成形术和剖宫产术等,药物的使用包括植物药、动物药和矿物药等。巴比伦在公元前3000—前2000年形成奴隶制国家,占星术与医学关系密切,认为身体构造符合天体的运行,肝脏是人体最重要的器官,并于约公元前1700年就制定了《法典》,这是迄今为止最早的医疗法律。公元前7—前6世纪希腊从原始氏族社会步入奴隶社会,希腊人吸收埃及和巴比伦的文化之长,创造了自己的文化,其中医学符号—手杖和蛇就源于医神阿斯克勒庇俄斯的创作。多数学者认为古代西方医学起源于古希腊,它的奠基人是希波克拉底。古代西方医学的"四体液学说"认为人体是由血液、黏液、黄胆液、黑胆液组成的,并且各个部分是相互联系的,身体中充满了各种液体,这些液体的平衡是机体赖以生存的基本条件,它们的平衡与否反映在气色、气质和性情上;同时,还强调心与身体、人体与自然的相互关联。认为健康主要取决于生活方式、心理和情绪状态、环境、饮食、锻炼等因素的影响。

2. 近现代医学　16 世纪欧洲文艺复兴以后,西方医学开始了由经验医学向实验医学的转变。1543年,维萨里发表解剖研究《人体构造论》,建立了人体解剖学。17 世纪实验、量度的应用,使生命科学开始步入科学轨道,其标志成果是哈维发现了血液循环。此时,因"四体液"学说被认为是没有任何物质基础的空洞理论而遭到了猛烈抨击。随着实验的兴起,制造出了许多科学仪器,如体温计、脉搏计,尤其是显微镜把人们带到一个新的微观世界。18 世纪莫干尼则把对疾病的认识由单纯的症状发展到了器官水平,创立了病理解剖学,为研究疾病的生物学病因开辟了新道路。与此同时,牛痘接种的发明,使公共卫生和社会医学的一些问题得到了人们的重视。19 世纪中期,德国的魏尔啸(Virchow)致力于细胞病理学研究,将病因解释为细胞形式和构造的改变,确立了疾病的微细物质基础,使病理学得到新的发展。19 世纪后期巴斯德的研究证实发酵及传染病都是微生物引起的。与此同时,德国人科赫(Koch R.)发现霍乱弧菌、结核杆菌及炭疽杆菌等,并且改良了细菌的培养方法和染色方法,这个时期发现了许多致病菌。巴斯德创新了减弱微生物毒力的方法,并进行疫苗的研究,创立了经典免疫学。另外,19世纪许多学科得到长足发展。诊断学的叩诊法在临床的推广和应用,听诊器、血压测量、体温测量、体腔镜检查的临床应用,使疾病的诊断更加准确。解剖学的快速发展和麻醉法、防腐法、无菌法的应用,也使外科学得到了迅猛发展。体腔外科的普及使临床许多专业(如妇科、泌尿科、眼科等)都开始使用外科方法,巩固了外科的地位。药物学方面也开始提取一些植物药的有效成分,如合成阿司匹林,其后各种药物的合成、精制得到长足发展。预防医学和保障健康的医学对策已逐渐得到重视,相继产生了劳动卫生学、营养和食品卫生学、学校卫生学等。1860 年英国南丁格尔(Nightingale F.)创立了护士学校,传播其护理学思想,提高了护理学在疾病康复中的地位。

20 世纪后期,随着系统生物学与系统生物技术的发展,"生物-心理-社会"现代医学模式逐渐得到广泛重视。21 世纪已开始走向后基因组时代的系统医学与大数据、个性化精准医疗卫生时代。

(二) 西医发展中的特点

1. 机械论点,征服自然　长久以来,西方医学将人类理解成机器并通过零件还原来解读机器,认识人类。虽然希波克拉底的整体思想强调人的生命活动以及疾病的诊治要考虑环境因素,但是从古希腊的阿尔克马翁到古罗马的盖伦,在动物形态解剖过程中发现了许多形态结构。近代的拉美特利以"人是机器"的观点把西医的机械结构性整体观表达得淋漓尽致。西方医学还主张天人对立,人与自然的不同,很重视征服自然、改造自然以求得自己的生存和发展,在这种精神的激励下人在自然面前的创造性得以充分发挥,出现了一系列科学发现和技术发明。但是征服自然的同时也给人类造成了灾难和严重后果,譬如生态破坏、环境污染、能源危机等。器官移植、试管婴儿、代孕母亲、克隆生命等究竟会给人类带来什么影响,也引起了世界的普遍关注。

2. 重视基础,发展临床　一切医学的共同目的是防病治病,西方实践价值观重视科学认识基础,追求对生命和疾病本质的认知,促进了西方基础医学的发展。如西医较早地就进行细致的人体解剖研究和严谨的生理实验。它们通过科学实验建立起了较全面的基础医学体系,深刻阐明了宏观和微观的形态结构,构建了坚实的形态学基础,在对形态认识的基础上建立了生理学、病理学、药理学、微生物学、免疫学、遗传学等基础医学学科,这些都奠定了临床医学的基础,并推动了生物医学整体的发展和进步。生物医学的思维方式重视逻辑论证,它始终把建构医学知识的逻辑系统作为目标,来表达医学真理。在盖伦时代的医学就开始追求以内部结构的改变作为阐述临床异常表现的依据。生物医学强调结构功能的观点在近代进一步强化,为生理、病理、遗传、免疫、药理、诊断、治疗等学科奠定了基础。可以说生物医学的概念是抽象的,其判断是理性的,其推理主要是归纳和演绎。

3. 勇于探索,创新发展　西方医学不固守旧知识,热衷于突破和发明创造。在古希腊和古罗马时期就已经表现出这种创新意识。虽然在中世纪这种精神受到宗教压迫,但是在文艺复兴之后,这种追求创新的热情又逐渐高涨起来。进入 20 世纪以后,医学发展迅速,不论在基础医学方面,还是在临床医学方面,所取得的新成就要比以往几千年的成就的总和还多。不断地发现新事实、新规律,不断地发明新技术、新方法,不断地破解新问题,使诊断和治疗达到新的境界。医学新成就的获得,不仅改变了社会医疗条件,延长了人类的平均寿命,提高了人类的健康水平,改变了人们对生命和疾病的认识,而且通过不断地创新,推动医学的进步。

生物医学模式一方面向高度分化的方向发展,学科越分越细,最初的医学分科已经被细化成许多细小的学科;另一方面向高度综合的方向发展,不同学科之间的关系越来越密切,不同学科之间发生了普遍的交叉渗透,由此产生了许多交叉学科、边缘学科和横断学科,最终形成"生物-心理-社会"医学模式和"生态医学模式",基于现代医学模式,形成整合医学的理念与实践。

第二节 生物医学技术的人类学研究

生物医学是生物医学信息、医学影像技术、基因芯片、纳米技术、新材料等技术的学术研究和创新的基地,随着生物-心理-社会医学模式的提出以及系统生物学的发展,建立了现代系统生物医学。生物医学是与21世纪生物技术学科的形成和发展密切相关的领域,是关系到提高医疗诊断水平和人类健康的重要工程领域。

一、生物医学技术的发展及其对生物医学的促进

生物医学涉及的领域非常宽广,包括生物信息学、医学图像、图像处理、生理信号处理、生物力学、生物材料、系统分析、三维建模等。生物医学工程产业由生物技术产业与医药产业共同组成,是现代医药产业的支柱。尽管目前各国、各组织对生物技术产业的定义很不一致,但一般都认为生物医学工程是综合应用生命科学与工程科学的原理和方法,从工程学角度在分子、细胞、组织、器官乃至整个人体系统等多层次认识和解析人体的结构、功能和其他生命现象,其研究常用于防病、治病、人体功能辅助及卫生保健的人工材料、制品、装置和系统技术。快速发展的生物技术对生物医学的促进作用表现在以下几个方面。

1. 基因组学引领下的"组生物学" 人类基因组草图绘制完成于2000年6月,这标志着生命科学的发展从20世纪的分子生物学时代进入了功能基因组时代(后基因组时代)。随着现代基因测序技术的快速发展,人类基因组计划仍然是生命科学发展的主线,从单纯碱基测序、单基因、单蛋白质逐渐进入在基因组和更高水平上的对多基因、多蛋白质,乃至全基因和全蛋白质的系统研究。另外,动态的基因功能研究逐渐取代静态的基因序列研究。在基因组和蛋白质组研究不断深入的同时,转录组学、代谢组学的研究也成为新的研究热点,已积累了丰富的研究资料和数据,提高了人们对细胞、组织、代谢、结构、功能、疾病防治的认识,并筛选出了一些与遗传和复杂疾病相关的基因、蛋白和通路以及可能的靶点和生物标记物,从而为治疗疾病和研制新药提供了机会。

2. 合成生物学引领下的"生命操控" 合成生物学(synthetic biology)是通过人工设计和构建,创造一种具有特定生理功能的生物体系,即"人造生命"来处理信息、制造材料、产生能源、提供食物、生产药物、增进健康、改善环境等。由于其产物是新的"生命",因而必然会对人类社会伦理道德带来新的挑战,同时也对促进人类社会和经济发展具有极其重大和深远的战略意义。2010年5月克雷格·文特尔完全用人工合成的方法,再造了一种新的生命形式——人工细胞,成为人类生命科学史上的一个新突破。

3. 干细胞与组织工程引领下的"再生医学" 基于干细胞的修复与再生能力的再生医学(regenerative medicine)成为继药物治疗、手术治疗之后的第三种疾病治疗途径。干细胞研究已涉猎基础与临床研究的多个领域,成为再生医学的重要手段和研究热点。干细胞在临床方面,涉及人体所有的重要组织、器官以及医学难题,已应用于植皮、肌肉和软组织损伤修复、关节置换、组织和器官的替代等。但各国对于干细胞研究的态度由于伦理争论各不相同而不断变化。

4. 靶向药物引领下的"基因药物" 靶向药物以针对单一靶标的高度选择性和特异性作用来增加药效、降低毒性。但新药候选化合物转变成临床有效药物面临诸多困境,如靶向性使靶标丧失正常功能,可能产生毒副作用,还有针对单一基因开发的药物,不能对其通路或网络进行人为调控、临床效果不

理想等。

5. 量子尺度引领下的"纳米医学" 纳米技术是指在 1~100nm 的尺度空间内研究物质运动规律及其特性的科学技术。纳米医学(nanomedicine)是纳米生物学的直接应用,以纳米尺度获取生命信息,包括细胞内或细胞间的结构、调节、信号、平衡和运动等,从而在单个分子或分子集合体的水平上进行医学诊断、检测和治疗,为深入理解体内细胞的真实行为和发病机制、各种疾病的早期诊断和治疗提供了科学依据。

6. 系统生物学引领下的"复杂性疾病" 肿瘤、心脑血管病、代谢性疾病、神经疾病、呼吸疾病等人类常见病中,绝大多数都是复杂性疾病。它们不同于单基因缺陷性遗传病,都非单一基因、单一因素所致,是环境与遗传因素相互作用的多基因、多因素综合的结果,是在一个个相互交织的网络调控系统叠加和作用的产物,是 21 世纪生物医学最大的挑战。近年来系统生物学方法为科学家们研究复杂性疾病创造了条件,并提供了工具。

7. 人类认知组计划引领下的"认知科学" 认知科学(cognitive science)的研究内容包括语言、心理、脑和神经的认知过程及其规律,涉及感觉、知觉、神经动力控制、学习和记忆、语言、意识和情感等领域。它与神经科学和信息科学相互交融,借助于现代脑成像技术,如功能磁共振成像技术(fMRI)等先进手段,在不损伤大脑的前提下研究正常大脑认知活动的机制,对于深入探索人类大脑的奥秘,特别是制订预防、诊断和矫治各类认知及精神障碍的对策具有重要指导意义。

二、生物技术与技术全球化的影响

全球化(globalization)既是一种概念,也是人类社会发展的一种现象和过程。全球化目前有诸多定义,一般来讲全球化是指全球联系不断增多,人们的生活在全球规模的基础上发展及全球意识的崛起,各国间在政治和经济贸易上互相依存。20 世纪 90 年代以后,随着全球化势力对人类社会影响层面的扩大,已经引起各国政治、经济贸易、教育、社会及文化等学科领域的重视,对其的研究也成为热点。

生物医学工程兴起于 20 世纪 50 年代,它不仅与医学工程和生物技术关系密切,而且发展迅猛,已成为世界各国竞争的主要领域之一。生物医学工程学的发展也受科技、社会、经济等诸因素影响。美国早在 1958 年就成立了国际医学电子学联合会,该组织于 1965 年改称国际医学和生物工程联合会,后来又改为国际生物医学工程学会。生物医学工程学的应用有很好的社会效益和经济效益,已成为各国竞相发展的高技术之一。1984 年美国生物医学工程和系统的市场规模约为 110 亿美元。生物医学工程学是建立在电子学、微电子学、现代计算机技术、化学、高分子化学、力学、近代物理学、光学、射线技术、精密机械和近代高技术发展的基础上,并与医学紧密结合的条件下发展起来的。

三、生物技术应用对人类健康的影响

生物技术,又称生物工程,是以生命科学为基础,利用生物体系和工程原理,提供商品服务或社会服务的综合性科学技术,包括基因工程、细胞工程、酶工程、微生物工程和蛋白质工程等诸多内容。生物技术的应用为人类解决疾病防治、人口增长、食物短缺、能源匮乏、环境污染等一系列重大问题提供了手段,也带来了希望。但同时也存在安全问题,即在科学研究、开发、生产和运用中对人类健康、生态、伦理、法律等造成有害影响。随着人类辅助生殖技术、基因技术、人类胚胎干细胞技术等广泛研究与应用,这些问题的解决已远远超出了生物技术本身,需要参与人员合理运用伦理学的理论和方法做出理性的思考和道德的评判,为促进生物医学技术的健康发展而努力。

(一)生物技术对人类健康的促进作用

1. 促进疾病预防、诊断及治疗 生物技术应用于医药领域包括新诊断技术、新药开发、预防措施及新的治疗技术等,例如单克隆抗体、基因诊断、荧光检测技术、基因芯片等,它们可以快速、灵敏、准确、简单地诊断疾病。单克隆抗体既可以用于疾病治疗、效果评价,也可用于疾病诊断。另外,基因芯片技术已用于遗传性疾病、传染性疾病及肿瘤等的诊断、DNA 测序、靶向药物筛选、基因表达水平的测定等领域。上述各种技术都可为改善人类健康和提高生命质量起到促进作用。

2. 生物制药　生物制药能改变传统制药的原料、工艺和生产方式,并制造出具有特殊疗效的药物,治愈了许多威胁人类健康和生命的顽疾。人们所熟知的抗生素就是生物技术药物常见品种之一。还有,基因工程蛋白质药物则主要用于治疗癌症、艾滋病、严重细菌感染、代谢病、血液病、糖尿病等。利用基因工程生产的重组疫苗更安全、高效,如病毒性肝炎疫苗等。

3. 人类基因组计划对人类疾病基因研究的贡献　人类疾病相关基因是人类基因组中结构和功能完整性的重要信息,在疾病的基因诊断方面,人类基因组计划发挥着重要作用。基因图谱的建立,大大缩短了人们寻找某种基因引发疾病的时间,也有利于科学家寻找治病的新药。

4. 转基因动物和植物　利用基因工程技术研发的转基因动物和转基因农作物可提高其产量和食物的营养水平,可改善全球人类营养状况。目前,美国的转基因食品多达4000多种,已成为日常生活的普通商品。

5. 对环保的贡献　生物技术在环境监测、工业清洁生产、工业废弃物和城市生活垃圾的处理、有毒有害物质的无害化处理等方面也发挥了重要的作用。如利用生物技术降解破坏污染物的分子结构,达到无害化处理垃圾的目的。

（二）生物技术给人类健康带来的困扰

1. 生物技术的安全性问题　生物技术的研究、开发、应用以及转基因生物的跨国越境转移等都可能对生物多样性、生态环境和人类健康产生潜在的不利影响。

（1）基因污染:包括污染传统作物而改变其消费性质、污染基因库和影响生态平衡。

（2）转基因食品的安全性:虽然目前尚无定论,但其风险已引起广泛关注。主要表现在以下四个方面:①转基因动植物作为食物进入人体,有可能出现某些毒性作用并引起过敏反应;②转基因生物使用的抗生素标记基因可能使人体对这些抗生素产生耐药性;③通过转基因技术转入食品中的生长激素类基因有可能对人体生长发育产生影响,并且有些影响需要经过较长时间才能表现和检测出来;④转基因微生物有可能与其他生物交换遗传物质,从而产生新的有害生物或增强有害生物的危害性,甚至引起疾病的流行。

（3）基因治疗的不确定性:表现在以下三方面:①目前的生物技术不能确保将基因引入生殖细胞后,对后代不造成伤害并且有效,若造成伤害将会遗传给下代,且不可逆转;②多基因控制的遗传病机制未明确,且有治疗价值的基因不多;③目的基因需与腺病毒或反转录病毒整合在一起,才能进入细胞内,但病毒对机体的潜在风险尚未得到解决。

（4）异种移植的危险性:异种移植的免疫排斥与跨物种感染是突出问题。

（5）生物武器带来的恐慌:生物战剂是指在军事行动中用以杀伤人畜或破坏农作物的致病微生物、毒素和其他生物活性物质。一旦"基因武器"被使用,人类将遭遇灭顶之灾。

2. 生物技术的伦理问题　生物医学技术的应用不但能更有效地诊断、治疗和预防疾病,而且有可能操纵基因、精子或卵子、受精卵、胚胎,甚至人脑和人的行为。克隆是英文clone的音译,其本身的含义是无性繁殖,是指生物体通过体细胞无性繁殖,形成基因完全相同的细胞群或个体。1997年2月,克隆绵羊多莉的诞生,意味着打破了哺乳动物依赖有性生殖繁衍后代这一亘古不变的自然规律。克隆技术无疑能造福于人类,但"克隆人究竟是人还是物"以及可能带来的道德和伦理上的混乱值得关注。人类基因组计划完成之后,使一些携带不正常基因的人在升学、婚姻和就职等受到不公正的"基因歧视"。现代辅助生殖技术的应用会使传统婚姻家庭理念遭到冲击或破坏,一个孩子可能有多个父母,孩子将不知自己的合法父母是谁。由此可见,生物技术在诸多方面都给伦理学提出了难题。若伦理模糊、混乱和颠倒,则极易导致心理和情感上的扭曲,会给人类健康带来更大的危害。

四、生物医学的全球不均衡

生物技术的广泛应用本应提高人类的健康水平,但由于世界各国科学技术发展的不均衡,故生物技术的新成果也就不能应用到世界各地的医学领域。生物医学的全球不均衡体现在以下几个方面:①地区发展不均衡;②群体发展不均衡;③生物-心理-社会医学模式中三个维度发展的不平衡。

加拿大权威生物伦理学家 Singer 在南非举行的有关发展中国家医学研究论坛上指出：基因组学和生物技术将加深全世界健康水平不均衡的状况，除非这些技术着重于改善这种状况。这个论坛旨在保护发展中国家参与医学研究的权利，以及为伦理问题拓展更为广泛的观察视角。Singer 强调应改善医疗健康供应的平等问题，近年来90%的医疗健康研究只使10%的人群受益，而且这个差距正在被基因组学和生物技术扩大。在美国公民的平均寿命高达70多岁，并且还在不断升高；而在撒哈拉以南的非洲地区，公民的平均寿命只有40多岁，而且正呈下降趋势。这种平均寿命的差距，反映了医疗水平的差距，这是全球健康唯一最为紧迫的问题。但也有学者担心解决问题的过程中，会忽略发展中国家的基本问题和利害关系。

该论坛的另一位发言人——纳塔尔大学 HIV/艾滋病疫苗道德规范团体（HIV/AIDS Vaccines Ethics Group，HAVEG）的临床心理学顾问 Doug Wassenaar 指出：这场争论的一方主张在紧急情况下，有悖于伦理的捷径可以获准使用，而其他人则认为，这是在与神圣的伦理讨价还价。Wassenaar 不愿为他认为的标准作出明确定义，但他强调论坛与传统的会议相比，其价值在于它迫使人们必须集结起来解决问题。他告诉记者"美国人必须聆听中非、亚洲和南美地区人民的声音，逐渐接触其他文化，而不只是听说过它们"。英国 Nuffield 生物伦理学委员会主席 Kenneth Calman 的指出：召集研究志愿者的问题不只存在于发展中国家。Calman 强调指出：癌症药物还不可能成功在英国志愿病人身上进行验证，因为政府部门认为对于验证普通处方而言，这个代价太昂贵。

第三节　工业制药的人类学研究

一、药物的文化属性

用于治疗、预防及诊断的物质称为药物（drug），人们把研究药物的科学叫作药物学（pharmacology）。药物具备自然属性和社会属性，承载了主要的文化内涵，体现了人与环境之间的相互作用。药物学在形成中与宗教文化有着千丝万缕的联系，佛教、道教、伊斯兰教、基督教、印度教等均不同程度影响药物的发展演进，在某种程度也助长了神巫文化。汉语中"医"的繁体字"醫"也说明医药文化与巫术文化关系密切。

中华文化博大精深，诸子百家争鸣，儒道佛理鼎立。历经秦汉、隋唐、明清发展形成数千年承继的中华文明。中国传统医学是人类发展史上的瑰宝，中国药物的文化属性呈现了丰富的地域特色与内涵。道家尊崇自然，认为世间万物可分属"阴阳"和"五行"。阴阳二者在一定条件下可相互转化、五行之间存在生克乘侮的辩证关系。以阴阳五行哲学思想为指导的中药理论指导了中草药的采收、加工、性味、功效、主治、用法用量、使用注意等。中药将药性分为寒凉类和温热类；尝味后划分酸、苦、甘、辛、咸五味，此五味又对应了五行中的木、火、土、金、水。自然界的春夏秋冬对应了药物的升浮沉降；金元时期的"法象"理论也与中国传统文化牢固联结，"归经"代表药物进入人体后的选择性治疗作用。

印度药学与其宗教密不可分，有三种体液（气、胆、痰），七种成分（乳糜、血、肉、脂、骨、髓、精），五种排泄物（尿、粪、汗、黏液、发、爪、皮皱），药剂三性（物理性质、化学性质、生理功能）。中国西南地区民族药学受其影响较大。

希腊文明对希腊医学发展影响显著，认为"病轻不用药"，倡导激发体内自然治愈力。希腊药学讲究趋利避害、用药平和，注意整体调整，较少受到宗教迷信思想影响，并把药物进入人体后改善血液、黏液、黄胆汁、黑胆汁的病理变化作为主要观察指标，后经发展形成"现代药学"。

阿拉伯药学接受了罗马、希腊，以及波斯、中国的药物知识，但混有一些迷信成分，在药物应用方面使用了实验方法；另一特点是"香药"较多，如樟脑、檀香、乳香、肉桂、丁香等，其在盛唐时期传入中国，也丰富了中国药学。

二、工业制药的应用与反思

19 世纪初至 60 年代,科学家先后从传统的药用植物中分离得到纯的化学成分,如那可丁(1803年)、吗啡(1805 年)、吐根碱(1817 年)、番木鳖碱(1818 年)、奎宁(1820 年)、烟碱(1828 年)、阿托品(1831 年)、可卡因(1855 年)和毒扁豆碱(1867 年)等。这些有效成分的分离为化学药品的发展奠定了基础,因为:①从此开始有准确剂量的药品用于治疗;②可以消除植物中的杂质所引起的毒副作用;③在研究天然药物化学结构的基础上,经过人工合成和结构改造,就可以获得新的化学药品。例如通过可卡因的化学结构改造,发明了一系列结构简单的局部麻醉药,诸如苯佐卡因、普鲁卡因、丁卡因等。

下面介绍几种药物的应用与反思:

1. 有机砷制剂的应用　1910 年的有机砷制剂胂凡纳明(即"606")和 1912 年新胂凡纳明(即"914")的发明,开创了化学治疗的新纪元。此药为抗锥虫药,多年来用于治疗一期和二期梅毒,但毒性反应较大,如面部潮红、口内烧灼感、恶心、呕吐、出汗、呼吸困难、皮炎或皮疹,甚至剥脱性皮炎、中毒性肝炎、黄疸、贫血、急性紫癜、粒细胞和血小板减少等。

2. 磺胺药的应用　20 世纪 30 年代一系列磺胺药的发明是化学治疗又一新的里程碑,从此人类有了对付细菌感染的有效武器。过去每年夺走数以万计生命的许多细菌性传染病,如产褥热、流行性脑膜炎、肝炎等都得到了有效的控制,但此药会引起人过敏性反应,有影响泌尿系统功能(尿路结石和血尿)和致癌的副作用。目前,由于此类药物在畜牧养殖业中作为饲料添加剂或动物疾病治疗药物被广泛应用,其吸收后可分布于动物全身各组织中,尤其以血、肝、肾含量最高,其在动物性食品中的残留引起生态环境污染等潜在威胁人类健康。

3. 青霉素的应用　青霉素的发现(1928 年)和分离提纯(1941 年)以及不久实现的深层发酵生产,使人类有了对付细菌性感染更为有效的武器。接着许多其他抗生素,如链霉素、土霉素、氯霉素、四环素等相继出现,并投入生产和应用,更丰富了人类对细菌性疾病作战的武器。1959 年 6-氨基青霉烷酸(6APA)的分离成功,为一系列半合成青霉素的开发创造了有利条件。头孢菌素 C 的发现(1961 年)推动了头孢菌素类药物的开发。青霉素原本是高效低毒的抗生素,在人类抗感染的历史上功不可没,但目前却出现了青霉素(包括其他抗菌药物)越用越广、剂量日益增加的趋势。

WHO 在国际范围内的多中心调查显示,住院患者抗菌药物使用约 30%,抗菌药物费用支出占全部药费的 15%～30%。中国门诊感冒患者约有 75% 应用抗生素;外科手术应用抗生素的情况则高达 95%;住院患者的抗生素应用率为 79%,使用率已超欧美 3 倍。凡是超时、超量、不对症使用或未严格规范使用的抗生素,都属于滥用抗生素。尽管卫生部门进行了监管,但由于医药产业的巨大利润,以及老百姓对抗生素的使用有误区,使抗生素的管理不见效果。抗生素滥用一方面可能导致越来越多的耐药菌和"超级细菌"会被催生出来,另外也可能导致"二重感染"。开发一种新的抗生素一般需要 10 年左右的时间,而一代耐药菌的产生只要 2 年的时间,抗生素的研制速度赶不上耐药菌的繁殖速度。如果这种情况继续恶化,则可能使人类处于感染时无药可用的境地。

4. 其他　①胰岛素(1921 年)和其他生物化学药的提取和精制;②抗疟药的研究和生产始于 20 世纪 20 年代,于第二次世界大战中达到高峰;③维生素的人工合成始于 20 世纪 30 年代,其产量在整个化学制药工业中一直占有重要的份额;④激素(包括性激素和皮质激素)的人工合成和生产也始于 20 世纪 30 年代,最后发展到计划生育药物的生产和应用。激素可用于治疗严重感染、变态反应性疾病、血液病和抗休克及替代疗法,但有向心性肥胖、满月脸、痤疮、多毛、乏力、易感染、低血钾、浮肿、高血压、血糖升高、糖尿、骨质疏松等副作用,而且不能超量、超时使用。

其后,各种抗结核药、降血压药、抗心绞痛药、抗精神失常药、合成降血糖药、安定药、抗肿瘤药、抗病毒药和非甾体消炎药等相继出现,进一步推动了制药工业的发展。

在医学研究以及人类健康科学领域,药物都发挥着重要的作用。在社会经济发展落后的背景下,人们的生活品质不高,对于温饱以外的诸多问题无暇顾及,因此对健康的关注较少。在当今时代,随着社会的不断发展以及国民经济水平的提高,人们对医药的发展情况也逐渐重视起来。现阶段,人们在消费时会预先考虑关爱生命、关心健康的问题,健康消费和医药消费成为社会消费的主流。

三、工业制药中的生物制品与生物仿制品

经济全球化使各国经济无一例外地参与国际分工和国际交换,全球化的工业制药具有很强的国际化特征,是资金密集、技术密集、高投资与高风险的专业领域。

工业制药的生物制品是指含有生物技术产品作为活性成分的医药产品,它主要包括利用重组 DNA 技术、基因调控表达技术、抗体技术等一种或多种技术手段生产的药物。生物仿制药主要指在原创生物制药产品专利保护过期后,生产的区别于原创型生物制药产品的类似物。生物仿制药的产品领域主要包括:促红细胞生成素、粒细胞集落刺激因子、干扰素 α、干扰素 β、人体生长激素、重组人胰岛素等。在生物制药的发展历程中,生物仿制药有着重要位置,但也面临着巨大的机遇和挑战。

首先,大批生物制品专利到期带来巨额的利润。2001 年以后诸多生物制品专利到期,释放了巨大的利润空间。由此引发了行业对生物仿制药市场的乐观预测:全球生物仿制药市场 2020 年有望达到 200 亿美元。

其次,生物仿制药要有较高技术,生物制药的有效成分不仅仅是单一的分子,常是一类大分子蛋白质的集合。因此,仿制药的有效成分不可能与生物制药原研药完全一致,目前也没有很好的分析技术能够验证其生物有效性。因它的研究技术要求较高,故在相当长的一段时间内会出现有序竞争的局面。这其中也充满挑战:①生物制品对生产技术要求极高。生物仿制品的有效成分多是蛋白质,它具有独特的多维结构和复杂的作用方式,准确复制几乎不可能;②免疫原性是生物制品和生物仿制药的最重要的安全问题。重组人肾红细胞生成素的不良反应是药品不良反应中较为严重的案例。该生物制剂上市后 10 年内在除美国以外的其他地区暴发了诱导免疫原性导致的单纯红细胞再生障碍(PRCA),而发生这种药品不良反应事故的原因很可能仅仅是由生产流程中的细微改变引起。目前,医药卫生管理部门对重组胰岛素生物仿制药审批的重点就是免疫原性。另外,生物仿制药还具有投资回报难以保证的特点。在生物仿制药领域虽然许多公司已开始进行技术合作与贸易许可,但也只有那些具备自主研发能力的高科技公司才能取得成功。生物仿制药生产所需的资金总额以及运营成本要比一般仿制药高得多,这是一般企业无法介入的原因。

中国生物仿制药的发展起步于 20 世纪 90 年代初期,国内生物仿制药的研发属于热点领域,目前中国的仿制药主要有两种:一种是国内制药企业仿制国外无专利、已过或即将过专利保护期的药品,另一种是国内制药企业之间已经上市产品的相互仿制。中国生物仿制药企业虽然在过去的几十年里积累了丰富的制药经验,但也存在很多问题:首先,自主创新能力不足,中国的生物医药企业研发资金投入较少,研制开发团队力量薄弱,创新性不足,技术落后;其次,行业集中化、标准化和自动化程度低,主要表现在小规模的重复投入多,企业各自单兵作战,直接影响了中国仿制药的利润空间。目前国内通过 FDA 认证的企业甚少,不能完全执行欧美国家制定的相应标准,人才短缺,尤其缺乏医药行业涉及的研发管理、物流、专利、法律等各个领域的复合型人才。

中国生物仿制药未来的发展还需加强行业自主创新能力,建立健全生物仿制药战略联盟,在全球化背景下,提高企业的自主研发能力,多开发适合亚太地区人群的生物多态性抗体和其他生物药剂。建立生物仿制药审批绿色通道,通过与国际制药公司的合作来参与国际竞争,借鉴跨国企业在人才、管理资本运作方面的优势,以加速国际化进程、加快产业升级。

四、生物制药中健康与知识产权的制衡

近半个世纪以来,随着全球化进程的进一步加快,全球经济迅猛发展,人们的生活水平得以不断提高。但全球经济发展的差异性和不均衡性,决定了很多科技成果往往首先诞生在发达国家和地区,并更多地被发达国家所独享,而很多发展中国家,特别是那些落后区域,非但没有享受到全球经济发展所带来的好处,反而普遍承担环境恶化、能源危机和经济波动的影响,同时遭受诸如寄生虫、艾滋病、暴发性流行病等越来越严重的公共健康危机的打击,使国家陷入绝境,人民民不聊生。艾滋病的高发和失控就

是这方面的例证。

发展中国家的公共健康危机之所以得不到解决,原因是多方面的:一方面是发展中国家没有经济和技术能力生产相关药品,也没有足够的国力承担先进国家高昂的药价;另一方面,由于发达国家过分强调新技术研发的投入以及知识产权的保护,用于维护自身利益,没有充分考虑发展中国家的生命权和健康权,导致了发展中国家的很多疾病没有得到很好的控制。因此,若要有效解决发展中国家所面临的各类健康难题,有必要对于目前 WTO 的相关规则进行重新评估审定,结合全球健康的问题症结,探索切实可行的解决方案和实施措施。

在 WTO 体制内,协调解决公共健康危机和保护知识产权的制度也经历了一系列的变迁。如针对发展中国家面临严峻的公共卫生挑战。WTO 在制定规则时,各国也都考虑到了发展中国家的特殊需要,同时制定了相应的政策。例如,在知识产权保护方面,TRIPs 协议就规定了"强制许可制度"。但是,在实际实行过程中,对"强制许可"的使用设定了诸多的限制,如强制许可必须是在"合理商业努力不成功"的条件下才能使用;专利权人仍然可以获得相应的报酬;根据强制许可授权所生产的仿制药品只能主要供应给成员方国内市场。这些限制条件导致欠发达国家实施强制许可之前,必须先与专利权拥有人进行艰苦的谈判,同时要支付专利权人相当高昂的费用;国内市场的限制使那些没有生产药品能力的发展中国家根本无法获得廉价的仿制药品。因此,各国关于强制许可和执行可行性的分歧越来越大。基于发展中国家所面临的日益严重的公共健康危机,2001 年 11 月,WTO 部长级会议在卡塔尔首都多哈通过了 TRIPs 协议与公共健康的《多哈宣言》,在重申承担 TRIPs 协议所规定义务的同时,确认该协议给予成员方维护公共健康的权利,特别是促进所有人获得药品的权利。因此,《多哈宣言》授权各成员方可以在国家出现紧急状况时使用强制许可,以获得低成本的仿制药品。虽然《多哈宣言》确认了公共健康应优先于药品专利权,并明确规定成员方在紧急状况下可以使用强制许可,但由于该规定过于原则,且只规定了最不发达国家才可以从延长的过渡期受益,如果廉价仿制药品的生产和出口问题不能得到解决,那么制药企业没有制造能力或制造能力不足的 WTO 成员方,按照 TRIPs 协议的规定有效利用强制许可就会遇到困难。WTO 成员就解决没有或缺乏生产能力的成员方利用强制许可的问题展开谈判,美国、欧盟与发展中国家成员之间在这一议题上存在严重分歧。分歧集中在药品范围、可以在强制许可下进口药品的国家范围、贸易市场转移以及国际药品市场竞争等问题上。美国和欧盟在利益交换后对发展中国家的公共健康问题做出让步(《2003 年决议》)。包括根据强制许可生产的仿制药品仅在生产国销售的豁免,为没有药品生产能力的发展中国家获得廉价仿制药品提供条件和进口国基于强制许可给予专利持有人报酬的豁免。这为那些没有能力生产仿制药品的发展中国家获得廉价仿制药品扫清了制度障碍。

据统计,90%的艾滋病患者生活在发展中国家,这些国家中大约 80%没有生产抗反转录病毒药物的能力。发展中国家获得这些药品最有效的方法就是从有能力生产这些药品的国家进口仿制药品。但现实情况仍不能令人满意,究其原因包括:①制药企业反对强制许可的态度强硬,尽管其强硬的保护知识产权立场历来广受各界批评。全球制药企业主要由美国、英国、德国和瑞士的少数公司组成。这些企业声称药价高昂的主要原因是制药企业投入了大量的研发费用。根据他们的统计,不管新药是否能进入市场,每种新药的平均研发费用为 5 亿美元。因此,为维护自身利益,制药业给发展中国家施加压力,阻止当地进行仿制药品生产,或者阻止从未获得专利权或专利不受尊重的国家购买廉价仿制药品。对于拥有药品专利权的公司来说,政府未经其同意而使用其专利是不公平的,将扼杀创新,影响制药公司的积极性。因此,长期的专利权保护对发展新药是非常必要的。②发达国家实施强制许可意愿不强烈。③发展中国家担心被制裁。

无论发达国家或发展中国家都有各自的立场,任何厚此薄彼的观点都不能解决问题,反而会激化矛盾。世界普遍公认,新技术创造者对自己智力成果的权利,以及社会大众分享智力成果的权利都应该得到同等尊重,但在特定的情况下,某些权利可以优先于其他权利,比如说"那些与人生死攸关的产品一经产生,便成为全世界共同的财产,但创造者有权得到补偿"。国际社会应当主导反对制裁和报复,支持发展中国家解决公共健康问题,同时制定可执行性强的示范法律,并建立 WTO 专项基金,用于在解决公共健康危机中补偿专利权人,以实现 WTO 更广泛地激励创新的长期目标。

第四节 医学人类学与生物医学的分化与融合

一、医学向多领域的扩展

任何事物都具有两极性,医学也是这样。近代医学向宏观与微观两极双向发展。西医学不断借助于现代科学技术成果和手段,由经验医学过渡到实验医学而发展成为近代医学。20 世纪后半叶以来,由于相对论、量子论、系统论、信息论、控制论出现,分子生物学和遗传工程的兴起,科学向着两极发展,因而医学也由近代医学向着现代医学宏观与微观、分析与综合的两极发展。

近代医学主要特点是分门别类限定条件,各自孤立进行研究。人们为了能够确切地对事物进行分析研究,认识它本身特性,总是力求避开实际过程中多变量因素的互相干扰和影响,尽量使问题简化,使所要研究的过程,以纯粹的形态把它的特异性表现出来。这样,近代医学才克服了古代朴素辩证医学,侧重于从整体方面考察机体的思辨推测性和从宏观现象的联系来研究人体的某些局限性,从而使基础医学、预防医学、临床医学有了很大发展。例如临床医学已有 70 多门分科,发现 10 000 多种疾病,有 100 000 多种征象。同时,向微观更深层次,分子直至量子水平发展,产生了分子生理学、分子药理学、分子病理学、分子免疫学、分子遗传学等学科,以揭示疾病发生、发展及其转归的内在机制和特效防治方法。这种微观定量分析的实验方法,不论过去、现在和将来,都是科学研究必需的、重要的方法。

然而,只看到它们的存在,看不见它们的产生和灭亡,只看到它们的静止状态,而忽视它们的运动,这就妨碍从动态、多维、系统、整体的角度认识人体。特别是在人类向不同领域开发的现代,我们不仅限于对基础、临床、预防医学的研究,还要研究社会医学、气象医学、地理医学、宇宙医学、高山医学、潜水医学及时间医学等,要向人体、人群、生态环境的宏观发展,研究人体的时空观与医学的四维性,要把医学和其他科学结合起来,互相交叉、互相渗透,使医学向更深、更广的高度发展。因为,只有在高度的分析的基础上,才能有高度的综合,在高度综合的基础上,才能把握人体生命本质和疾病与健康的规律。

事物不仅存在着两极与两极发展,两极还在一定条件下互相转化,两极相通,两极之间存在着一个中介。任何事物的存在,都是相对独立、完整的体系。然而,任何事物又都是绝对与周围事物互相联系和互相作用的。中介就是事物之间互相联系、互相作用、互相转化的凭借条件。中介是矛盾两极的中间阶段,是互相联系的桥梁,是互相作用的焦点,是互相转化的枢纽。我们研究中介及转化条件,不仅具有认识论、方法论的意义,而且还具有驾驭事物向一定方向发展的战略作用。例如,生物-心理-社会医学模式中,心理因素是介于社会和生物之间,即社会因素和疾病之间的中介因素。如果是健康和积极的,他们即使在比较强烈的刺激和紧张的状态下,也能维持适度的功能水平,而较少受到不良应激的消极影响而发病;若心理状态是颓废和消极的,即使刺激值和紧张度较低,也会因消极心理的影响,造成适应不良的应激反应而致病。作为中介的心理状态,是由对紧张刺激的认识、判断和评价所决定的,而认识、判断、评价又是受人们的知识、经验和能力所制约的。因此,心理中介因素是可以通过学习、锻炼而调节和控制的。由此可见,我们正确地认识中介的作用,对中介因素进行适当地调控,对避免或减少应激性疾病具有重大意义。同样,疾病发生有内因说与外因说。内因是根据,外因是条件,外因通过内因而起作用,或者说,外因在一定条件下起决定性作用。但是,内因和外因之间也有一个重要的中介。这个中介就表现为诱因、媒介、传播途径等。没有中介,即使内因和外因都具备也不一定患疾病。由于中介是可以调控的,这样我们就可以通过抓住中介而取得防治疾病的主动权。

近代医学在多领域纵深发展中,必须运用系统论、信息论、控制论等横断科学和边缘科学作为中介,吸收其他科学成果,借鉴传统医学的朴素辩证理论并吸收其合理内涵,经过若干纵横联系和综合,向辩证综合总体医学方向发展。医学在其发展中宏观与微观、传统医学与现代医学表现出两极化发展,这是真实的具体的同一性,包含着差异和变化。尽管它们在层次上、方向上、方法上、体系上存在着决然不同的两极,但所研究的对象都是真实的具体同一人体。因而,这种两极终究是可以相通的。微观与宏观相通,也是局部与整体相通。宇宙的进化导致化学进化、地质进化、原始细胞进化、动物植物进化、人类进化、社会进化、信息交换进化等过程,这是由简单到复杂、由低级到高级的过程。

二、生物医学的理性回归

牛津大词典将医学定义为"预防与治疗疾病的艺术和科学"。"医学之父"、西方医学奠基人、古希腊希波克拉底(Hippocrates)认为:医学是一门科学,同时也是一门艺术。在希波克拉底时代,医学称为"经验医学",19世纪以来,由于自然科学的迅速发展,形成了"实验医学"。时至今日,细胞的发现、分子生物学的形成、医学研究方式的变化、新技术的层出不穷,使医学向微观和宏观两个方向发展,形成一大批交叉和边缘的学科,成为更为庞大的医学系统。当前医学领域最盛行的分类还是基础医学、临床医学和预防医学,但其已经发展分化成为上百门分科的庞大的知识体系。

在生物医学时代,医学把人看成一部机器,所有的疾病都必须在器官、细胞、分子水平上找到形态变化或化学改变,是"身心二元论",精神与身体无关。人类疾病几乎被认为完全是一种生物现象,像今天的动物一样(极个别除外),有病的动物从来不关心它的同伴。随着疾病谱的变化和医学模式由生物医学模式向生物-心理-社会医学模式的转变,医学工作者已经清楚地认识到疾病是在自然性因素及社会性因素共同影响下,身心两个系统全息对应组成的人体所发生的一种变化。人是具有社会性的高级动物,每个人既是自然人,又是社会人;既在物理环境中生活,又在社会环境、文化环境中生活,也就是说人体始终处于社会文化的包围和浸泡中。因此,没有一种疾病不带有文化的影响。社会文化影响疾病和治疗有三种方式:①调节:一个社会的文化所拥有的观念和价值会引起该社会成员的行为,使他们生活在某个集聚地、从事某项工作,这些调节会使他们与疾病源接触的可能性增大,也会改变他们与医疗资源接触的机会。②生产:生活观念和人际关系可能本身就是病源或疗法,疾病和治疗都可能直接起源于观念及人际关系。如社会关系与死亡率,婚姻状况对健康的影响以及安慰剂效应等。③构建:社会文化构建了其成员思考和感受疾病的方式。

在治病过程中,人们已经获得了大量的知识、信念、技术、任务、规范、价值、方法论、态度、习惯仪式和信号等。这些东西互相联系形成了相互促进、相互支持的系统。这种复杂的体系和所有其他项目构成了"医学系统"。

生物医学的理性回归体现在:

1. 在基础医学研究中,向微观与宏观方向发展。从古典的个体水平、器官水平、细胞水平,深入到亚细胞水平、分子水平以及量子水平,对生命活动和病理过程能够进行更加精细的分析与研究。与此同时,医学又从古典的器官、个体水平,上升到群体水平以至生态水平。此外,由于人们的健康与疾病越来越受社会环境的影响,人们已经开始注意研究文化、社会、心理因素对人体健康与疾病的影响和作用。

2. 在临床医学中,由于广泛采用物理学、化学、生物学以及科学技术中的新成就,临床诊断治疗水平有了很大的提高。比如,特效药的研制与应用,器官移植,医学图像处理等。

3. 预防医学的发展,开始改变人们传统的重治轻防观念,使人们进一步认识到预防医学保护的是社会人群,它所采用的措施不限于医生个人活动,而且需要依靠社会的力量。在临床医学与预防医学的基础上,产生并建立了康复医学。它的发展减轻了家庭与社会的负担,改善了病残者的处境。

此外,随着医学研究范围的扩大,人们开始对医学自身的发展进行研究,出现了医学法学、医学情报学、卫生管理学等。现代医学的发展,使医学系统的内容越来越丰富。有人提出,医学系统包括基础医学、应用医学(包括预防医学、临床医学、特种医学等一切应用基础医学知识解决有关健康实际问题的学科)与理论医学(包括一切以医学为研究对象的学科),也有人认为还应包括医药工程技术,诸如环境卫生和营养教育,处理污水和废物,食用新鲜食品,运动,有益于健康的技艺、制造、镶嵌,眼镜,助听器,人工义齿修复术所用的仪器等,这些都对现代人类的健康和生活作出了巨大贡献,属于医学系统的一部分。总之,在医学理性回顾的宏观概念中,所有有利于健康的观念、活动、科学知识以及社会成员的技能都属于医学系统。

三、生物医学进步对人类发展进程的影响

生物医学与人类发展紧密相连。20 世纪中叶以来,分子生物学领域一系列突破性成就使生命科学在人类知识体系中的地位发生了革命性的变化,直接推动了人类对自身疾病与健康的认识。生物医学经历了由宏观到微观的发展过程,分子医学、纳米医学相继出现;而组学研究推动系统生物医学的发展,以及转化医学理念的推广,使得生物医学又呈现出系统整合和重构的态势。

生命科学(life science)成为科技革命的主流,推动了人类对生命规律、生命本质、生命与环境关系等的认识。生命科学系统阐述与自然生命特征有关科学问题。当代生命科学衍生出分子生物学、细胞生物学、遗传学和免疫学等与临床研究紧密结合的学科,从分子水平破解了生物的结构、功能的密码,由此发展的医学遗传、生物医学工程学和免疫治疗学等医学领域,使得传统的临床医学转变成为以现代生物学为基础的全新的生物医学。

聚合技术(converging technologies)将纳米科学、生物技术、信息技术和认知科学四大领域协同与融合,以期实现人类社会的重大突破。从人类基因组计划开始,生物医学领域实现了从"小科学"向"大科学"研究的转变。大科学的四个特征是:较大的社会规模;较快的科学知识量累积速度;整体化趋向和较明显的集约化的社会效应。生物医学要正确认识大科学研究的规律与特点,使大科学研究成为未来生物医学取得重大突破的支撑力量。

转化医学(translational medicine)或称为转化研究(translational research)的核心是要将医学生物学基础研究成果迅速有效地转化为可在临床实际应用的理论、技术、方法和药物。它要在实验室和病房之间架起一条快速通道,实质是理论与实际相结合,是基础与临床的整合,以防病治病,增进健康。

如今,生物医学已经逐渐步入"4P 医学"时代,即预防性、预测性、个体化和参与性。"4P"医学模式是随着人类基因组计划实施完成后,在系统生物学思想指导下出现的新的医学模式(这一概念是由美国西雅图系统生物学研究所的 Leroy Hood 教授提出的)。预防性(preventive)是指对于尚未发生的疾病风险进行预先的干涉和预防;预测性(predictive)即为早期预测疾病的发生和发展的可能变化趋势;个体化(personalized)即为对疾病进行个体化诊断和个体化治疗;参与性(participatory)指每个个体均应关注个人健康变化,对自身健康负责,积极认知并参与疾病防控和健康保障。由此可见,"4P"医学模式强调全社会的参与及个人的主动性,关注日常生活行为习惯等社会文化对疾病发展的影响,从而实现对个体生活行为的引导、干预以达到预防疾病、控制发展、保障健康的目标。我们期待,"4P 医学"模式为解决长期困扰人类的多种重大健康危机,如肿瘤、心血管疾病、代谢类疾病、神经和精神疾病等疾病的早期干预、诊断、治疗、康复等开辟新的途径。这些技术的综合应用无疑会延长人类的寿命,提高人类生存质量,促进人类进化。

(徐　飞)

第五章 医学人类学与心理、行为医学

🌐 **学习目标**

掌握　心理人类学的基本概念和理论流派。
熟悉　生存压力过大和不良生活方式与疾病的关系。
了解　从生物-文化整体性的医学人类学角度对人类的心理、行为研究的反思。

第一节　心理人类学概述

人类学家在从事人类文化研究过程中,很早就注意到了人的心理现象和心理过程。最初,人类学家对这个领域的研究被称为"文化与人格"(culture-and-personality)。美籍华裔人类学者许烺光(Francis L. K. Hsu)于1961年出版了《心理人类学——对文化与人格的探索》一书,提议使用"心理人类学"代替"文化与人格",以避免原有名称带来的学科界限不清等问题。1973年第九届国际人类学、民族学大会正式确立了"心理人类学"这一学科名称。20世纪20年代人们对"文化与人格"开始关注,历经40年的学科发展,由心理学和文化人类学合流而产生的新的分支学科——心理人类学真正诞生了。

一、心理人类学的基本概念

心理人类学(psychological anthropology)是文化人类学的一个分支学科,以文化与人格的关系作为研究重点,通过考察社会、文化对于个体心理的作用以及社会行为和分享文化的心理基础,来研究一个社会的文化对于其社会成员人格的影响。文化与人格是心理学和人类学联系的桥梁,因此,文化与人格是心理人类学最重要的两个概念。此外,认知、情绪、动机、态度也是理解心理人类学的重要内容。

1. 文化　迄今为止,人类学家对"文化"(culture)下的定义已有数百种之多。英国学者泰勒(Edward B. Tylor)于1871年在《原始文化》中对文化做出了如下定义:文化就其广泛的民族学意义来说,是作为社会成员的人所习得的包括知识、信仰、艺术、道德、法律、习俗以及任何其他能力和习惯的复合整体。斯皮罗(Melford E. Spiro)认为,"文化"是一种认知系统,以及一系列被纳入相互连接的有较高秩序的网络和结构中的关于自然、人和社会的"命题",这些命题既是描述性的又是规范性的。

2. 认知　认知(cognition)也称认识,在心理学中是指通过形成概念、知觉、判断或想象等心理活动来获取知识的过程,即个体思维进行信息处理的心理功能。认知过程可以是自然的或人造的、有意识的或无意识的;因此,心理学与哲学、神经科学、麻醉学、系统学以及计算机科学在分析认知时的聚焦点以及脉络是不同的。人类学中的认知概念走向了情境认知和人际认知,从而突破了心理学个体认知和实验室认知的局限。另外,人类学家的认知不像心理学家那样仅仅偏重过程和结构,而是同时看重实际的认知内容。

3. 情绪　情绪(emotion)是一种由客观事物与人的需要相互作用而产生的包含体验、生理和表情的整合性心理过程。情绪包含三个不可分割的基本成分,情绪的主观体验、情绪的生理唤醒和情绪的外显表情,内在体验、生理唤醒和外显表情这三种成分的共同活动构成完整的情绪过程。情绪对健康的影响作用是不言而喻的。现代医学研究发现,紧张、抑郁、愤怒等不良情绪会激活体内有害物质,击溃机体保护机制,破坏人体免疫功能,最终使人致病。

4. 动机　动机(motivation)是推动人去从事某种活动或行动的原因和内在动力。动机一词,来源于拉丁文"movere",即推动的意思,是一个解释性概念,用以说明个体为什么会表现出这样或那样的行为。因此,人的动机与目的有着密切的联系。各种动机理论都认为,动机是构成人类大部分行为的基础。

5. 态度　态度(attitude)是社会心理学中定义最多的一个概念,不同的学者有不同的定义。有代表性的概念包括以下三种:

奥尔波特(G. Allport)受行为主义影响,认为态度是一种心理和神经的准备状态,它通过经验组织起来,影响着个人对情境的反应。这一定义强调经验在态度形成中的作用。

克瑞奇(Krech)则认为态度是个体对自己生活世界中某些现象的动机过程、情感过程、知觉过程的持久组织。克瑞奇的这一定义忽略了个体过去的经验,强调其当下的主观经验,把人当成会思考并主动将事物加以建构的个体,反映了认知派的理论主张。

弗里德曼(Freedman)认为态度是个体对某一特定事物、观念或他人稳固的,由认知、情感和行为倾向三个成分组成的心理倾向。他的定义强调了态度的组成及特性。

综上,本书将态度(attitude)定义为人们对一定对象所产生的相对稳定的、内部制约化的心理反应倾向。

6. 人格　在人类学和心理学的研究中,人格(personality)历来都是一个研究的热点问题。西方语言中"人格"一词(例如法文的 personnalité、英文的 personality),多源自拉丁文的"persona",即"面具",暗示了"人格"的社会功能。心理学认为,所谓的人格就是人对现实的一种较稳定的态度和行为。态度和行为的形成和产生必然需要认知和判断,而认知和判断主要依赖于人的智力和能力,并受到人的非智力因素的制约和影响。

二、文化心理学

20 世纪 40 至 50 年代,部分学者不满足于功能学派对人的文化心理的机械描述和解释,转向了对个体心理的研究和分析,试图从不同的文化类型和模式的角度解释个人心理发展的历程,出现了萨皮尔(Edward Sapir)、本尼迪克特(Ruth Benedict)、米德(Margaret Mead)等一大批心理学派的文化人类学家。其中,米德和本尼迪克特一起,结合心理学的研究,形成博厄斯学派中的一个分支,即文化心理学派。

(一) 文化心理学派的主要观点

该派认为,人类文化各有其不同的价值体系和特征,呈现出多样性。文化模式是通过文化的支配力量将人们的各种行为意义化,并将各种行为统合于文化整体之中的法则。而文化之所以具有一定的模式,是因为各种文化都有其不同的主旋律即民族精神。在任何一种文化中,人们的行为都只能有一小部分受到重视和得到发挥,而其他部分则受到压抑。总体来看,人们的行为是受文化制约的,因此,文化研究应把重点放在探索和把握各种行动和思考方式的内在联系即文化的整体结构上,重视文化对人格形成的影响。

(二) 文化心理学的主要研究

美国人类学之父博厄斯(Franz Boas)和他的学生均表现出了很强的心理学取向。博厄斯在 20 世纪初就开始探讨民族文化中的个人与其所处环境的问题。他的学生本尼迪克特和米德受到他的影响,对文化与心理的有关问题进行了深入研究。

1. 文化模式论　本尼迪克特以个体的标准来制订文化模式,使人类学进入了一个介于人类学和心理学规则之间的更大的领域。在《文化模式》一书中,她试图根据诸如太阳神型人格、酒神型人格及妄想型人格等标准来描述文化的特征。本尼迪克特研究发现,不同部落的不同文化类型造就了不同的人格差异。新墨西哥州的祖尼印第安人属日神型人,他们节制、中和、热衷礼仪并且个性淹没在社会之中;温哥华岛上的夸库特耳人则属酒神型人,他们偏爱个人竞争,自我炫耀,嗜好心醉神迷,以财富的积聚来衡量社会地位,粗暴、富于攻击性,不择手段来追求优越性。

本尼迪克特否定了生物决定论,她指出,创建于由环境或人类需要所提供的暗示之上的人类文化制度,并不像我们易于想象的那样与原始冲动保持着密切联系。她认为人的行为是由文化决定的,个人与社会并不是弗洛伊德宣称的那样水火不相容。个体在其特定的文化背景下被塑造成具有特定文化特征的存在物。每一种文化不过是所有文化中的一小节。每一种文化都有其特殊的选择,这种选择在其他的文化看来就可能是荒谬的或怪诞的,例如金钱,在一种文化中是最基本的价值,在另一种文化中也许就意识不到它的价值。文化给个人提供了生活的素材,个人正是被局限在这种素材里发展,在长期的生活过程中,形成了符合自己文化特点的人格特征。

本尼迪克特还进一步指出,不同社会中的价值标准是不同的。同性恋等现象在某一种文化中是禁止的,而在另一种文化中却是可接受的;不同的文化背景对正常与异常行为的判断标准显然是不同的,本尼迪克特明确地把文化与人格的研究结合起来了。

2. 文化决定论　米德进一步拓展了文化与人格的研究。米德调查了萨摩亚人的青春期问题,其在《萨摩亚人的成年》一书全面阐述了文化塑造人格的思想。从此,文化决定论广泛地为人类学家和心理学家所接受。

对西方人来说,青春期是一个动荡不安的危险时期。青少年迅速进入性成熟,可相应的心理还没有成熟,面对成长中遭遇的各方面压力和问题时容易冲动,同时,富于反叛精神,敢于反对和挑战权威,这是人生中最容易迷茫的一个阶段。带着这样的问题假设,米德来到了南太平洋波利尼西亚群岛的萨摩亚人中进行调查,她发现,萨摩亚的女孩度过的却是一个毫无生活情趣,安静而无骚动的青春期。萨摩亚人的青春期并未出现西方社会青少年上述的特点。

在萨摩亚,青少年们没有因性的困惑而产生的闷闷不乐,也不会受到父母的约束,在这里丝毫见不到西方社会青少年的那种紧张、过失和抗争。在萨摩亚人的社会中,青春期本身没有被社会所重视,社会对青少年的态度也没有发生变化。青春期不仅没有任何仪式,同时在文化中也不被重视,并且在青少年的情感生活中也被忽视。因此米德指出,在不同的社会中,生理上的共同变化并不能得出同样的结论,文化的差异给了青春期不同的定义。因此,青春期只是一个文化意义上的事实。

米德通过对新几内亚的三个原始部落的性别与气质的研究,进一步指出了性别与气质同样是文化的产物。在此之前,关于性别角色及其差异的最流行观点是由弗洛伊德提出的。他认为,男女不同的心理状态、行为模式是男女不同的生理解剖特征所决定的。米德在调查了新几内亚的三个原始部落后发现,那里的性别差异与西方社会不同。三个部落尽管相邻,但彼此间也是有差异的。德昌布利人的女人在经济生活中占统治地位,而男子很少有责任心,多愁善感,依赖性极强。阿拉佩什人无论男女都十分顺从,攻击性极低。蒙杜古马人的男女则都冷酷残忍,带有强烈的攻击性。

米德的研究有力地证明了文化对人格的塑造作用。她在《性别与气质》一书中写道,人类的天性是那样具有可塑性,可以精确地、并有差别地应答周围多变的文化环境的刺激,性别之间的人格差异也是由文化塑造的。人类社会的一代代男性与女性都要在文化机制的作用下,适应他们所处的文化环境。

文化心理学派全面阐述了文化对人格的塑造作用,开辟了心理人类学研究的新领域。长期以来,文化人类学注重研究文化制度,忽视了对文化主体的研究。而心理学则注重研究个体,忽略了对文化背景的作用。文化心理学派把文化与人格结合起来研究,以期弥补两者的不足。但是,文化心理学派的研究并没有解决好文化与人格的关系,没能使两者真正有机结合起来。

三、民族心理学

正是在前述研究基础上,民族心理学在 18 世纪中期以后发展起来。德国的两位学者莫里茨·拉扎鲁斯((Moritz Lazarus)与赫尔曼·施泰因塔尔(Hermann Steinthal)是民族心理学奠基时期的代表。1859—1890 年间,他们出版了《民族心理学和语言学》杂志 20 卷,研究了民族群体成员的心理形成的规律,探讨民族心理差异的原因,也研究了民族心理由一种类型向另一种类型的转变和过渡问题。

(一)国外民族心理学的诞生及发展

19 世纪末 20 世纪初,德国著名心理学家威廉·冯特(Wilhelm Wundt)将民族心理学研究成果进行了总结和发展,系统、完整地创造和确立了民族心理学的学科体系。1863 年,冯特所著《关于人类灵魂和动物灵魂的讲演录》中首次阐述了民族心理学的思想。冯特认为心理学应当分为生理心理学和民族心理学两部分,前者是实验科学,但高级心理过程却是这种研究所不能胜任的,而应当是在民族志支持的材料基础上对原始人的思想、信仰和行为进行心理学的解释。从 1900 年到 1919 年,冯特历时 20 年,终于在他去世的前一年,《民族心理学》10 卷全部得以出版。在这部 10 卷的著作中,冯特广泛搜集了原始共同体的经验材料,综合分析了语言、艺术、神话、宗教、社会风俗等人类社会历史产物,并将人类文化按人类的心理特质分为原始人类、图腾时代、英雄崇拜、人性发展 4 个发展阶段,开创了用群体心理解释人类文化的先例。由于冯特在心理学界的巨大影响,在传统民族心理学体系中,他的著作影响最大。

R・E・丹尼特的《在黑人心灵的背面》(1906 年)也是研究民族心理学的代表作之一,他驳斥了有关黑人心灵不值得调查的观点,对西非土著民族进行了群体心理研究。当时许多心理学主要流派的代表人物也都有关于心理与文化研究的上乘之作,如著名精神分析专家弗洛伊德(Sigmund Freud)的《图腾与禁忌》。

(二) 中国民族心理学的诞生及发展

中国古代对民族心理方面的记载与研究非常粗疏,尽管可以用古代哲人语录、格言、谚语等作为研究资料,但是,与中国历史、物质文化等方面的专题相比,利用历史资料进行对中国古代文化与人格的研究,存在着无法弥补的缺憾。

民国时期,一些学者在接受西方思想的影响后,开始致力于中国民族心理研究。例如,潘光旦先生在 1937 年著成《国民性与民族卫生》一书,1934 年郭莲青著《民族精神》,1940 年冯慧田著《民族心理学》,1937 年庄泽宣、陈学恂著《民族性与教育》,张万生著《中国之民族精神》(1939 年)和《中国之民族思想与民族气节》(1940 年),1944 年张元济著《中华民族的人格》,这些著作都是中国民族心理研究的开创之作。

也有一些外国学者较早就对中国民族性等问题进行研究。如罕丁顿的《自然淘汰与中华民族性》(1929 年,潘光旦译)、斯密斯的《中国人的特性》(出版于 1894 年)、大谷孝太郎的《中国人精神结构研究》(1935 年)、渡边秀方的《中国国民性论》(1929 年)等。不过,这时的研究一般说来并不深入,而且课题基本局限在民族性或国民性方面。

中华人民共和国成立之后,在民族心理或文化与人格方面的研究往往被视为资产阶级或唯心主义的产物而被摒弃于研究之外。虽然不少民族理论的研究者认定民族的要素中存在基于共同民族文化特点之上的共同心理素质这一内容,但却没有多少人留意民族心理素质的具体内容,民族认同或族群认同在相当长的期间内对中国民族学家或民族理论工作者而言是一个陌生的概念。在实际工作中对民族或族群心理与文化方面忽视的事例更多,例如在民族识别方面虽然做了大量的、有效而出色的工作,但却没有对民族认同、国民性做进一步的研究和探讨。

四、群体、社会心理学

20 世纪 30 年代晚期,美国人类学学术界对西格蒙德・弗洛伊德(Sigmund Freud)的精神分析学和形态心理学(Gestalt psychologist,又称格式塔心理学)产生了极大的兴趣。这些新的心理学知识对文化与人格研究的进一步发展产生了很大影响。此时,纽约哥伦比亚大学的拉尔夫・林顿(Ralph Linton)、卡丁纳(Abram Kardiner)、科拉・杜宝娅(Cora Du Bois)等人积极推进了新的心理人类学研究,他们被后人称为群体心理学或社会心理学研究的代表。

(一) 基本人格结构

人类学家卡丁纳为修正由本尼迪克特等人所开创的理论的不足,和林顿一起提出了基本人格结构(basic personality structure)理论,即一个社会的成员因共同的早期养育和训练而具有共同人格结构,强调同一文化模式对塑造基本人格的作用。卡丁纳认为,在任何特定的社会中,养育儿童的方式虽然在某些方面会有个别差异,但总体上是固定而且标准化的。从整体来看,母亲给婴儿喂奶的时间、所喂的食物及对婴儿的训练均同周围的人相似。因此,由于经历了相同的童年期经验,在某个特定社会里成长的儿童,很容易以相同的方式对这些经验做出反应,从而发展出共同的人格特质。一个社会的认同感、凝聚力、秩序性和稳定性均来自其具有某种基本人格的社会成员。在卡丁纳看来,基本人格结构呈现出来的某种特点或风格,也就是占统治地位的文化类型的特点或风格。

林顿与卡丁纳等人的合作标志着文化心理学研究已经进入心理学家与人类学家合作研究的新阶段。值得注意的是,无论是本尼迪克特、米德,还是卡丁纳、林顿均受到心理分析学派的强烈影响,所以在他们的著作中不乏对早期儿童教养资料的描绘和分析。但是,儿童教养方式或社会化方式对人格形成的影响到底达到什么程度,所产生的人格构成是否真的没有差异,却没有被有效揭示。与他们试图通过比较在不同地区搜集到的民族志资料以求证上述问题的研究方法不同,随后的一些心理人类学家采用泛文化的比较方法来进行研究。

(二)众数人格

精神分析人类学的另一位学者杜宝娅(Cora DuBois)在与卡丁纳等人共同提出"基本人格结构"理论后,首次将这一理论带到田野去求证。1938年在阿罗岛调查时,不仅使用了传统的人类学调查方法,而且采用了心理学的投射测验。在对阿罗人进行研究后,杜宝娅提出了"众数人格"(modal personality)的概念,用以代替"基本人格结构"。众数人格是由生理与神经因素决定的基本倾向和文化背景决定的人类的共同交互作用的产物。因为在她看来,社会成员实际行为与基本人格结构的一致程度,只能以统计学的众数来表示。也就是说,人类学家和心理学家所描写的某一民族的特殊性格,在实质上只是一种众趋的范式。"众数人格"这一概念日后为大部分文化与人格研究的学者所采用,并逐渐发展为"民族性"或"国民性"(national character)的概念。

(三)泛文化研究

泛文化研究(cross-cultural comparison method)的核心思想是通过世界范围内的相关性分析,来验证有关人类文化的现存理论。这一领域的著名研究者R·纳罗指出,泛文化研究是指对全世界范围的所有已知文化或所有已知原始文化的研究。这种世界性的研究是将整个社会或整个文化作为独立的事例或研究个案,通过统计分析方法研究社会中有代表性的样本,以验证某些关于人类社会或文化的一般理论。

1953年,怀亭(John Whiting)和柴尔德(Irving Child)合作出版了《儿童教养与人格:泛文化的研究》。在书中,作者利用泛文化比较的方法,从前人研究中选出来自65个不同文化的儿童教养的民族志材料,再加上他们自己选出的当代10个民族志报告,利用泛文化比较的方法验证一些假设,探寻文化与人格的关系,以及文化是如何透过人格的媒介而整合的过程。怀亭等人的泛文化比较研究特别注重研究设计,明确界定了每一个与研究有关的概念,以保证研究过程的客观性与可试验性,并且在研究过程中采用了由行为主义心理学所创建的严密的资源数据的收集方法以及科学的统计学方法,促成了一种新的研究倾向。这种研究方法目前不仅在人类学界继续运用与发展,而且也逐渐为其他行为科学所采用。

心理人类学的研究具有重要的意义。它为人们提供了解文化与人格关系的另一条途径,能够弥补单纯心理学和精神病学的发现。人类学家研究的是在自然状态下生活的人类,而不是将人当作病人,或是放到实验室去研究,由此可以发现和了解人们生活的最本真的状态。

第二节 健康、疾病与适应

美国文学家苏珊·桑塔格曾在其《疾病的隐喻》一书中提到:"每个降临世间的人都拥有双重公民身份,其一属于健康王国,另一则属于疾病王国。尽管我们都只乐于使用健康王国的护照,但或迟或早,至少会有那么一段时间,我们每个人都被迫承认我们也是另一王国的公民。"可见,疾病是每个人都要面对的问题。疾病不仅会造成、会带来身体的不适,而且还会影响到人们的生活。为了战胜疾病,人类需要不断地调适自己以适应环境。

一、生存压力与疾病

人一进入社会,便会收到社会馈赠于人的两份礼物:一份是生活,一份是压力。随着人的不断成长,工作、学习、竞争、婚姻、环境和处世等各个方面的压力便如影相随。为了生存,人们不得不承受各种各样的压力。压力会让人不知所措,让人不能轻松生活,甚至让人脆弱的心理不堪重负。

(一)生存压力

莱顿(Robert Layton)认为,在一个文化中,所有的人都为了达到一个必然的结果而奋斗,这种结果就是基本心理条件的获取和维持,是一种最适度的紧张状态。在不同的社会场景中,当面临某种难以适应的状况时,人们通常会感受到某种压力。不同文化对其成员的压力的形式及压力的强弱会有所不同。通过田野调查人们发现,与文化有关的压力包括以下几个方面:

1. 价值冲突压力 在一定的社会中,当存在着多种相冲突的价值时,就会产生价值冲突压力。由于缺乏某种稳定的参考框架,价值冲突会导致心理不确定性和心理混乱。

2. 社会变迁压力 在都市化和现代化、全球化的压力下,当某一社会的文化被迫改变时,人们以往习以为常的顺应方式会受到多方面的挑战,压力就会相应增加。

3. 文化植入压力 不同文化的接触和交流时,特别是那些处于霸权地位的文化移入到少数族群社会中的时候,文化植入可能会对这些族群的精神健康产生影响。

4. 生活事件压力 许多生活事件都会引起机体内部的压力,对人们的生活方式产生影响,需要人们调整原有的生活方式和生活节奏,群体内部成员也需要对人们彼此间的关系和群体内部的规范进行调整,从而导致压力的产生。

5. 目标与努力不符压力 这种压力出现在抱负和成就不相符合、特别是差距较大的社会文化中。在许多发展中国家,受到新媒体的影响,人们的意识有了很大变化,从而使期望成就和所能够实现的成就之间存在较大差距,最终导致心理障碍。

6. 角色区分压力 角色区分是社会地位区分的标志之一,会造成个人不健康的情感和自我评价,从而对个人产生压力。很多文化中都具有大量与年龄、群体、族群、性别、种族等社会阶层相关的角色区分压力。

7. 角色冲突压力 在许多文化中人们扮演的角色可能是相互冲突的,由于对不同角色的要求和命令不断变化,必然产生出一些不一致,这种不一致就构成了压力。在妇女地位较低的社会中,当妇女的收入和社会职位发生变化之后,在家庭中的地位与社会公众地位的差异就可能造成压力。

正是社会中的各种压力导致了特定族群在社会中的心理疾病症状,心理疾病的差异又与社会现实紧密相关。同时,在同一族群中,随着时间的变迁、文化的变异,心理疾病的内容也会发生变化。因此可以说,心理疾病具有"文化基因",这些基因的存在与变异,规定并改变着心理疾病的症状、表现及内容。

(二)文化差异与压力应对

一些人类学家通过田野材料说明,不同文化的人格差异似乎和心理障碍的病因、体验和表现有关。不同人格特征对压力的抵御可能会有程度强弱上的差异,如果存在社会和族群的典型人格或基本人格类型,这种差异就可能与文化有更多的联系。即使族群典型人格或基本人格类型的理论受到怀疑,由于文化的群体性和规定性,在同一文化中,心理障碍的病因、体验和表现也可能出现类似的情况。

事实上,如果将疾病和社会文化联系起来就会看到,心理病症与社会之间也存在着一种辩证关系。这种关系受到社会文化力量——经济、政治和制度安排的强烈影响,心理疾病与其躯体化症状的关联则受到在特殊地方权力系统中特定人群所表现出的症状之意义与合法性的调解。

二、生活方式与疾病

全球化对人类社会和生活产生了深远的影响,在疾病和健康方面也一样。现代社会发展迅速,生活节奏不断加快,职业竞争不断加剧,对人的适应能力,包括心理的健康和情绪的平衡提出了更高的要求,一旦发生适应障碍,又通过不良生活方式或行为习惯减缓压力,就会对人体健康造成很大的挑战。

（一）生活方式的定义

生活方式(life style)是在一定的生产方式基础上产生的,在一定的自然条件和社会物质条件下形成的,在一定的社会意识(包括社会意识形态和社会心理)以及传统文化习俗影响下发展的一定社会、社会群体乃至个人的日常生活行为模式。

（二）不良生活方式与疾病

从生活方式对人体健康和疾病产生的影响进行分类,可以将生活方式分为健康生活方式和不健康生活方式,不健康生活方式也被称为不良生活方式。随着社会的发展,"生活方式病"已经成为一个突出的社会问题,许多"现代病""文明病",如艾滋病、慢性病、高血压、肥胖、自杀等,都与人们的生活方式有很大关系。

世界卫生组织精神卫生高级顾问詹金斯(Jenkins)先生提出包括吸烟、饮食习惯等16种不健康的生活方式:第一,吸烟,尤其是每天吸20支以上者,患慢性病的危险迅速增长。第二,膳食习惯存在结构不够合理、总热量过多的问题,而体力活动量又过少的人,易导致肥胖。第三,各种负性情绪都是次健康人群中一个重要的危险因素。第四,某些特定的个性特征可成为疾病的重要危险因素。如脾气急躁、节奏快、具有强烈好胜心和敌意感的A型行为个性特征者易患冠心病。其他不健康的生活方式包括过量饮酒、过度劳累、药物成瘾、缺乏睡眠等,这些危害健康的行为是心脏病、脑血管疾病、高血压、胃病、肾病、糖尿病、肥胖、高胆固醇等慢性病的危险因素。

以酗酒为例,从疾病的角度看,医生诊断过量饮酒(即酗酒)时主要使用行为标准,喝酒模式与醉酒行为比过量饮酒对器官的损伤等生物医学指标起着更主要的作用。心理学家主要描述"醉酒人格"的特点、醉酒的原因等;此外,动机、期望与喝酒的关系是心理学家持续关注的主题。而几乎所有的人类学家都对酗酒的疾病概念持一种怀疑态度,他们认为,酗酒或许与遗传和生理等先天易感因素有关,但心理的、社会文化的因素更加重要。人类学家采用民族志与"自观"的方法,揭示了喝酒行为及其意义的多样性。从积极的层面讲,饮酒既能建构群体的认同感,又能与不喝酒的人划清界限,饮酒行为对个人与社会存在很多益处;同时,通过实践、政治学与性别的透镜可发现,饮酒也能带来很多问题,酗酒往往预示着社会与个人生活的冲突与矛盾。

在社会文化急剧变化的情况下,传统生存环境遭到破坏,人们在都市中的适应和生计面临困难,生存压力显著增加,生活方式急剧变化,造成心理疾病患者人数大幅增长。

三、正常行为与异常行为的人类学研究

由于所有的人类行为都和文化相关,通常在精神疾患方面会存在文化的差异。不同文化是如何定义正常和反常状态的?到底哪些精神异常和痛苦是由文化决定的?

（一）正常行为与异常行为的概念及分类

人类的行为可以被分为四类:①自身病理学的行为,在发现它的那种文化中属于非正常行为,但在其他文化中属于正常行为;②自身正常的行为,在发现它的那种文化中属于正常行为,而在其他文化中属于非正常行为;③共同病理学行为,在所有文化中都属于非正常行为;④共同正常的行为,在所有文化中都属于正常行为。

美国新精神分析学派学者卡伦·霍妮(Karen Danielsen Horney)指出,我们关于什么是正常的,完全取决于特定社会强加于其成员身上的行为和情感标准。然而这些标准却因文化、时代、阶级、性别的不同而不同。也有一些学者用行为标准或迹象来判定不同文化中的正常和异常行为,霍尼格曼(Honigmann)将异常行为定义为忧虑、感觉运动和功能障碍、曲解现实、理智功能错乱等程度不等的八种迹象。而在人类学家看来,人们对某一种行动是否属于正常行为会参照文化本身来进行说明,正常行为的观念应当是相对的。

（二）正常行为与异常行为的文化意义

人类学家认为，并不存在具有普遍意义的"正常行为"或"异常行为"，每个文化都有自己的"正常"与"异常"界定，判断标准是人格与社会规范一致的程度。他们认为，不同文化对正常和异常有不同的规定，规定了可以接受的或大或小的异常。

精神疾病的概念是西方文化体系的产物，不同文化对此类现象的定义是不同的。许多族群并没有类似的词汇去描述按照西方概念所报告的心理障碍。目前，精神病作为正常行为的相对观念已经被越来越多的人接受。由于精神疾病的症状受文化的影响很深，因此，在某一种文化中被视为精神症状的行为，在另一种文化中可能就是完全正常的行为。例如，对美国很多的印第安部落而言，听到自己死去的亲人的声音，是出现非常广泛并被部落民众视为正常的一件事情，但对于世界上大多数人来说，幻觉却是不折不扣的精神症状，出现幻听则很有可能被诊断为精神分裂症。因此，有研究者从跨文化的经验材料出发，在跨文化的场景中探讨正常和异常行为，试图确定一种跨文化的统一判断标准。然而，这种努力可能带有西方中心主义的倾向，没有更多地注意不同文化对行为异常的语义域，有以西方的概念来定义正常和异常之嫌。因此，在探讨正常行为和异常行为时，需要充分注意到正常行为和异常行为的相对性，注意当地人的健康和心理障碍的概念，强调地方性文化，而后再进一步考察西方概念和当地文化概念之间的异同。

第三节　心理人类学的应用

在当今社会，现代化、都市化、全球化冲击着世界各个角落。在社会文化急剧变动的情况下，传统文化遭到破坏，人们的志向和抱负与现实生活所能获得和实现的成就存在巨大的差距，人们在都市中的适应和生活面临困难，基于种种原因，精神疾病患者数量不断地增加。

一、病人角色理论

角色（role）一词引自戏剧艺术，是指演员在舞台上所扮演的不同身份的人物。20 世纪 30 年代由米德将该词引入社会心理学领域，用来描述人们在社会生活中所具有的身份。

美国社会学家帕森斯（Talcott Parsons）于 1951 年提出病人角色（patient role）理论。病人角色作为一个"理想类型"，可以广泛地指代种患病行为。他认为，患者是指那些有疾病行为、就医行为和治疗行为的社会人群。患病是人一生中无法避免的现象，因此，患者也是一种社会角色。病人角色理论告诉人们能从患者那里预期到什么类型的行为，或者说应把什么行为与患者联系在一起。病人角色可从以下四个方面进行分析：

1. 病人被免除了"正常"的社会角色　个体的患病是他（她）免除正常的角色活动和社会责任的理由。疾病越严重，被免除的活动和责任就越多，为了防止故意装病，医生的认可就具有权威性。

2. 病人对自己的疾病状态没有责任　个人患病状态通常被认为不是病人自己所能控制的。治疗是改变疾病状态的重要环节。

3. 患病不符合社会需要，病人应该具有尝试祛病的愿望　病人认识到患病不是人们所期望发生的，它是一种剥夺而不是装病。免除正常责任对于重新获得健康的期望是暂时的和有条件的，因此病人有康复的义务。

4. 病人应该寻求技术上适当的帮助和与医生合作　康复的义务包括病人进一步寻求技术上适当帮助的义务，这种帮助往往由医生提供，在尝试康复过程中，病人应当与医生合作。

人类学家和社会学家都对患病做过阶段性划分，应用最广泛的划分系统是萨奇曼（Suchman）五阶段划分法：觉察病症的阶段；假设生病角色阶段；接触医疗照顾阶段；依赖病人角色阶段（接受并配合医生的治疗）；康复阶段（决定放弃病人角色）。这五个阶段是一个人从健康人到病人的角色变化，也是其重返社会、再次社会化的过程。同时它也是人类学家观察和描述疾病的基础。社会化是人们学习群体习惯并获得自我个性的贯穿终生的过程。弗洛伊德的精神分析学说认为，社会化过程是受本我、自我和超我三个人格构成,部分交互作用支配的。所以要社会化就是促使这三个部分平衡发展。人们在其社会化过程中,逐渐产生对于周围世界的认识,同时也产生了对自己的认识,即逐渐地形成自我意识。自我不能脱离社会文化环境而存在。因为自我意识的存在,人们作为特定社会的成员调整个人行为,使那些社会的秩序得以维系。人们的自我意识被限定在社会文化价值观限定范围之内,在特定群体社会化的特定界域之内形成,否则会被该群体多数成员认为违背于社会主流价值观,被视为患有精神方面疾病或病态个性。因而病人在恢复健康之后,也应该有一个重新回归健康社会、再次社会化的过程。

二、就医行为的人类学解读

就医行为(behavior of seeking medical help)通常是指当人们觉察到自己身体不适或出现某些症状之后,寻求医疗帮助的行为。就医行为可能缘于病人本人的决定,也可能是由他人或社会决定的,一般可将就医行为分为两种类型:第一,主动就医,主动就医是指个体自主决定而产生的就医行为,是最常见的就医行为。多数主动就医者都是有了病症或病感才去就医的,其目的在于治疗疾病、维护健康。但是,也有少数人出于和治病无关的目的主动就医,例如为了获取经济利益等。第二,被动就医,被动就医是指在他人的要求或强迫下产生的,即就医行为由他人决定。被动就医行为可能是因为病人有病感,但对疾病的影响和严重程度认识不足,或因社会经济方面的原因讳疾忌医;还有一种是不能自主就医或对疾病缺乏自知力的病人,由家属或他人选择的就医行为。

通常人们认为,一个人患病后会马上找医生诊治,然而事实并非如此,尤其是精神疾病患者。中国社会中许多人对精神疾病有错误理解,人们很害怕被他人说成"精神病",不愿意到精神病医院和精神病专科去治疗精神疾病。而去看病的人们,特别是患者的家属,更希望医生为患者开药,而不是与患者交谈,尽量找到患者心理的疾患。因此即使他们求医是由于自己有某些心理不适或心理障碍,但其主诉却是失眠、健忘、虚弱等躯体症状,有时候会影响医生的正确诊断。一些精神病人从疾病开始到找医生检查之间常已经历几周、几月,甚至几年,有时他们求医已为时太晚,失去了最佳治疗时机。

20世纪80年代以来,全球化进程的加剧突破了时间、空间的局限,为所有医学信息和医学知识提供了一个传播与交流的平台。通过互联网人们可以搜寻到任何国家、任何地区的医学资源,了解到几乎任何一种疾病的病因学解释、有效的治疗药物以及治疗该病的专家。因此,在生病时,人们很容易通过互联网得到需要的医学信息和医学知识。在这种背景下,即使是心理疾病,病人或者家属也可先根据已有的经验采取一些治疗措施,如果不见效,就求助于互联网,了解相关的医学资源和医学信息。在这种求医模式下,病人不再是一个被动的患者,而是一个积极利用资源、主动寻求治疗的行动者。

三、疾病与治疗的普遍性与文化特殊性

与传统的医学概念不同,人类学家认为,心理疾患的症状表现有着文化的差异,应当有不同的分类。凯博文指出,用西方疾病概念来分析任何文化,都是犯了"归类错误"(category fallacy),这种做法应当被摒弃。

(一)文化语境下的疾病诊断

人类学家指出,拉塔病、伏都综合征、阴缩、变魔综合征、极地癔症都是某一文化所特有的。拉塔病多发于东方和东南亚地区,表现特征是癔症、模仿言语、模仿动作、极容易受暗示的影响、忧虑。在亚洲和西印度群岛的部分地区流行伏都教(Voodoo),在伏都教宗教仪式(voodooism)中,在伏都巫师念咒的同时,信众连续两三个小时击鼓跳舞,继而发生抽搐,兴奋骚动,并处于短暂的朦胧状态。阴缩(Koro syndrome)是一种心理紧张的极度焦虑反应。主要见于马来人,在中国广东也偶有病症报告。患者极度害怕自己的阴茎缩小,甚至担心阴茎会缩到腹腔内。女性患者出现类似症状,则表现为害怕乳房和阴唇缩小。也有人将男性和女性分别称为缩阳症和缩阴症。极地癔症又称北极癔症(Piblokt syndrome),这是一种癔症发作,多见于因纽特人女性,主要表现特征是忧虑、健忘和恐惧,病患常常尖声高叫、痛哭流涕、撕毁衣服、突然倒地、在雪地里奔跑。变魔综合征(Whitigo syndrome)仅见于北美印第安某些部落。多发生在经过一段时间的饥饿之后,患者感觉自己变成了一个叫作威提貔(Whitigo)的食人魔,食欲丧

失,恶心、极端兴奋,甚至产生想吃人肉的欲望。但是,这些功能失调固然具有强烈的文化色彩,另一些研究者却证明,在其他文化中也能够找出这些病症的一些不同表现。

心理学家认为,心理疾病都有跨文化普适性与生物学基础,心理疾病在不同文化中的差异是表象的、非本质的,社会文化因素在心理疾病中的作用微不足道。医学人类学家则确立了生物-文化整体性的认识视角,从文化建构的视角研究心理疾病,人类学家认为,认识心理疾病不仅要考察患者症状,还应该考虑其个体日常生活,并赋予其人际关系与生活事件的社会语境和文化背景。人类学家常常用"主位"描述从某一特定文化内部看问题的现象,而用"客位"指非当地人的外部观点,也就是说用外来的界定或解释范畴描述一些地方现象。

(二) 文化相对论与心理治疗

在非西方社会中,心理疾病的临床表现若用西方的诊断标准来衡量,则会与这些社会的原有文化的认识有很大不同。在一些小规模社会中,巫术被认为是巫师、祭司的特异性行为,巫师、祭司通过这种行为得以与神灵沟通,并为当地人解决包括西方人所定义的精神疾病在内的各种问题。在当地人眼中,巫术常常具有精神治疗的作用。例如,北美印第安部落的变魔综合征过去通常是通过某种巫术来治疗,并使症状有所好转。日本人森田(Morita)1917 年创立了治疗神经症的森田疗法,要求患者对症状采取容忍而不是排斥的态度,这种方法对日本人的治疗效果较好,却不易被其他社会的患者所接受。

因此,在心理治疗过程中,文化因素与心理治疗的运用有密切的关系,心理治疗的施行要考虑社会环境和文化背景。施行心理治疗首先要了解病人的求医行为,并配合病人对治疗的了解和期待。例如,在中国传统社会中,假如生活上有什么事情需要决定,或者家庭中发生了什么困难,人们就会去找当地的精英、宗族首领或者其他有生活经验的人,请他们代为指点与协助。或者到庙里去抽签问神,抑或找算命者去寻求问题的解决方向。也有人会把某些精神方面的疾病看作"诈病",并采用"诈治"的办法加以治疗。如诊治者用药、用火攻来吓住歇斯底里的女病人,以激怒来治疗抑郁症患者。这些解决病患的办法在乡村生活中起着重要的民俗辅导作用。

(三) 凯博文的中国研究

1. 神经衰弱　哈佛大学人类学教授凯博文开展了很多国际性的研究,促使凯博文开始中国研究的是这样一个事实:在美国已经被停止使用的疾病类别——神经衰弱,在中国仍被广泛应用于临床诊断和治疗。凯博文于 1980 年在湖南长沙研究了被诊断为神经衰弱的 100 名患者,并在 1982 年对其中的部分病人进行了回访。他发现,中国医生所诊断的神经衰弱,绝大多数就是美国医生诊断的抑郁症。也即是说,西方的抑郁症建构与中国的神经衰弱相重叠。

凯博文的研究揭示了中国人为什么会继续使用"神经衰弱"这一已经被摈弃的疾病名称。凯博文认为,抑郁情感在中国的不可接受是因为它意味着精神病的污名和对社会和谐的破坏。用现代术语说,就是政治疏离;用传统术语说,就是对有害于健康的负性情感的过度展现。首先,由于文化的原因,精神疾病在中国人看来是一个严重的污名(stigmatization),背负此污名的人在中国会受到这样或那样的歧视。而神经衰弱患者其主诉是失眠、健忘、虚弱等躯体症状,非精神症状,因此神经衰弱这一诊断更易于被患者所接受。其次,神经衰弱其实是患者——他们是社会问题的受害者以及社会等级秩序中的弱势群体——用来从社会、家庭、工作单位和政府部门争取自身利益和权利的工具。在中国特定的文化和政治条件下,神经衰弱被医学专业人员和普通人普遍接受。凯博文对中国神经衰弱患者的研究,为精神疾病的跨文化研究提供了新的资料和洞见。

2. 心理化与躯体化　凯博文研究的另一个重要主题是心理问题的躯体化(somatization)。躯体化指某一类心理症患者的情绪问题没有以心理症状表现,却转换(transform)或者身体化(somatize)为各种身体症状(somatic symptoms),患者本身并不知道这种机制,也不是诈病,并且往往会否认自己有任何心理或者情绪症状。而其所诉的身体症状通常无法经由各种医学检查找到相对应器官的器质性病变。他的研究发现,许多患者往往习惯于以躯体的不适及躯体症状来向医生说明自己当前的问题。大部分神经官能症或心理症的病人在初诊时,往往会向医师描述自己的身体如何不适,自述有头疼、胸闷、腰酸、背疼、胃口不好等各种不适症状。但通常在这些症状背后,患者有许多焦虑、压力和烦恼。研究发现,身体症状的呈现与低教育程度、高年龄、曾经罹患重大身体疾病、强迫性人格特质等因素有关。

与躯体化相对的概念就是心理化(psychologization)。所谓心理化,其实就是对主体的人的地位的突出,在对事件和身体状态的前因后果的理解上更多地归结为主观因素。凯博文认为,心理化其实就是韦伯(Max Weber)所说的理性化(rationalization)进程在个人身上的体现。心理化的特点在于,当人们将事情的结果归结为主观因素的时候,对自身或他人必然发生一种心理的反应,如不满、感激、懊丧、自得等;其次,心理化意味着各种情绪更多地指向"我"这一主体,更少地指向自己的身体。

凯博文意识到了躯体化、心理化和现代化的紧密联系,认为躯体化是历史的和文化的,存在于心理化之前的。换言之,心理化是现代性的一个重要特征。他认为,从文化人类学的角度来说,在中国这样的传统国度里,躯体化较之心理化更具有存在的合理性。相比中国的躯体化倾向,美国的心理化倾向更不寻常,更需要一个合理的解释。

四、心理人类学与医患关系

(一)医患关系的定义

医患关系是伴随着人类医疗活动的出现而产生的人际关系。医患关系同时具有狭义和广义的内涵。狭义的医患关系是特指医生、护士与患者之间的关系,广义的医患关系是指医务工作者群体与患者群体之间的关系。无论是广义还是狭义的医患关系,它们不仅包含了一定的经济关系与法律关系,更重要的是,它们反映了特定的道德关系。

(二)医患关系的本质内容

在帕森斯、萨斯-霍伦德(Szasz-Hollender)等人的医患关系模式中,医患关系本质上是一种"信托关系"——信任并且托付,即一种伦理关系。这种伦理关系是一种静态的、理想的和非情境性的医患关系模式。人类学研究发现,医患关系更多表现为一种认知之间的动态博弈,认知差异是博弈关系形成的根源。因为,在现代医疗环境中,医患关系受到一系列社会文化因素的影响和制约,它不仅仅是关于医生和患者间个体关系的讨论,还意喻着医生所处的医疗场域与患者所处的社会文化场域之间的关联。因此当今医患关系所呈现出的特点是多样化的、情境性的和策略性的,传统的医患关系模式显然不能够解释今天复杂的医患互动情形。

(三)批判与互动视角下的医患关系思索

人类学对医患关系的研究,关键就在于探讨文化知识如何在医患互动的过程中生成各自不同的策略且付诸行动。认知因素是医患互动中的关键要素,在诊疗过程中医患关系每一步的推进都与双方的认知有着密切的关联。在以西方生物医学为主的现代医疗环境中,医方与患方对于疾病与治疗的认知和理解存在巨大差异。患者对于疾病有其个人的理解方式,这种理解很大程度上受患者所处的文化背景和个体生活经历所影响:文化背景包括宗教信仰、当地民间医生等制度化的医疗体系以及其日常饮食结构等文化要素,而个体生活经历包括养育经历以及个人的求医经历等。医生因为自己的职业训练和思维习惯,往往将疾病理解为躯体症状的集合,并用医学术语来命名这种疾病,用客观的临床数据来解释疾病,将病情按照病理生理学、病理解剖学和微生物学等现代医学疾病分类法来概念化,也就是将患者的直接体验完全纳入自然科学解释的因果范畴中,认为这样就掌握了疾病的本质,并由此出发来对症下药,治愈疾病。这种医患之间对疾病的认知差异,造成医生与患者在思想认识以至情感上发生隔阂。现代医学到了必须用哲学的眼光反思已取得的科技成就,用文化的视角审视、追问医学功能和本质的时候了。

人类和动物都会患病,但只有人类才会给自己的疾病赋予某些意义。如果说,医学的目的是为了减轻患者的痛苦,那么,关注病人的患病体验和对患者的理解,就变得非常必要。只要做到这一点,医生的许多治疗行为便会更符合病人的意愿,或者说更加人性化,对于无法治愈的疾病,也就会尽量选择以患者生活质量为中心的临床治疗目标。因此,一个优秀的医生,应当追问医学的价值性,追求医学的人性化,依循整体观念,遵照仁心仁术的信条强调临床客体的感受性,重视情感因素的倾入,尊重患者的情感世界,尊重患者的意愿。

　　人类学认为,关于疾病的诊断是一种社会与文化的协商过程,心理疾病和一些不良生活方式导致的疾病,在不同文化中有特殊的文化含义,社会文化规范、医学信仰体系及伦理价值观念都界定了健康与疾病的区别。在不同文化的病人之间,疾病的特定症状与症状模式既存在差异,也有一定的一致性。病痛体验的意义、患者身处的社会语境和文化规范及其个人经历一起塑造了这些结果。医学人类学从生物-文化整体性的角度对人类的心理、行为研究进行了反思。采纳了生物文化过程互动的整体论模式,在这种模式中,有时生物学是决定因素,有时文化起决定作用。在大多数情况下,生物与文化的互动是关键因素。人类学对此领域的研究重点在于,采取一种理论上更复杂、概念上更具有批判性的视角和方法,以解释文化是如何影响心理疾病和人类行为。

(张曼华　孙咏莉)

第六章　医学人类学与生态学

🌐 **学习目标**

　　掌握　对医学人类学产生重要影响的生态学概念与原理。

　　熟悉　医学人类学领域内的三大生态学理论流派的基本观念和代表性研究。

　　了解　全球化时代的重大生态危机与健康威胁,以及如何运用生态学的分析框架和理论视角来解析这些危机与威胁。

　　生态学是医学人类学的重要相关学科。20世纪五六十年代,生态学及其分支学科——人类生态学中的"生态系统""适应性"等基本概念和原理,相继被引入医学人类学,逐渐形成了医学人类学领域中独具特色的生态学分析框架和理论视角,推动了医学人类学对人类疾病和健康问题的深入研究。本章的目的是对此分析框架和理论视角予以系统介绍,并尝试将其扩展至全球化背景下的人类疾病和健康现象研究。

第一节　生态学与人类生态学

一、生态学的基本概念

(一)生态学

　　生态学(ecology)是比较晚近的学科及概念。1866年,德国博物学家海克尔(E·Haeckel)首次将研究生物有机体与周围环境之间相互关系的科学定义为生态学。其后,生态学的定义随着学科的发展被不断修正与丰富,但其基本内涵并未突破海克尔的界定。例如,中国学者席焕久于2004年将生态学明确定义为"研究生物有机体与环境以及互为环境的生物与生物之间的辩证关系的科学"。

　　与海克尔相比,席焕久更强调"环境"及"互为环境之关系"的复杂性,但二者的概念存在两个共同之处,这也是把握生态学概念的两个关键点。其一,生态学中"环境"概念的内涵。所谓的"环境"不仅包括我们习以为常的自然环境,还应包括"生物有机体环境",即生物有机体也是环境的组成部分,而且生物有机体之间也是互为环境的。其二,生物有机体与各类环境之间存在双向关系。即不仅环境决定着生物有机体的适应和进化,生物有机体本身也会引导环境的变迁。而基于这种双向的、辩证的关系,生物有机体的进化应当被视为一个随机的、偶然的历史过程,绝非沿着某种既定的线性轨迹的僵化演绎。

　　人类作为生物有机体的重要成员,其历史进程也概莫能外。在漫长的历史进程中,人类社会与各类环境相互作用和影响,其演进历程是多种必然性与偶然性的耦合,终而成就了当今人类社会内部的复杂性和多样性。

(二)生态学的研究对象

　　生态学的研究对象包括生物有机体、各类环境以及二者间的相互关系。围绕这些研究对象,经过一百多年的发展,生态学已经建立起一整套针对研究对象的复杂分支体系。例如:按照研究对象的生物类别,生态学可划分为植物生态学、动物生态学、人类生态学等;按照研究对象的结构层次,可划分为个体生态学、种群生态学、群落生态学等;按照研究对象的栖息环境,又可划分为陆地生态学和水域生态学。

还有很多其他的划分方式,此处不再赘述。

仅就生态学发展与人类疾病与健康的影响而言,在学科发展史上,尤其值得一提的是从宏观生态学向微观生态学的迈进。传统意义上的生态学即宏观生态学,其研究主要集中在个体及以上层次。而微生物生态学,特别是 20 世纪 90 年代兴起的分子生态学研究,揭开了从细菌、病毒等微生物环境入手,解决人类疾病、治疗和健康难题的崭新篇章。

作为一个年轻的学科,分子生态学当前主要是依靠分子标记技术和分子检测技术对生物大分子的结构与功能差异进行探索,进而揭示出生物与环境相互作用的分子机制。现代医学引入分子生态学后,通过对细菌、病毒等微生物的分子结构和功能及其动态演变进行分析,首次在分子水平上揭示了人类机体在复杂环境中的发病与治疗机制,从而促使现代医学以前所未有的广度及深度重塑了人类的疾病观和治疗史。

(三) 生态系统

作为生态学基础性的分析工具,生态系统(ecosystem)的概念也经历了一个不断丰富、发展的过程。

1935 年,英国生态学家坦斯利(A. G. Tansley)首次对生态系统给出了明确定义。他认为,生态系统是指在一定的时间和空间内,在生物成分和非生物成分之间,通过不断的物质循环和能量流动而结成的相互作用、相互依存的统一整体。1979 年,R. E. Ricklefs 在他的《生态学》一书中描绘了生态系统中物质循环和能量流动的基本格局,形象地表明生态系统中生物和非生物成分之间的相互作用和相互依赖的关系。早在 20 世纪 60 年代,F. B. Golley 就揭示了生态系统能量流动的渠道是食物链,且能量在沿着各营养层流动时是递减的。到了 20 世纪 90 年代,F. B. Golley 从"秩序"(order)角度进一步发展了他的生态系统概念,强调人类活动对生态系统的深刻影响。

综上,生态系统(ecosystem)的定义可概括为:一定空间区域内共同栖居着的所有生物(生物群落)与非生物环境之间,通过不断的物质循环、能量流动和信息传递过程而形成的相互作用和相互依赖的统一体。

(四) 生态系统的结构与功能

生态系统并非生物学中的分类单位,而是一个结构和功能单位。任何生态系统一经确定,便具有特定的结构和功能,二者决定了生态系统的内容与边界。

1. 生态系统的结构　生态系统由四种成分构成:①非生物的物质和能量,它们是构成生态系统的物质基础,主要包含土壤、空气、水分和阳光等无机环境资源,其中阳光是地球上生物能量的唯一来源;②生产者,主要是指各种绿色植物,它们利用光合作用将无机环境中的能量同化,发挥着连接无机环境和生物群落、维系整个生态系统稳定的作用;③分解者,也称还原者,是以各种细菌和真菌为主的异养生物,它们通过对各种无生命的复杂有机物进行分解而完成物质的循环,连接起生物群落和无机环境;④消费者,是指以动植物为食的异养生物,它的范围非常广泛,包括了几乎所有动物和部分微生物,通过捕食和寄生关系在生态系统中传递能量。一个完整的生态系统至少要具备无机环境(非生物的物质和能量)、生产者和分解者这三种成分才可维持运转,消费者在生态系统中起着加速能量流动和物质循环的作用。

2. 生态系统的功能　在任何一个生态系统中,上述各种成分之间紧密联系、不可分割,共同组成了一个具有特定功能的有机整体。

生态系统具有三项基本的功能:①能量流动:即生态系统中能量输入、传递、转化和丧失的过程;②物质循环:具体指在能量流动的推动下,生态系统中的各种物质通过气态循环、水循环和沉积型循环的方式实现在生物群落和无机环境之间的循环;③信息传递:具体指为了保证各种生物活动的正常进行,各类信息以物理、化学和行为等方式在生态系统中持续传递。

(五) 生态系统的基本特征

1. 稳定性　稳定性是指生态系统维持自身结构和功能稳定的能力。它表现在两个方面:保持现行状态的能力,即抗干扰(resistance);系统受扰动后回归先前状态的能力,即恢复力(resilience)。

当生态系统处于稳定状态时,我们便称其达到了生态平衡。生态平衡是一种动态平衡,是生态系统内部长期适应的结果,其根源在于生态系统的自我调节能力。对于任何生态系统而言,成分越多样、能量流动和物质循环的途径越复杂,自我调节能力就越强,系统也就越稳定;反之,系统就越脆弱。例如,热带雨林生态系统有着最为多样的成分和生态途径,因而是地球上最为复杂和稳定的生态系统。

2. 开放性　任何生态系统都是一个开放的系统。也正因为开放性,生态系统内部的各种成分之间、各个生态系统之间才能不断地交流,促使各个生态系统始终处于动态的平衡过程。所以说,稳定性和平衡性是相对的,而开放性和动态性则是绝对的。

3. 多样性　生态系统的多样性是指一个地区(乃至全球)的生态多样化程度。以地球这一最大的生态系统而言,其内部包含着草原生态系统、森林生态系统、海洋生态系统等诸多不同类型的子系统,各类不同子系统之间的共存与互动是维持地球生态系统良性运行的基本条件。

二、人类生态学的基本概念

(一) 人类生态学

人类生态学(human ecology)是多学科的概念与理论相互激荡的产物。1921 年,美国社会学家芝加哥学派的代表人物帕克(R. E. Park)首次提出"人文区位学"(human ecology,当时译法)的概念,此可谓人类生态学的发端。1923 年,美国地理学家巴罗斯(H. H. Barrows)也提出了人类生态学的概念,并主张地理学的研究应该以人类对自然环境的适应性反应为中心论题,但当时并未得到同行的认可。1924 年,美国人类生态学家麦肯齐(Me-Kenzin)尝试将生态学的概念运用于人类群落的研究,作为学科的人类生态学由此诞生。

经过近一个世纪的发展,人类生态学已逐步成长为以现代生态学理论为基础的生态学分支学科。它以人类与环境之间的相互关系为研究对象,强调人在生态系统中的主导地位,通过探讨人类与环境相互影响的各种因素与机制,寻求有利于人类身心发展的环境条件与生存方式。

(二) 人类生态系统

人类生态系统(human ecosystem),又称社会生态系统或社会-自然生态系统,是指由居民及其聚落环境组成的复合体。在这一复合体中,人类与其生存的自然环境和社会环境之间通过物质循环、能量流动和信息传递形成了相互作用、相互依存的功能关系。

根据麦肯齐的观点,人类生态系统(也称"人类社区")可以分为四种类型:生产型、交换型、工业型和依赖型。常见的生产型社区包括渔猎、农业、采矿、林业社区,如果不肩负其他职能,生产型社区的规模一般比较小。交换型社区的典型代表是商贸社区,它一般位于交通便利处,并与生产型社区、工业社区之间有着紧密的联系,其规模大小取决于与其他社区之间的功能联系。工业社区是近代工业崛起后的产物,其规模相对而言比较大。依赖型社区是指无法满足自身生存需求,却为其他类型社区的存续提供功能支持的社区类型,例如教育社区、军事社区、旅游社区等。

上述四类社区只是一种理想型划分,功能高度单一、纯粹的社区类型只在人类历史的有限时空中存在过。对于现代社会而言,更为普遍的是功能复合型的社区形态,最为典型的代表就是人类文明的果实——城市生态系统。城市是一种具有高度开放性、依赖性的人工生态系统类型,需要通过外部物质与能量的输入、输出来维持系统的稳定运行,因此对系统外部的生态状况具有极强的影响力。

城市的历史在很大程度上代表了人类文明的历史,城市的发展主导着人类的未来。早在五千年以前,世界上就出了一批著名的城市,如古巴比伦城、古庞贝城等。进入农耕时代后,大量城市出现于农业生产发达、交通便利的所在,但规模一般较小,人口也比较有限。当然,其中也不乏例外。如公元前 8 世纪到前 6 世纪的希腊城邦,中国西晋时期(公元 265 年至 317 年)的洛阳、隋唐时期(公元 581 年至 907 年)的长安,巅峰期都是拥有百万人口的大城市。

然而,随着 18 世纪以来工业革命、信息革命和全球化浪潮的推进,城市的规模、数量和性质发生了巨大改变。诸如东京、纽约、上海等人口逾千万的巨型城市相继涌现,全球城市的绝对数量也急速增长,城市的功能则朝着综合性与专业性两个方向同时发展。遗憾的是,快速的城市化进程是建立在对环境资源的过度采掘的基础上,因而造成了严重的环境问题和生态危机。

(三)人类生态系统的基本特征

作为一类特殊的生态系统,人类生态系统除了具有一般生态系统所具有的共同特征之外,其独有特征主要表现在如下方面:

1. "人"的主导地位 人类生态系统是以"人"为中心的生态系统,人在生态系统中占据主导地位。具体而言,是人通过对自然环境的加工和改造建立起了整个系统,因此人类生态系统本质上是人工生态系统。需要指出的是,这里所说的改造或者说成功适应自然环境的"人"并非个体意义上的人,而是人群聚落,即结成社区(community,也译为"共同体")。人类学所谓的"社区",是指聚居在一定地区,在生活上相互依赖的人类聚落群体。作为一种社会实体,社区既包括人群和人群生活的环境,又是人群进行生产、生活的活动场所。

2. 多级性 人类生态系统是一种复杂的多级系统,其各级子系统都包含着诸多构成要素,以及要素之间的复杂关系。直观地看,人类生态系统的多级性首先体现为系统的规模大小。例如,某个村落或社区聚居点就构成了一个生态系统,它是区域人群和环境的系统整体;国家或国家的联合也可被视为一个更大的生态系统;甚至于包括全人类在内的地球生物圈也可是一个生态系统,一个地球上规模最大的生态系统。

生态系统的多级性还可有其他的划分方式。若以人体内外为界,生态系统首先被分为第一级的两个亚系统——人体外部的生态系统和人体内部的生态系统。人体外部的生态系统包括社会文化环境(人造环境)和自然环境两个部分,根据这两个部分的规模,又可进一步划分为全球的、区域的、国家的、族群/文化的生态系统。当然,这些宏观的划分标准常常是彼此交叠甚至重合的,某个生态系统的识别可能要依据数个主要标准。例如,具有伊斯兰信仰的人群所组成的生态系统就既是区域性的,同时也具有相对确定的族群和文化边界。

人体内部的生态系统主要是根据人的个体性特征——生物特征和文化特征来进行划分。生物学特征,某种程度上也可被视为人种特征,是人群在适应外部环境的漫长历史进程中的生物演化结果。生物学特征往往具有很高的稳定性和可识别性,例如不同人种在肤色、身高等方面的明显差异。文化特征是指个体所属群体共享的生产和生活方式、宗教、语言、习俗等人造物在个体身上的体现。这些社会文化制度和规范作用于个体的机制是复杂的、深层次的,对于个体的心理特征和行为方式具有很强的塑造力,也深深影响着个体之间的交往关系。

3. 复合的动力学机制 人类生态系统具有复合生态系统的动力学机制,受到自然与社会动力学机制的双重制约。自然的动力学机制是指各种形式的太阳能在流经系统的过程中,促使系统发生物理、化学和生物过程的变迁。社会的动力学机制则是指各种社会因素(政治的、经济的、文化的等)对系统运作的综合影响。以具有强制能力的国家为例,无论是前现代还是现代,国家常常会使用多种手段控制人口的流动、迁徙,从而调整自身整个系统的运转。显而易见,自然机制为各类生态系统所共有,而社会机制则为人类生态系统所独有。对于人类生态系统而言,自然机制与社会机制之间交互运作,共同维系着人口规模与环境资源之间的平衡关系。

三、人类生态系统中的疾病、健康与适应

(一)适应性

适应性(adaptation)指在一个生态系统内部,生物体与环境表现相适合的现象。对于任何生物物种而言,适应性都是长期的自然选择的结果,并通过遗传机制传给子代,从而保证种群的延续。

生物体的适应性拥有双重特质——普遍性和相对性,这是由生态系统的开放性和动态性决定的。所谓适应的普遍性,是指在生态系统中,任何物种都必须要具备一定的适应能力,否则就无法保证自身种群的生存、繁衍。这种由遗传所决定的适应能力往往具有较高的稳定性,为物种的每位成员所共有。然而由于生态系统自身的动态平衡特征,物种面对的环境总是不断变化的,所以其适应性也总是不绝对、不完全的,这就是适应的相对性。我们通常所说的应激反应,正是不完全的适应性的具体体现。

(二)人类适应性

人类适应性(human adaptation)是指在人类生态系统内部,人类适应外部自然环境与社会文化环境

的生存潜力。由于人类生态系统的运作是基于复杂的、双重的动力机制,人类自身是从生物和社会文化两个角度去适应其生存环境,所以,人类的适应性可具体分为生物适应和文化适应两个方面。

1. 人类的生物适应性 人类的生物适应性可分为两个方面——生物适应与遗传适应。生物适应主要是指人类对自然界和环境的物理刺激因素所产生的适应性的生理变化。生物适应的后果可能演变为某种稳定特质遗传给子代(即从生物适应转变为遗传适应),也可能因为环境的改变而一代之内消失。所谓遗传适应,是指作为对于特定环境的有利适应结果,人类的某些生物性状会得以保留并遗传给子代。遗传适应与进化密切相关,它以有利原则为基础,某些遗传适应甚至可以改变整个种群的生物特征。

2. 人类的文化适应性 相比于生物适应性,人类学家更关心人类的文化适应性。人类的文化适应性表现在三个方面:技术、制度和思想。在生物适应性的基础上,人类主动创造了技术、制度和思想,目的是更好地适应环境和维持生存。技术、制度和思想不仅可为人类提供关于自然环境的基本知识,还可以为人类提供处理乃至改进环境难题的有效方案,以及其他重要的适应手段。

人类的文化适应性一定程度上也是自然选择的产物,但它与生物适应性有两点重要差异:①人类的文化适应性超越了个体层次,体现出人类结群应对自然环境的能力;②另一方面,这种以人群为单位的适应能力是无法由个体直接遗传给子代的。对于个体而言,其所属群体的适应模式一经形成,便具有社会文化的强制性,强制性的消失也意味着适应模式的衰竭或变迁。诸如玛雅文化、雅典文化等人类历史上的灿烂文明,其终结或变迁便是遵循着这个规律。

(三)疾病、健康与人类适应性

适应性是衡量生态系统中生物体与环境之间关系的基本标尺。在人类生态系统内部,人类对环境的适应状况影响着人类的疾病和健康状况。简言之,人类的疾病和健康状况正是人类适应性的具体后果和表现。

第一,生物适应性直接制约着人类的疾病和健康状况。

自然环境是制约人类疾病和健康状况的客观因素。正如下列奇楚亚印第安人的案例,当地人对高海拔地区的耐氧适应保障了自身在特定环境中的健康和生存,这是典型的人类对于环境的生物适应后果。长期的生物适应会促进遗传适应的形成,最终表现为人类种群之间在遗传特性上的某些稳定差异。而遗传适应的形成,为人类种群在特定环境中维系相对持久的健康状态提供了有效保障。

📎 案例

奇楚亚印第安人的耐缺氧能力研究

保罗·贝克(Paul Baker)对奇楚亚印第安人忍受缺氧的能力进行了长期的研究。耗氧量即身体利用氧气的能力,直接影响着人的工作能力。通过对不同组别成员的耗氧量进行测量,贝克发现:①出生并生活在海拔4千米高原的奇楚亚印第安人的耗氧量与生活在低地的奇楚亚印第安人的耗氧量存在显著差异;②在给定的实验室条件下,高原组的工作能力要强得多;③当低地组成员移居高原后,他们的耗氧量将最终与高原组接近;④低地组成员越是在年轻时移居高原,成年后他们的工作能力与高原组越是接近。

鉴于两组被试来自高度相似的基因库,耗氧量的遗传差异可以被忽略,这就说明耗氧量的组间差异主要是取决于发育过程,即人类的生物适应性。

第二,文化适应性拓展了人类维系自身健康和生存的能力。

文化适应性是人类创造性的集中体现,它突破人类适应自然环境的生理限制,拓展了人类抵御疾病和保障健康的适应能力。在漫长的人类文明进程中,在不同的人类生态系统之间,不同人群创造和传承了不同的文化适应方式与手段,即不同的文化模式。文化模式的多样性是人类文化适应性的珍贵果实,不同的文化模式代表着不同人群与具体的自然环境之间和谐共处的集体智慧,并能穿越时空限制代代相传、交流与扩散。正如生物的多样性决定着自然生态系统的稳定程度,文化多样性的存在既维系了各个文化模式内部人与自然的和谐共处,也保障了整个地球生态系统的有效运转。

然而,随着工业时代尤其是全球化浪潮的到来,不同文化模式之间的交流程度达到了前所未有的高度。与此同时,文化的多样性也遭遇到了前所未有的威胁,强势文化/主流文化正快速侵吞着弱势文化/边缘文化。

以保障人类健康的重要文化手段——医学制度为例。在工业时代之前,各个民族都发展出了自身独特的医学传统,然而随着欧洲与北美工业社会的崛起,作为其文明重要组成的现代医学制度也开始在全球范围内普及。西方现代医学所到之处,当地的民族医学传统受到严重冲击。困境在于:西方现代医学的治疗效力并不能抹杀各地本土医学传统的智慧与功能,而且,西方现代医学入侵所引发的不同医学传统之间的持久冲突客观上也限制了西方医学治疗效力的充分发挥。因此,如何在尊重医学传统多样性的基础上博取各家之长以更好地保障人类的健康,是充分发挥人类的文化适应性的关键所在。

第二节　医学人类学的生态学理论

一、生态学与医学人类学

(一) 医学人类学的生态学分析框架

生态学的基本概念与原理被引入医学人类学后,后者关于人类的疾病与健康问题逐渐形成了一套独特的生态学分析框架,即将人类的疾病和健康现象放在整个人类生态系统中,从整体性、动态性和多样性的角度予以考察。

1. 整体性　人类、其他生物种群和非生物环境构成了超越其组成部分的人类生态系统,人类生态系统的结构和功能状况决定了人类的疾病和健康状况,因此,应该将对人类疾病和健康状态的理解放在人类生态系统的整体背景中。

2. 动态性　在人类生态系统内部,人类的疾病和健康状态是人类适应性的结果与表现。然而,人类并非简单地、机械地适应着环境条件:一方面,健康和疾病状态是人类应对环境因素、文化因素的适应性后果;另一方面,人类的适应性后果又会反作用于环境和文化因素,导致此二者的变迁。因此,应该从人类与环境条件的持久适应/互动的角度来把握人类疾病与健康状态的动态平衡。

3. 多样性　人类生态系统具有生物和文化的多样性,人类生物适应与文化适应的具体方式和后果也具有多样性。因此,考察人类的疾病和健康状态,既要注意到人类种群、环境条件的多样性,更要考虑到人类文化适应方式和手段的差异性。

(二) 生态学理论的主要流派

在上述分析框架内部,根据人类的疾病和健康状态与(自然、文化)环境条件之间的关系类型,医学人类学的生态学理论的发展可以划分为三个主要流派。

1. 环境/进化决定论　此流派强调自然环境对人类的疾病和健康具有决定作用,并将健康视为人类对自然环境的适应状态,疾病则是人类对自然环境的不适应状态。

2. 生物文化理论　此流派主张:人类的疾病和健康状况不仅受到生物因素的作用,同时还受到文化因素的影响,是人类生物适应和文化适应的双重后果;更重要的是,自然环境与人类文化之间是互动关系,不仅自然环境对人类文化具有约束力,人类文化反过来也会塑造自然环境,而人类的疾病和健康状态正是环境与文化之间持续互动的平衡结果。

3. 批判理论　此流派认为:"适应性"概念无视人类疾病与健康问题的政治经济向度,将政治经济秩序的不平等所导致的健康不平等归因为个体对环境和文化的适应不良,这种做法掩盖了宏观的社会秩序在决定人们疾病和健康状况方面的本质作用。而在当前这个全球化的时代,不平等的政治经济秩序已经彻底突破人群、国家乃至文明的壁垒,将整个人类的疾病和健康状况纳入宏大的权力关系的笼罩之中。

必须指出的是,经过约半个世纪的发展,当前的医学人类学在上述三大流派的基础上正在形成一个更加综合、包容的生态学分析框架:既承认人类的疾病和健康状态与环境、文化之间的持续互动和动态平衡,也关注宏大的(乃至全球化的)政治经济秩序对人类疾病和健康状态的影响。接下来,本文将详述以上三大流派的具体内容。

二、环境/进化决定论

20世纪中叶,生态学的基本概念和理论被引入人类学的研究领域,环境/进化决定论由此诞生。环境/进化决定论主张,人类的疾病和健康状态是对自然环境的适应性后果。具体而言,早期的环境/进化决定论(亦可称为机械的环境/进化决定论)认为,自然环境决定了个体层次的生物属性和社会行为特征,疾病与健康正是这种决定性作用的后果。经过不断的修正和发展,后期的环境/进化决定论开始将宗教信仰、社会组织等宏观的文化因素纳入考察视野,强调文化因素与自然环境之间的互动关系,当然,这种互动从根本上说仍然取决于自然环境。

(一)机械的环境/进化决定论

机械的环境/进化决定论搬用生态学的基本概念和理论,强调环境因素对人类疾病和健康状况具有决定作用。基于人类适应性的双重机制,环境对人类健康状况的决定作用也体现在两个层面:首先,环境因素直接影响着人类的生物性状乃至基因遗传;其次,环境因素决定了人类借以适应的社会文化手段。

利文斯通(F. B. Livingstone)关于西非地区的镰状细胞贫血症与疟疾盛行之间关联的研究,可视为机械的环境/进化决定论的经典案例。1958年,利文斯通正式发表了一项突破性研究。他发现:在非洲疟疾最为盛行的区域,镰状细胞贫血症也同样常见;反之,在那些疟疾流行程度较低的区域,镰状细胞贫血症的患病率也相应降低。

镰状细胞贫血是一种常染色体显性遗传病。如果是承继自父母双方的同型结合,那这种贫血症就是致命的,但如果是只承继自父母一方,即不同型的杂合,那它就只会引起一些非致命的症状,同时还能降低患上疟疾的可能性。这就意味着,在疟疾致死的年代,镰状细胞贫血症作为一种相对来说较轻的病可以使病患避免另一种致死性疾病——疟疾。因此,利文斯通指出:镰状细胞贫血症在非洲疟疾盛行区的流行,从遗传角度看体现了人类基因对自然环境的适应,是自然选择的结果,那些未患有镰状细胞贫血症的人口早已因身染疟疾而被淘汰了。

此外,利文斯通还发现,疟疾的威胁还影响了当地人口的特殊行为和对生产、生活方式的选择。在历史上的非洲,疟疾的盛行总是伴随着农业生产和定居生活的扩展。冈比亚疟蚊是西非疟疾传播的主要途径,它们需要以另一种动物的血液为食,而且不能在水流湍急、阴凉黑暗的地方生存。所以,对于非洲丛林地区的游猎人群而言,疟疾的患病率就很低。然而一旦转为农耕生产和定居生活,开始蓄水垦塘与驯养牲畜,疟蚊便开始肆虐起来。

总的来说,随着疟蚊的横行,环境中的疾病威胁最终可能导致两种结果:本地人口中异型结合的镰状细胞贫血症患者日益增多;人们从农耕的生产和生活方式返回到游猎的生产和生活方式。而这两种结果,恰好分别代表了人类基因即自然属性与社会行为对于环境的适应性变迁。

无独有偶,以美国学者威尔森(E. O. Wilson)为代表的一批社会生物学家也是环境决定论的拥护者。所谓社会生物学,是指寻找所有有机体,包括人类的各种社会行为的生物基础的科学,它主张人类的任何社会文化行为都可以还原到人类生理这一更低的层面。威尔森是上述信条的坚定倡导者。他声称,人类基因和达尔文自然选择理论决定了人类的"自然属性"或者说生理属性,也决定了人类社会文化生活的基本特征。具体而言,基因揭示了代际和人群间的特征差异,自然选择则解释了最能适应环境的人群的生存与繁衍,而文化则是人类为了更好地适应环境所做出的发明创造。例如,在人类的历史上,各种形式的社会中普遍存在着乱伦禁忌的相关规则,这是为了降低生殖繁衍过程中出现低能人口的风险,提升整个人口的生产和再生产能力。

尽管威尔森也意识到基因和进化理论不能解释人类社会文化生活中的所有细节,即人类社会文化的具体性与多样性,但他认为这并不重要。在他的眼中,各种文化的具体形式不过是"偶发的细节",那些复杂的文化形式只是更为简单的文化形式的翻版和膨胀,因此,可以通过对简单文化形式进行还原性解释达至对所有复杂文化形式的理解。例如,狩猎采集社会和原始农业社会中的文化行为具有更直接的适应环境的显著优点,其他高级社会形态中的文化行为则可以通过与此二者的类比得到解释。

(二)环境/进化决定论的发展

社会生物学的理论充分揭示了人类疾病、治疗和健康行为背后的生理根源,但它对文化色彩的忽视或者说过度还原很快遭到了一些人类学家的反思和批判,尽管后者本质上也是生物决定论者。后者的批判意见是:虽然环境的确制约了文化的发展,但文化实践又会反作用于环境,造成环境的改变,而这种改变了的环境则会进一步成为评判人类生理活动及社会行为的适应性尺度。

从性质和后果上看,人类利用文化手段对环境进行改造,可能造成两种截然相反的健康后果。

第一,文化适应不良。

美国人类学家阿兰德(A. Alland,1970)曾明确表达:他深信人类行为即文化史的进化只能用生物学的进化理论才能最好地解释,当然,在解释文化进化时不能夸大环境的作用,因为环境作为一种选择机制,其本身并不是一种能够制造变迁的积极力量。但是,环境与文化之间的互动关系是不对称的,人类的疾病、治疗和健康行为归根结底只能适用环境的评判标尺,文化标尺不仅是主观的,而且常常是误导性的。

例如,在非洲利比里亚的马诺(Mano)人中,横行着可怕的疟疾。然而,马诺人自身并不认为疟疾是一种疾病,尽管疟疾的盛行已经严重影响了他们的健康状况,以及他们在当地环境中生产与再生产的能力。这说明,马诺人对疟疾的文化认知已经严重削弱了他们对环境的适应能力,如果继续沿用此种文化认知来应对疾病,那是极不利于种群的生存繁衍的。

第二,成功的文化适应。

在人类社会漫长的进化历程中,成功的文化适应始终占据着主导地位,人类社会的绵亘至今也证明了我们在环境适应上的总体性成功。

20世纪美国著名的人类学家哈里斯(M. Harris,1974)为了修正环境/进化决定论,提出了一种"文化唯物主义"理论。他将社会划分为三个层次:基础结构(infrastructure)、结构(structure)和上层建筑(superstructure)。基础结构包括生产方式和再生产方式。它是文化与自然之间的主要接触面,在这条边界上,文化与自然因素之间相互作用,共同制约着人类行动。结构包括地方经济和家庭生活的组织方式,以及各种政治经济组织。上层建筑则是由宗教、音乐、文学、体育乃至科学所组成的总体。在这三重结构之间,生产和再生产方式决定了地方行为与政治经济,进而又或然地决定了宗教、文学、科学等所代表的上层建筑,即基础结构决定一切。因此,要理解人类社会对于饮食和营养的文化规定,就必须回到相关的经济生产及社会关系的层面。哈里斯的上述理论观点,在他对印度社会中牛的研究中得到了充分体现。

🔗 案例

印度社会中的牛

印度社会曾经长期存在营养不良的问题,与此同时,却随处可见到牛这种动物在城市和乡间的街道上大模大样、恣意漫游。因为根据印度教教义,牛被认为是神圣的动物,禁止宰杀食用。一些西方农学家借此声称,印度教徒的这种做法显然是极为浪费的,尤其是对于营养不良的印度人而言。

哈里斯通过研究发现,在印度,母牛的数量大约是公牛的三分之二,这说明人们还是会宰杀牛的,尽管没有明说。也有证据显示,穆斯林、基督徒、印度教中"贱民"都是吃牛肉的,而且一旦饥荒来临,其他种姓也会吃。此外,由于农耕的需要,公牛的存活量才比母牛多。无论如何,牛没有消耗任何对人直接有用的资源,反而是在印度这样一片资源匮乏的土地上,帮助人们尽可能地生存下去。也就是说,圣牛崇拜的观念取决于生态经济的原则。

基于上述分析,哈里斯指出,西方人对印度教有关牛的信条的指责是浅薄与偏颇的,后者就如何在特定的生态环境中利用牛的规定被证明是有效且均衡的。牛肉禁忌是由本地生态环境、生产水平和社会组织所决定的宗教信仰与文化认知,它们使得当地人的营养、疾病和健康状况进入了某种非常理性的文化过程。

三、生物文化理论

生物文化理论对于环境/进化决定论的修正和发展主要体现在两个方面。第一,生物文化理论反对在人类疾病与自然环境之间建立简单的因果联系,并高度重视文化因素的作用,认为人类的疾病和健康状态是生物适应和文化适应的双重后果。第二,生物文化理论主张,自然环境与人类文化之间存在互动关系,人类的疾病和健康状态正是环境与文化之间持续互动的动态后果。

（一）生物与文化的双重适应性

生物文化理论的基本观点是:人类的疾病和健康状态是生物适应与文化适应的双重结果。大量研究已经证明了这一基本观点,例如国内医学人类学者陈华对于因纽特人的适应性研究。鉴于环境/进化决定论对生物适应性的强调,下文将重点阐释文化适应机制对人类疾病和健康状态的影响。

生物文化论者认为,尽管文化在一定程度上受到自然环境的约束,但其自身也具有独立的价值,并非只是顺应环境的产物。这是因为,文化是人类的创造性成果,不同的人群会利用不同的习俗和观念来组织他们的生产和生活,使在其切合本土的解释框架的同时创造性地利用自然环境。如果一定要说文化是环境的僵化应对,那么跨文化的比较足以证明任何应对都不是唯一可能的方式。问题在于,为什么要选择此种应对、此种文化呢?

人类学家萨林斯(M. Sahlins)断然拒绝了哈里斯运用营养学解释人类文化选择的说法。萨林斯反驳说,每种文化对于置身其中的行动者即文化的主体而言都具有特定的意义,正是这种意义揭示了人们面对物质世界的方式,而非面对物质世界的方式解释了文化的意义。因此,哈里斯虽自认重视文化,实际上却完全忽视了文化之于主体的具体意义,其营养学说貌似合理,恰恰是因为他完全是作为旁观者,用自身文化的逻辑解释其他社会的文化事实。牛肉或猪肉在任何社会都是一种极容易被替代的动物蛋白来源,为什么某个社会最终选择了牛肉或猪肉作为营养上的禁忌或偏好,即便要为此付出沉重的经济和社会代价? 答案显然只能从文化所具有的特定意义中寻求。

更直接地将文化的意义模式引入医学领域的是美国当代医学人类学家凯博文(A. Kleinman,1980)。凯博文注意到,在美国,有70%~80%的病例没有得到医学关注。基于本身的疾病观和治疗观,人们会自己治疗很多疾病,也会决定何种疾病需要就医、何种阶段需要求医、何种病人需要求医等。这就是疾病的"解释模式",它是特定文化中关于疾病的一系列观念。一般而言,每个疾病解释模式具有五项内容:①病因解释;②症状描述;③对疾病的生理学解释;④病程描述;⑤可行的治疗方案。现代医学知识体系代表了一种疾病解释模式,民间的治疗保健知识也是一种疾病解释模式,它们拥有各自的信仰人群。所以,对于现代医学而言,临床治疗获得成功的关键就是要引入病人对疾病的解释模式,并最终在医生模式和病人模式之间达成协商和理解。

总的来说,文化不仅为我们提供了多套疾病认知和解释模式,甚至还可以从认识上创造出新的疾病分类。以亚健康概念在中国的迅速传播和PTSD概念被美国医学界的接纳为例,都说明了一种新的疾病分类的诞生常常是出于文化和社会因素的建构。基于特定的病痛状态、健康观念和价值立场,各种利益群体、社会组织、媒体和政府机构乃至普通公众,都有可能自觉不自觉地卷入到一场创造新疾病的知识生产潮流之中。

人类文化之于自然环境的独立性和重要性体现为它为人们提供了关于疾病的社会认知和行动策略,成功的文化适应可以帮助人类更有效率地适应其生存环境。当然,情况也可能恰恰相反,人类文化对环境的改造也可能对环境和人类自身带来伤害性后果。

 案例

"亚健康"与"PTSD"——疾病的文化建构

"亚健康"概念在中国

20世纪90年代初,青岛医学院的中医教授王育学根据中医的"未病"理念、苏联学者提出的健康与疾病之间的"第三状态"理论和世界卫生组织对健康的定义,结合《国际疾病分类》,自创出了亚健康的概念。随后,亚健康概念逐渐走红,但王育学承认此概念尚无明确的规范性定义,只是模糊地声称造成亚健康的主要原因是疲劳症。

最终决定了亚健康概念成功走向公众的事件是王育学与青岛海尔药业集团的合作。海尔药业一度打算推出一种保健品,用于抗疲劳、防健忘、治失眠等,但苦于没有准确的目标人群作为市场依托。亚健康概念提出后,海尔药业资助王育学完成了基线调查,发现近六成中国人处于亚健康状态,并正式出版了《亚健康:21世纪健康新概念》一书,成功推动了中国公众对亚健康概念的认可和接纳。

"PTSD"概念在美国

越战之后,创伤后应急焦虑综合征(PTSD)出现在美国精神科学界,并很快被认可为一种天经地义的精神疾病。但人类学家阿伦·杨(A. Young,1995)通过研究发现,PTSD的出现是一个社会文化建构的结果。一方面,越战老兵希望能利用心理问题赢得更多的社会支持,另一方面,精神科专家们也试图利用越战后遗症扩大自身影响,争取更多的资源和利益。这两股力量交互作用,然后在媒体的推波助澜下使得美国医学界正式承认了PTSD作为一种精神疾病的地位。

(二)环境与文化的互动

生物文化论的第二大贡献是指出了人类的疾病和健康状态与环境和文化之间的互动关系息息相关。自然环境制约着文化适应,文化适应则反作用于自然环境,二者间的互动关系影响着人类的疾病和健康状态。

生物文化论尤其侧重从文化对自然的反作用力的角度探讨人类的疾病和健康状态。首先,文化可以限制或改变自然环境对人类的健康影响,拓展或损害人类对自然环境的生物适应。其次,文化可直接作用于自然环境,并改变原有的自然生态,从而在物质意义上催生出新的疾病类型。近年来引发中国公众热议的抗生素滥用即是一个典型案例。

 案例

抗生素滥用

2010年8月,英国《柳叶刀》杂志刊文警示世人:英国的研究者发现了一种超级细菌,几乎能抵御所有抗生素,而且超级细菌已经从南亚传入英国,并很可能向全球蔓延。此后,中国媒体刮起了一场追踪超级细菌的热潮,并将罪魁祸首指向抗生素滥用。抗生素滥用是一个全球性的公共卫生问题,中国的滥用状况则比较严重。2011年,原卫生部的官员公开发言,声称中国是世界上抗生素滥用最严重的国家。

抗生素在中国的推广经历了一个漫长、复杂的社会历史过程。1928年,英国细菌学家亚历山大·弗莱明发明盘尼西林,人类从此进入抗生素时代。1944年,留学美国威斯康星大学微生物学专业的樊庆笙带着3支盘尼西林菌种回到昆明的一个医疗机构,结识了当时中央卫生署防疫处的处长汤飞凡。随后,两人共同研制出中国的第一批瓶装盘尼西林制剂。抗战胜利后,樊庆笙又和微生物学家童村合作,为盘尼西林起名——青霉素。1953年,在经历了近十年的科研攻关后,中国抗生素生产实现了工业化。

20世纪80年代初期,中国开始实行医疗市场化改革。此后,由于利益的驱动、基层治疗技术的有限和医生对抗生素治疗乃至现代医学的盲从(尤其是基层医生和私人门诊),抗生素治疗被长期、大量地在各类门诊活动中使用,致使病人普遍产生了严重的耐药性反应。

在传染病横行的年代,抗生素就是灵丹妙药。但从正常使用发展到滥用阶段,至少有两重制度因素提供了关键支撑。其一,抗生素的工业生产体制。工业化生产的实现,使我国终于能以较低的经济成本普及这种灵丹妙药,解决了药品供应和成本限制的产业困境。其二,中国医疗体制的第一轮市场化改革。20世纪80年代兴起的医疗制度市场化改革,释放了基层医疗人员的利益动机,刺激了抗生素在临床治疗中的大量使用。此外,中国的抗生素滥用问题还有一些医学知识、治疗观念和习惯方面的影响因素。

总之,抗生素滥用这种社会行为是滋养在中国社会过去百余年里逐渐形成的、复杂的文化土壤中的,包括国人对西方医学推崇之极的历史情怀、新中国成立后的制药工业发展、医疗体制的建立和一系列医疗制度改革等。而这种特定的社会行为又导致了特定的疾病和生物后果。可见,包含社会观念、医疗制度和经济产业等在内的复杂的文化因素催生了特定的社会行为,而特定的社会行为又会导致特定的健康后果。

四、批判理论

20世纪八九十年代,医学人类学中的批判理论(也称疾病的政治经济学批判)兴起。这一理论流派可以被视为对环境/进化决定论和生物文化理论的系统反思与批判,其贡献主要体现在如下两个方面。

第一,批判医学人类学家声称,生态主义和文化主义对疾病、治疗和健康问题的处理忽视了宏观的社会秩序(政治经济权力)在人类社会中的重要地位。

不平等是人类社会基本特征,疾病的分布也同样如此,疾病(以及疾病风险)在人群中的不均匀分布也被称为健康的社会阶梯,其根源正是导致人类所有不平等的核心要素——政治经济权力及其运作,具体表现为生产方式所有权、资本输出、利益汲取以及种族和性别压迫等。人类与自然环境发生接触时,并非分散的、孤立的个体,他们被编织在各种社会组织和关系中,受到宗教、法律、习俗等文化规范的约束,而这些条件会限制人们与环境的接触方式、资源的可获得性和风险分配。不同人群与自然环境互动所获得的裨益和遭遇的损害是不一样的,对某个人群而言有益的资源分配和利用方式对其他人群而言甚至可能是有害的。

健康的社会阶梯在历史和现实中的普遍存在是不可质疑的事实。即便是在当今的富裕国家或已建立免费医疗体制的国家,健康的社会阶梯依然不能避免。这方面的一个经典例子是英国的白厅研究。白厅研究是一项著名的关于人口健康状况的追踪性调查分析。第一期调查在1967—1977年进行,研究对象包括18 000名年龄在20~40岁之间的男性公务员。被选中的男性公务员的职务分为四类:高级行政官员、专业人员或主管人员、一般人员和其他雇员。研究首先调查了该样本的生活习惯,然后于10年后进行了同人群的死亡追踪。研究结果显示,标志社会阶层的职业地位与死亡率之间呈显著负相关,即职位越低的公务员面对的死亡概率越高。事实上,最低层次的公务员比最高层次的公务员面对的死亡概率要高出近3倍,而这种健康风险差异甚至要远远高于英国整个社会最低阶层与最高阶层的差异。

白厅研究的第二期调查于1985—2008年开展,研究对象包括10 308名来自20个政府机构的年龄在35~55岁之间的英国公务员,其中女性3413人,男性6895人。二期研究利用了体检报告和健康自评报告。研究结果显示,无论男女,职业地位与死亡率之间呈显著负相关。这无疑再次证实了20年前的结论。尽管白厅研究只是针对英国公务员群体在有限时间段的健康状况的一项研究,但它揭示的结果已足以让我们做出如下两点推论:其一,健康的社会不平等在人群之中是普遍存在的;其二,人群的社会地位(政治经济权力的具体体现)对其健康状况具有重要影响。

第二,同样令批判医学人类学家不满的,还有生态主义和文化主义采取的静态的、割裂的研究立场,忽视了当今人类疾病和健康问题的全球化背景。

环境/进化决定论和生物文化理论通常将研究局限于某个特定人群(通常是原住民)、某个特定社会(通常是初民社会),忽视了把对于这些人群和情境影响日深的更广泛的社会力量纳入考察范围。而随着资本主义和(新)殖民主义的全球扩张,那些所谓封闭隔绝的传统社会其实早已被卷入一个紧密联系、快速流动的世界体系之中。根据分析家们的划分,这个世界体系由三部分组成:作为核心的资本主义国家、作为边缘的欠发达国家和介于发达与欠发达之间的过度地带。核心国家制定规则并主导整个世界体系的运转,过度地带和边缘国家(尤其是后者)则处于附属地位。在核心-附属的全球政治经济秩序中,附属国家的自然资源被掠夺,劳动力被底薪雇佣,文化自信也日渐衰颓,人口的健康状况也同样地被日渐侵蚀。

早在1981年,医学社会学家艾尔林(R. H. Elling, 1981)就曾根据上述世界体系划分,探讨了不同国家的人均国民生产总值与人口健康状况之间的关系。他发现,人均国民生产总值与婴儿死亡率呈现很强的负相关,与人口的预期寿命之间则呈现显著的正相关。遗憾的是,不能天真地以为富裕国家人口的健康状况完全是得益于本国良好的医疗卫生体制和营养供给,贫穷国家则只能归咎自身。事实上,随着资本主义世界体系的结成,全球生产和全球倾销正以前所未有的速度和规模逐步深入,欠发达国家的环境被污染、耕地被占用、日常膳食结构被打乱,当地人口尤其是儿童人口的营养和健康状况日渐恶化。不仅如此,与资本主义同期而至的还有毒品、犯罪和其他不明危险因素,而这些在核心国家被禁止或高度限制的危险因素也是无情的健康杀手。

批判医学人类学家们尖锐地指出,全球不平等的政治经济秩序是我们在全球化时代面临的基本现实,它决定了健康风险在人群中的差异分布。随着全球资本主义的形成和扩张,其核心-附属的权力逻辑正在世界范围内重新划分着健康资源和疾病风险,落后或欠发达社会不仅未能与资本主义医疗体系的繁荣发展共襄盛举,反被日益抛入与其在全球体系中的政治经济边缘地位相对应的健康边缘地带。

🔗 案例

多重耐药结核菌的全球蔓延与分布

2006 年,世界卫生组织(WHO)发表了首次全球耐多药结核菌(MDR-TB)感染的总体评估,证实了 MDR-TB 的全球蔓延。

WHO 的此项评估始于 2002 年,覆盖了全球 184 个国家,囊括了全世界 99.9% 的人口,并采用了多元回归分析的方法在新发或既往接受过治疗的结核病患者中分别鉴定可预测 MDR-TB 感染率的变量。调查结果显示:截至 2004 年,全球 MDR-TB 感染者估计达 424 203 例,占新发和既往接受治疗结核病例总数的 4.3%;其中 242 794 例为新发结核病患者,占新发结核病患者总数的 2.7%;剩余 181 408 例为既往已接受治疗的患者,占既往已接受治疗患者总数的 18.5%。

从地域上看,MDR-TB 的分布差异明显,高发区主要包括东欧、东南亚和西太平洋地区。在东欧,新发和既往已接受治疗的结核病患者 MDR-TB 感染率分别为 9.9% 和 39.9%,而在东南亚,相应数据则分别为 2.2% 和 14.9%。从国家间的分布来看,中国、印度和俄罗斯 3 个国家的 MDR-TB 感染者达 261 362例,占全球总数的 62%。此外,WHO 的分析还揭示了与 MDR-TB 感染率相关的 9 个独立变量,其中包括 7 个医学/生理变量,另外 2 个变量分别是地域和国民总收入。可见,MDR-TB 的全球分布具有显著的地域差异,而这种差异则与各国/地区的经济发展水平密切相关。

MDR-TB 在全球的分布差异说明,和发达国家/地区相比,发展中国家/地区的人口面临更严重的疾病威胁,而后者所能享有的医疗卫生条件是相对低下的,所能承受的疾病负担也是更为有限的。导致 MDR-TB 传播的具体原因多种多样,包括治疗方案的失当、病人的依从性问题、医疗资源的短缺等等。从批判理论的角度看,更重要的是我们必须透过这些具体原因,认识到人类面对 MDR-TB 威胁的风险分配本质上是不均匀的,即风险分配的基本原则根源于全球社会不平等的政治经济秩序。

第三节　生态学理论视野中的全球健康

人类进入工业化和全球化时代后,对自然环境的利用改造达到了前所未有的深度和广度,人类的疾病、健康状况与生态环境之间的关联也更加紧密。众所周知,由于对自然环境的过度汲取,20 世纪以来诸如温室效应、水体污染、核能污染等全球性生态危机事件层出不穷,对人类的健康和生存造成了巨大威胁。

根据上述生态学分析框架,全球化对于人类健康与生态环境之关联的影响至少体现在两个层面:第一,人类的文化适应手段与生态环境之间的互动更为复杂,具体而言,文化适应性的快速变迁打破了生态系统的既有平衡,导致传统疾病传播方式的变迁,乃至新型疾病的快速进化;第二,人类应对生态危机的文化机制更为复杂,具体而言,面对各种全球性的生态危机,世界各国正以前所未有的深度和广度被卷入其中,国家之间的利益冲突和权力格局正深刻影响着各种全球生态保护运动的现状和走势。

一、迁徙与疾病

人类的文明史某种程度上就是一部迁徙史,因为迁徙是人类借以维持种群生存与发展的基本手段。步入全球化时代(至少包括19世纪席卷全球的殖民主义和20世纪以来方兴未艾的经济全球化)后,人类社会中的迁徙形式发生了巨大变化,正以前所未有的速度和规模在世界范围内展开。如果以全球化为界,划分出迁徙形式的阶段差异,那么我们可以说:19世纪之前,人类社会中的迁徙形式主要表现为人口的流动,包括移民、战争、通婚等形式;19世纪以来,人类社会中的迁徙形式发生了新的变化,表现为商品和劳务流动的显著增长。需要指出的是,现代社会中各种跨境、跨国的贸易、旅游活动正是日益加深的商品化的产物,有别于传统的人口流动形式。

从生态学的角度看,无论是人口的迁徙,还是商品的流动以及随之带动的人口迁徙,毋庸置疑都改变了人类与疾病(尤其是感染性疾病)的接触条件,从而也改变了疾病的流行状态以及生态系统的均衡稳定。接下来,让我们详细考察不同阶段、不同形式的迁移对人类与疾病之间关系的影响。

(一)历史上的人口流动与疾病传播

在《瘟疫与人》一书的开篇,著名历史学家麦克尼尔(W. H. McNeills, 2010)讲述了阿兹特克文明(Aztec)覆灭的例子。阿兹特克是古代墨西哥的最后一个文明,一度非常辉煌。16世纪西班牙人入侵之前,阿兹特克的中心——特诺奇蒂特兰(Tenochtitlan)——拥有约30万人口,是当时世界最繁荣的城市之一。1519年,科尔特斯(Cortez)带领着人数有限的西班牙军队远渡重洋,进入特诺奇提特兰城,发起了对这个古老墨西哥文化的掠夺和侵略。很快地,不堪受辱的阿兹特克人奋起反抗,成功地将西班牙人赶出了特诺奇提特兰城,并准备在城郊将其屠戮殆尽,史称"凄惨之夜"。然而就在此时,西班牙人带来的天花在城内暴发性流行,阿兹特克人被迫退回城内,放弃了对西班牙人的赶尽杀绝。特诺奇提特兰城内,毫无免疫能力的阿兹特克人一批一批地倒在了从未遭遇的瘟疫面前,包括他们刚刚即位的新任国王。

突如其来的瘟疫给了西班牙人喘息和反攻的机会,同时也导致了阿兹特克人的大量死亡和战斗力的削弱。然而更重要的是,瘟疫摧毁了阿兹特克人赖以支撑的精神世界——他们的宗教信仰。瘟疫无情地击倒了阿兹特克人,而站在他们对立面的西班牙人却安然无恙,对于笃信宗教的阿兹特克人来说,这一残酷现实向民众昭示了如下神谕:神灵选择了西班牙人。如此神谕从根本上彻底摧毁了阿兹特克人的生存信心与社会秩序。数年之后,卷土重来的西班牙人彻底征服了特诺奇提特兰城,阿兹特克文明就此终结。

麦克尼尔指出,阿兹特克文明的覆灭并非特例,事实上,感染性疾病对人类历史进程的重大影响贯穿始终。他在书中详细介绍了在人类的文明进程中,旧大陆的人口增长(势必导致迁徙)、强大帝国的扩张(以蒙元帝国为例)、新大陆发现以来的人口流动等,总是会导致新的感染性疾病对特定生态系统的冲击,即人口的大量死亡和文明的改向或衰落。在人类的历史上,天花、梅毒、麻疹、水痘、白喉等感染性疾病都扮演过文明杀手的角色。麦克尼尔将这一现象称之为由于疾病模式(patterns of disease)的变迁所导致的文明类型(人类生态系统)的再均衡。

(二)商品流动与疾病的进化

如果按照麦克尼尔的说法,西方现代医学兴起之后,免疫接种和抗生素治疗的普及极大地改变了此前的疾病模式,使得人类社会在对抗瘟疫的战争中似乎取得了前所未有的胜利。遗憾的是,现代医学的这份自大和乐观很快就被现实击溃了。全球化时代以来,迁徙在形式、速度和规模上的扩展使得疾病的进化更为复杂、传播更难控制。

以2013年春天中国暴发的H7N9型禽流感为例。2013年3月底,中国的上海、安徽两地率先发现了一种新型禽流感——H7N9型禽流感。人感染后早期表现为流感样症状,如发热、咳嗽等,重症者发展为严重肺炎,表现为呼吸衰竭、急性肾损伤等,可迅速导致死亡。鉴于H7N9型禽流感是全球首次发现的新亚型流感病毒,当时尚未纳入中国法定报告传染病监测报告系统,当然更谈不上疫苗接种措施,所以疫情暴发后毫无遏制手段。2013年4—5月间,H7N9型禽流感以长三角地区为中心迅速向全国范围内扩散。截至 2013 年 5 月 29 日,全国确诊病例 131 人,其中 37 人死亡、76 人痊愈。报告病例的分布十分广泛,来自北京、上海、江苏、浙江、安徽、山东、河南、台湾、福建等 10 个省市的 30 多个地市。从社会行为的角度看,报告病例之间具有显著共性,绝大多数病例来自禽类养殖、销售、宰杀、加工等相关行业,或者近期与禽类发生过密切接触。这说明,有家禽产业的长三角地区是这次禽流感疫情的发源地。

为了进一步弄清长三角地区家禽产业中 H7N9 病毒的来源,2013 年 4 月,中国科学院原微生物与免疫学重点实验室在第一时间对 H7N9 禽流感病毒展开了基因溯源研究。研究结果显示:H7N9 禽流感病毒的 8 个基因片段中,H7 片段与浙江鸭群中分离的禽流感病毒相似,而浙江鸭群中的病毒再往上追溯,则与东亚地区野鸟中分离的禽流感病毒基因相似;N9 片段与东亚地区野鸟中分离的禽流感病毒相似;其余 6 个基因片段与 H9N2 禽流感病毒相似。基于以上病毒基因组比对和亲缘分析,可以合理推测 H9N2 禽流感病毒来源于中国上海、浙江、江苏等地鸡群、鸭群的基因重配,重配地点很可能是中国的长三角地区,过程则可能是由于亚欧大陆迁徙的野鸟在自然迁徙过程中(经由韩国等东亚地区)和中国长三角地区的鸭群、鸡群发生接触,最终导致各自携带的禽流感病毒发生了基因重配。至于 H7N9 型禽流感病毒感染人并导致高死亡率的原因,很可能缘于病毒自身的基因变异。

无论如何,长三角地区的家禽产业在 2013 年的春天遭遇了惨痛的打击。全国各地响应疫情的第一反应是迅速切断与长三角地区家禽产业的任何联系,阻绝疫区家禽进入本地市场。反观长三角本地,禽类养殖户们在政府卫生部门的督促下大量灭杀家禽,销售、宰杀和加工环节全面停滞,消费市场门可罗雀,整个家禽产业都步入了深冬。换言之,H7N9 型禽流感的传播不仅威胁到人口的健康,还造成了社会经济的巨大损失。

从东亚地区的候鸟迁徙,到长三角地区的基因重配,再到 H7N9 病毒的人间传播,整个链条的关键环节正是长三角地区禽类产业的发展及其与全国市场的连接。这足以证明在现代社会中,商品的大规模、远距离流动极大促动了疾病的进化与传播,进而使得人类生态系统的疾病模式和均衡状态更加复杂和难以控制。

二、发展性疾病

发展性疾病特指与人类现代化的发展进程相关的一类疾病,包括锥虫病(睡眠病)、血吸虫病、河盲病、丝虫病、疟疾、营养不良等。从社会行为上看,导致这些疾病的原因并不太多,其中最主要的是人造湖的修建、农业灌溉、道路建设、贸易交流和都市建设等。这类社会行为往往会打破区域生态系统的平衡状态,改变疾病的传播模式或进化条件,导致某类疾病(甚至是新兴疾病)的暴发和流行。

(一)农业发展与寄生虫病的传播

20 世纪以来,巨大的人工湖泊和水利枢纽工程改变了地球面貌,其中有些项目之宏大壮观甚至超越了人类想象,例如中国的三峡大坝。修建这些湖泊和水坝的目的主要是为了控制洪水、灌溉农业、发展渔业和进行工业发电,遗憾的是,水坝在带来这些好处的同时,疾病也会随之而至。

以河流、湖泊等水域附近容易流行的血吸虫病为例。它的传播媒介是钉螺,这是一种广泛生存于河流、湖泊、滩涂之中的生物,其环境适应能力极强,所以在非洲、南美洲、近东和远东地区都发现了钉螺与血吸虫病的流行。在血吸虫属中,寄生于血液中的任何一种血吸虫都可以引起血吸虫病。完全除去外壳的血吸虫不仅能生存,而且能侵害人体的各种器官,如肠道、泌尿生殖系统、肾脏、肝脏、脾脏和肺脏,进而引起人体更严重的功能失调。虽然人类目前已经掌握了治疗血吸虫病的有效方法,但疗程过长并伴有明显的副作用,而且人体无法对血吸虫病形成免疫能力,二次感染率高。

在中国的长江流域,血吸虫病一度横行肆虐。长江是中国最大的河流,沿线集中了中国最主要的几大淡水湖泊,这里也是中国农耕文明的中心地带之一,是人口分布最密集、生产和商贸最发达的内陆腹地。数千年来,中国的农耕人口在这里兴修水利、开渠灌溉,形成了大量的湖泊沟塘,生态条件极有利于血吸虫病的传播。根据 20 世纪 70 年代的考古发掘,在湖北江陵和湖南长沙出土的西汉古尸中都查到了血吸虫虫卵,这证明血吸虫病在中国的流行历史至少有 2100 年以上。新中国成立之后,血吸虫病在中国的流行区域和程度得到了首次的全面清查,发现长江流域是血吸虫病流行最严重的区域,从湖北省宜昌市到上海的长江中下游已经形成连片的流行区域。为了控制和消除血吸虫病,在当时国家领袖的号召下,借爱国卫生运动的东风,在血吸虫流行区域掀起了一场灭螺除病的全民大会战。经过这场大会战,除江湖洲滩地区之外,血吸虫病在大部分流行地区都得到了有效遏制。

农业发展中的垦荒行为也常常因为对自然环境的改变,而给人类健康带来严重的负面影响。例如,马来西亚的橡胶园本来是无疟疾地区,但周边森林被砍伐后,疟蚊属的繁殖有了理想的自然条件,疟疾随即传播开来。类似的事情在印度南部山区也发生过,随着植被覆盖的破坏,疟疾四处横行。这些例子都证明了人类在发展农业的同时,由于对荒野地区的开发而增大了与病毒的接触面,从而引发了更多的传染性疾病。

(二)工业化进程中的营养问题

相比于农业发展,工业化导致的都市化进程也许给人类造成了更多的健康问题。在工业化、都市化的早期,通常的情况是城市越来越大,人口越来越集中,城市周边的贫民窟也越来越多。早在恩格斯关于英国工人阶级生存状况的描述中,我们就已经看到了贫民窟中的景象:居住拥挤、交通杂乱、饮食缺乏、卫生恶劣,没有公共的饮水和下水系统,因此充斥着营养不良和各种流行疾病。

对于当今世界的很多地方,工业化、都市化的进程已步入更深入的阶段,但这并不意味着健康问题被彻底消除了,实际情况也许更为复杂。以城市人口高度关注的营养问题(尤其是婴幼儿的营养问题)为例,根据世界银行的统计,2000—2012年间,在东亚及太平洋地区的发展中国家中,0~6个月婴幼儿的纯母乳喂养率跌落了一半(从60%下降到30%)。数据的回落速度之快、幅度之大,引起了世界卫生组织和各国卫生部门的高度关注。目前,各种形式的母婴关爱项目正在发展中国家如火如荼地展开,其目的就是提升纯母乳喂养率,因为按照现代医学的说法,无论是从营养、卫生条件,还是母婴之间的情感联系的角度看,母乳是0~6个月婴幼儿最适宜的食物。

那么,母乳喂养率的下降究竟是由什么原因引起的呢?从世界范围的经验来看,母乳喂养率的下降与一国的经济发展程度有显著关系。一般而言,在经济起飞之初,母乳喂养率一般较高;随着经济的快速发展,母乳喂养率会快速下降;等到经济发展到一定程度,呈现稳定态势时,母乳喂养率又会有所上升。具体情况是这样的,随着都市化的发展,大量人口从农村迁移到城市。迁移首先造成了饮食习惯和营养结构上的改变,乡村的营养结构不复存在,而软饮料、糖果和快餐食物所代表的都市诱惑则逐渐蚕食着母亲们的健康。第二,各种母乳代用品的大肆宣传和虚假吹捧,夸大自身优点,误导了年轻的妈妈和其他的照顾者。第三,也是最重要的,越来越多的都市女性走出家门,成为职业女性,工作节奏迫使她们将婴儿留给祖母、外祖母或其他照顾者,用瓶装牛奶喂养。

与发展有关的重要的生态和健康话题远不止上述这些。例如,医学上创立的血液和器官移植技术在挽救大量生命的同时,也容易使病人感染上传染病。还有,都市化带来了快节奏的生活方式、高脂高热的饮食结构和户外活动的大幅度减少,这些都与当今都市人日益普遍的精神紧张(焦虑症和抑郁症)、肥胖症、心脑血管疾病等密切相关。事实上,社会文明的出现在某种程度上是对人类健康的一种打击。虽然农业和工业的发展使食品供应有了保障,但人口的大幅度增长却引起了传染病的大流行。一方面,众多聚居的人口为传染病提供了充足的寄主,人和动物密切接触还可能产生新的病原体,另一方面,人类历史上从未遭遇过的一些慢性病正在侵蚀这个种群的健康。我们一定要意识到发展带来的是双重效应。

三、生态恶化与人类健康

(一)全球生态恶化的健康威胁及应对

工业化进程彻底改变了人类利用自然的方式,同时也造成了生态环境的剧烈变迁,甚至常常是灾难性的变迁。可以说在今天的地球上,任何国家都无法回避诸如水源污染、垃圾围城、土地沙化、气候变暖等灾难性的生态事实。

不仅如此,工业化时代的生态灾难往往还具有显著的全球化特性,因而对人类健康的威胁大大超越了传统生态灾难的尺度。具体而言,全球生态灾难对人类健康的威胁呈现出三个新的特征:①覆盖范围广,常常是跨越区域或国境;②波及人口多,对巨大区域乃至全球人口形成无从逃脱的健康威胁;③应对机制复杂,往往涉及区域内甚至全球范围内多方利益主体的协同合作。

温室效应是人类利用工业手段适应自然、改造自然所造成的一类典型的全球性气候灾难,其生态恶果如病虫害增加、气候反常、土地干旱等对人类健康乃至生存的威胁早已为现代科学所揭示,而以气候安全为指向的全球性生态保护运动也早已于20世纪七八十年代兴起,至今方兴未艾。面对这场生态保护运动,世界各国以前所未有的深度和广度被卷入其中,然而也很快分裂为发达国家和发展中国家的两大利益与权力阵营。接下来我们将会看到,由这两大阵营之间的分庭抗礼所呈现的全球政治经济秩序如何影响着生态保护运动的走向。

（二）温室效应的全球应对策略及其困境

20世纪后半叶,温室效应对全球大气环境的危害逐渐受到世界各国的关注。在联合国的框架下,由发达国家牵头、发展中国家参与的大气保护行动陆续兴起,其中最著名的莫过于《京都议定书》和《哥本哈根协议》所代表的大气环境保护运动。1997年12月,著名的《联合国气候变化框架公约的京都议定书》(简称《京都议定书》)在日本东京诞生,其目的是通过多国共同协作,将大气中的温室气体含量稳定在一个适当的水平,防止剧烈的气候改变对人类造成伤害。该议定书于1998年3月16日至1999年3月15日期间开放签字,共有84国签署,并最终于2005年2月16日开始强制生效。至2009年2月,共有183个国家通过了该议定书(占全球碳排放总量的61%)。按照约定,发达国家从2005年起承担减少碳排放量的义务,而发展中国家从2012年起承担减排的义务。

遗憾的是,尽管《京都议定书》一开始得到了主要发达国家的认可,但随着强制执行步伐的临近,变数终难避免。1998年,美国签署《京都议定书》,但到了2001年3月,布什政府以减少碳排放量将会影响美国经济的发展、发展中国家也应该承担同等的减排义务为由,宣布拒绝批准《京都议定书》。继美国成为第一个签署而后退出《京都议定书》的国家之后,2011年12月,加拿大也宣布退出了《京都议定书》。而根据2005年的数据资料,美国是全球温室气体排放量的第二大国(第一为中国),约占全球排放总量的18.4%;加拿大位列第九,约占全球排放总量的1.9%。如果按照谁损害、谁负责的公正原则,美国、加拿大等发达国家在维护全球气候安全方面也应负有不容推卸的责任与义务。

大气环境安全具有显著的公共物品属性,任何一个国家造成的大气环境危害都将波及全球,而全球大气环境的改善可惠及世界各国,因此在维护世界大气健康、环境改善的工作中应本着平等参与、共同承担的原则共同发展。

简言之,个别国家表面上的健康与发展之争本质上是全球化的权力之争,各国围绕着维护大气环境安全问题的角逐实际上是一个嵌套在全球不平等秩序中的博弈过程(尤其是发达国家与发展中国家之间),而且这一过程至今仍在持续。2009年12月,为解决《京都议定书》的第二承诺期问题,联合国气候变化大会发起的《哥本哈根协议》终未能获得通过。面对复杂、动态的世界局势,遏制全球变暖、维护大气环境安全的全球一致行动至今仍未落实。

（余晓燕）

第七章 民族医学

🌐 **学习目标**

掌握 民族医学概念发展与研究内容；民族医学对疾病的认知和诊疗特点；民族医学的客观评价。

熟悉 中医学、阿育吠陀医学及阿拉伯医学的理论基础与疾病诊疗。

了解 国内其他少数民族医学及非洲医学等国外民族医学。

"民族医学"概念正式提出于1968年，指有别于西方生物医学的各民族的传统医学理论、治疗方法和保健习俗，其研究内容涉及不同社会不同文化的医学观念，包括对疾病、病理的文化解释，求医问药的过程以及治疗活动等。随着人类社会经济技术高速发展，疾病谱及医疗模式发生改变，民族医学凭借着其对慢性病、老年病和重大疑难病的疗效而获得了包括西方发达国家在内的普遍关注，其健康观念与疾病诊疗方法得到越来越广泛的传播与实践，民族医学也逐渐成为医学人类学的重要研究主题。

在医学人类学进入中国学者的研究视野之前，"民族医学"一词便已见于国内文献，起初专指汉族的中医学，其后随着中国少数民族医药学研究的广泛开展，"少数民族医药学"也常常被简称为"民族医学（民族医药）"，医学人类学传入中国后，ethnomedicine也被翻译为"民族医学"。因此，"民族医学"概念的使用一度混乱。1998年医史学家蔡景峰指出，国外的民族医学与国内的民族医学并不是完全相同的概念，另外国内的"民族医学"概念不能包含中医学在内，而应专指少数民族医学。近年来，医学人类学研究日益增多，为了避免混淆，越来越多的国内文献使用"民族医药"一词来简称中国少数民族医药学。本章所述"民族医学"即为医学人类学视野下的研究领域，医学人类学关于少数民族的医学研究是丰富的，中国蒙医、藏医、苗医、壮医、傣医、维医等体系化的民族医学，也在其研究范围之内。

第一节 概 述

一、民族医学的概念与内涵

（一）概念的发展

医学人类学成立之初，关于学科分支、研究方向多有讨论。但不论如何划分学科分支，民族医学都是医学人类学不可或缺的重要研究内容。

1. 民族 民族（ethnicity）是一个历史范畴，并不是人类社会一开始就有的，而是人类社会发展到一定历史阶段的产物。对于民族的定义，国内外学术界众说纷纭。德裔瑞士法学家、政治学家布伦奇里认为民族具有八种特质：①同居一地；②同一血统；③同一肢体形状；④语言统一；⑤文字统一；⑥宗教统一；⑦风俗统一；⑧同其生计（经济生活）。意大利的马奇认为民族具有土地、起源、习惯、语言和社会意识上的统一。俄国民粹主义者海米洛夫斯基认为："民族联系是氏族联系的延续和综合。"汪兆铭提出民族六要素："一同血统，二同语言文字，三同住所，四同习惯，五同宗教，六同精神体质。"孙中山则认为构成民族有"五种巨大的力"：第一血统，第二生活，第三语言，第四宗教，第五风俗习惯。这些概念有的混淆了民族与氏族、人种的区别，有的则忽略了不同民族的共同宗教信仰。

1913年斯大林在综合众多争论的基础上提出："民族是指人们在一定的社会发展阶段形成的有共同语言、共同地域、共同经济生活以及表现共同的民族文化特点的，具有共同心理素质的稳定的共同体。"这个定义提示民族具有四个基本特征,即共同语言、共同地域、共同经济生活和共同心理素质,概括了"民族"这一人们共同体的征象和标志,适用于不同历史类型的民族,带有一定普遍性,得到较为广泛的认同。20 世纪 50 年代,我国在此基础上开展"民族识别"工作,正式认定了五十六个民族。

随着时代的发展,人们从政治管理及文化多样等角度对民族有了更深刻的认识。2005 年中国中央民族宗教工作会议对"民族"做出了新的定义:民族是在一定的历史发展阶段形成的稳定的人们共同体,一般来说民族在历史渊源、生产方式、语言、文化、风俗习惯以及心理认同等方面具有共同的特征,同时宗教对有些民族的形成和发展起着重要作用。这个定义较斯大林的民族概念更为全面。

2. 民族医学 "民族医学"(ethnomedicine)概念正式出现于 1968 年,查里斯·休斯(Charles Hughes)使用这一术语来表示在不受现代医疗影响的本土文化中的与疾病相关的信仰与实践。此后,民族医学概念开始被广泛应用在反映疾病的文化起源上,即以文化为着眼点的疾病研究,并注重不同文化体系中成员对疾病的看法,以及如何获取医疗救治。20 世纪 30 年代,医学体系的起源及历史成为美国文化人类学研究的一项重要内容。民族医学研究者关心的是如何解释一种疾病的起源机制、特征表述、治疗和解决方法,并将民族医学定义为:不同文化的成员思考疾病并参与医学治疗实践和与治疗相关的社会组织的学科。20 世纪中叶开始,医学人类学开始更加关注医学在整个文化体系中的功能。这时候,随着国际公共卫生项目的开展,一些具有悠久历史文化传统的民族医学进入了医学人类学家的视野。20 世纪 70 年代,很多具有跨文化背景的人类学家对这些传统民族医学产生了深厚的兴趣,希望通过对它们的研究,能够从整体上认识人类应对疾病的本质特征。在这个背景下,具有完整性和系统性的亚洲医学体系最先成为民族医学的研究重点。

20 世纪 80 年代以来,学界对民族医学研究的界定发生了很大的变化,其研究范围也相应地发生了转变。在继续关注民族医学的信仰与实践,尤其是治疗效用的经验研究的同时,民族医学开始转向对日常生活实践及具体知识形式的研究,比如身体与社会如何经历并体验健康、疾病与苦难,人们的求医行为及其影响因素,多元医学语境中的医疗选择,多渠道的身体表达,以及以个人、家庭、社区与国家及宇宙观为背景的治疗过程等。研究对象扩展到各种民族的、民间的非生物医学治疗形式。因此,民族医学的概念被界定为:有别于西方生物医学的各民族的传统医学理论、治疗方法和保健习俗。

Robert Hahn 在《疾病与治疗——人类学怎么看》一书中指出生物医学与西方的社会、文化语境息息相关,所以从严格意义上来说,也应该是民族医学的一种。但是在大多语境下,生物医学与非生物医学、传统医学与现代医学、西医与非西方医学、世界性医学与民族医学的二元对立思想仍普遍存在。世界上大多数国家和地区都将现代西医看作正统的医学,也称常规医学或主流医学,而民族医学则是指西医之外的非主流医学。

(二)研究内容、研究目标与研究对象

医学,同语言、音乐以及政治一样,是一个本土化的文化主题,每个社会都有自己的医学特色或医学文化。关于身体和病因的信仰同关于什么时候、为什么、向谁求医问药的社会规范共同构成了一个民族的"医学文化"或者民族医学。尽管一些社会相互之间有一定的联系并且拥有共同的医学信仰,但是正如文化非常相近的不同社会在语言和政治环境等方面可能会存在差异一样,他们的医学观念也可能会存在差异,所以有多少种文化或亚文化,就会有多少种独特的医学观念。不同社会不同文化的医学观念(包括对疾病、病理的文化解释)、求医问药的过程以及治疗活动等正是民族医学要研究的内容。

民族医学有两个基本目标。首先,研究民众在特定的文化生活中继承和习得的与健康相关的知识和理论。这些信息构成了某种文化的医学常识或者民众用以解释和治疗其疾病的医学逻辑基础。民族医学的另一个目标是医学转译(translation),即不仅寻求理解某一群体的医学思想,而且还希望通过跨文化的观念比较来实现区域化或者全球化理解。对民族医学知识的转译有助于提高被研究群体(民族)的医疗服务水平,并有助于为其他社会提供一种替代性医疗实践。

民族医学的研究对象是不同地区(文化)的健康生活方式及疾病诊疗观念与行为。人类学家注重研究不同民族之间的民族医学信仰和实践的多样性,并从区域或者全球视角比较不同民族医学的发展趋势。民族医学追求理解各医学体系的内部逻辑,然后对民族医学的理解做出各种医学转译。如将民族医学逻辑转译给专业学者和临床医生,让专业医学变得更加人性化和高效;或将临床发现转译给不同民族的潜在患者和政策制定者,将民族医学的研究目的转译给当地公众、组织以及政府,从而使民族医学研究的成果得以应用。

二、民族医学相关概念

(一)人种医学

民族医学(ethnomedicine)刚传入中国时也曾被译作"人种医学",是研究各人种各民族的传统医学理论、治疗方法和保健习俗的学科。

人种(race)也称种族,是指在体质形态上具有某些共同遗传特征(如肤色、发色、发型、眼色、血型等)的人群。这些特征是在一定的地域内,经过长期适应自然环境而形成的。根据这些特征,人类可以被分为蒙古、尼格罗、高加索和澳大利亚四大人种。另外,也可以根据肤色特征,把人类分为黄色、黑色、白色和棕色人种,如果将黑种人和棕种人合并为赤道人种,则全世界有三大人种。然而,并非所有体质特征都可以看作种族特征。例如,体格的强弱、脂肪沉积与肌肉系统的发达与否、体态的不同等都不是种族特征,因为这些特征都直接依赖于外部条件,且与自然地域无关。随着医学的发展,人们认识到,不同种族的疾病易感性不同,如在非拉丁裔白人、拉丁裔白人、非裔美国人、亚太裔美国人中宫颈癌的发病率不同。另外,不同人种对药物的反应也存在着遗传性差异,如抗血吸虫药物甲硫蒽酮在黑人中引起肝脏和中枢神经系统损害的不良反应较少;抗结核药物吡嗪酰胺引起肝脏损害的发生率在非洲黑人中约为3.6%,而在香港人中则可达27.3%;解热消炎药异丁苯酸在英国人中容易引起肝脏损害,但在日本人中却比较少见。

民族与人种不同,相同的人种可以形成不同的民族,而相同的民族多属同一人种。两者的共同点在于都存在地域性依赖。虽然随着社会、经济的发展和文化的融合,现在种族与地区的联系、种族之间的地域界线开始模糊,但在古代,每一人种都有一个相应的固定区域,而共同的地域不仅是共同经济生活的必要条件,也是共同语言与共同文化心理特点产生的前提。

(二)传统医学

人类医学从原始医学开始,经过经验医学、实验医学等阶段而发展为现代医学,在充分吸收和运用现代科学技术成果的基础上,现代医学得到了飞速发展,并逐渐在世界范围内成为主流医学模式。与此同时,不同种类的传统医学在许多国家仍然被广泛应用,并得到全球医学界越来越多的关注。1978年在世界卫生组织(WHO)和国际儿童基金会共同主办的国际初级卫生保健大会上获得通过的《阿拉木图宣言》提出了"到2000年人人享有健康保健"的战略目标,并充分肯定传统医学在许多国家,尤其是发展中国家的医疗保健服务方面所发挥的重要作用,并强调需进一步研究如何更好地发挥传统医学在初级卫生保健体系中的作用。1991年,中国国家中医药管理局和WHO共同主办国际传统医药大会,并通过《北京宣言》提出"人类健康需要传统医药",倡议全球促进传统医药发展。2003年第56届世界卫生大会通过《世界卫生组织传统医学战略2002—2005》(*WHO Traditional Medicine Strategy* 2002—2005),明确提出将传统医学(traditional medicine)纳入各国医疗保健体系的发展方向之中。其指出,随着传统医学成为国际医疗保健系统的主要组成部分,发达国家加快了对传统医学的开发,并通过专利申请占有了其所带来的可观经济效益,却没有给予原拥有者应有的补偿。因而,WHO要求成员国在制定传统医学国家政策法规时应充分考虑知识产权保护,防止"生物盗窃"(bio-piracy)的发生。

WHO在2000年发布的《传统医学研究和评价方法指导总则》(*General Guidelines for Methodologies on Research and Evaluation of Traditional Medicine*)中,将传统医学定义为:在维护健康以及预防、诊断、改善或治疗身心疾病方面使用的各种以不同文化所特有的理论、信仰和经验为基础的知识、技能和实践的总和。可见,相对于现代医学而言,传统医学指的是一个地域、国家和民族在漫长的与疾病抗争过程中逐步发展起来的有独特风格的健康维护体系,具体包括传统中医学、印度医学和阿拉伯医学,以及不同历史时期在亚洲、非洲、阿拉伯、印第安土著、大洋洲、中美洲、南美洲和其他不同文化中形成的各式各样的传统医学体系。

由于都注重医疗行为与文化的关系,民族医学与传统医学在概念上有交叉,但民族医学并不完全等同于传统医学。传统医学概念从文化出发,强调医学知识与实践本身;而民族医学作为人类学概念更注重医疗行为背后的文化多样性,较传统医学更注重反映社会环境与文化观念的改变。

(三)补充替代医学

补充替代医学(complementary and alternative medicine,CAM)是西方国家对全球多种传统医疗保健体系、方法和产品的一个统称。包括中国中医学、印度阿育吠陀医学在内的一些民族医学作为补充替代医学进行使用与研究。20世纪80年代,由于慢性病患病率的增加以及民众对常规医疗的不满——常规医疗价格昂贵却对慢性病疗效不佳,许多消费者开始应用非常规卫生保健医疗来替代常规卫生保健。美国和欧洲将这些医疗保健内容统称为"替代医学"。1992年,美国国立卫生研究院(NIH)增设了替代医学办公室(The Office of Alternative Medicine,OAM),其目标与任务是要对一直遭到现代医学排斥的传统医学做出公正评估以促进对有效替代医疗手段的探索、应用与发展。相关研究发现,消费者往往既选择替代疗法又选择常规疗法,常规和替代两种卫生保健体系实质上是相互"补充"的。1998年替代医学办公室正式更名为国立补充与替代医学中心(National Center for Complementary and Alternative Medicine,NCCAM)。NIH将补充替代医学定义为美国主流医学(常规医学)之外的医疗保健实践,统指那些未广泛在美国医学院校开课传授或在医院提供的治疗方法和医学实践。

美国国立卫生研究院国家补充替代医学中心制定的CAM主要范围和实例包括:阿育吠陀医学、按脊疗法、顺势疗法、美国本地医学、自然医学、中医药学(如针刺疗法、中草药)、沉思疗法、催眠、引导幻想、舞蹈疗法、音乐疗法、艺术疗法、祈祷和精神康复、草药疗法、特殊饮食(如长寿法,极低脂或高碳水化合物饮食)、大剂量维生素疗法、个体生物疗法(如鳖鱼软骨、蜂花粉)、按摩、费登奎斯法(Feldenkrais)、亚历山大法(Alexander Method)、灵气(Reiki)、接触疗法(Therapeutic Touch)、磁疗等。这些CAM卫生保健体系有的是众多行医者从数代临床经验中逐步积累形成的,如中医药学,有的是个体行医者或小规模行医小组开展特殊干预疗法的经验总结。尽管它们的形式多种多样,但在本质上却有着共同的特点,包括:强调整体性、促进自身保健和刺激自愈过程、身心结合、强调疾病和康复的精神本质,并力图通过增强自愈力来预防疾病。

(四)民间医学

民间医学(folk medicine)是相对于官方医学而言,指未纳入政府医疗保健体系,但流传于民间的,群众性的自我医疗保健方法。与正统的官方医学相比,流传在民间的医疗方法内容丰富、用药就地取材,其传播多具有通过传统的师承、家传等方式口授身传以及需要个人进行实践体悟等特点。

现阶段,各种类型的民族医学在不同国家的发展形势不同,民族医学在有些国家得到了官方认可,被完全整合到国家卫生保健系统,并被纳入卫生服务提供的所有领域,如中国、朝鲜、韩国、越南等;但在大多数西方国家,国家卫生保健系统完全基于现代正统医学,民族医学仅在法律制度层面被允许,并往往以民间医学的形式存在。

第二节 民族医学的疾病认知与治疗观念

西方自然科学认为,自然是由各种形态的物质所构成的,任何事物最终都可以还原为物质。在这一基础上发展起来的生物医学以物质还原论来认识并处理疾病现象。其治疗的要点在于修复或替换身体中被损毁的部分物质,或者用化学药物摧毁病毒、细菌等病原。因此在生物医学临床中,疾病被简化为细胞、分子等基本物质的故障,这种故障被认为独立于病人而存在。生物医学还认为,虽然疾病的分布随社会文化与生态环境而异,但作为一种对自然事实的反映,医学知识并不随社会文化而异。

然而在跨文化语境中,由于受地理环境、社会文化、历史发展等诸多因素的影响,不同的民族医学对疾病认知存在巨大的差异性。

一、不同文化语境下的健康与疾病

不同民族、不同地区生活的人们,因为其所处的地理环境的差别,文化背景的不同,对待疾病和健康的观念存在明显差异。如中国回族民众的"健康观"带有十分浓郁的伊斯兰文化特点;大多数汉族人忌讳说"病"字;而信仰伊斯兰教的回族穆斯林对待疾病的态度则是:无论何种原因致病,都是真主的安排,恐惧和回避都无济于事,甚至会加重病情,在治疗的前提下,应把自己的健康托付给真主。

另外,对于疾病和健康的判定,不同文化也有着各不相同的标准。一种文化中的疾病在另外的文化中可能不被认为是疾病,甚至被视为健康的表现。比如幼儿轻微的体温升高,在现代西方的医疗体系里被认为是一种疾病,需要去看医生,但中医学的小儿辨证学说则认为,小儿生长发育是一个连续不断的变化过程,每经过一定周期,孩子的身体、精神都会显示出特殊的变化,并且还可能表现出一些症状,如发热、烦躁、出汗等,但这不是病态,而是一种生理现象。玛格丽特·克拉克(Margaret Clark)发现美籍墨西哥人中腹泻和咳嗽很常见,他们认为这虽然不一定好,但是属于正常现象,不需要治疗。再比如,肠道寄生虫在包括中国在内的很多国家的文化中都不被认为是疾病,非洲桑格人(Thonga,莫桑比克农民)甚至认为寄生虫有助于消化,是健康的标志。类似的例子还有肥胖症,按照西方人的体重指数(BMI)测算,很多非洲妇女都患有肥胖症,但是在非洲的文化准则中,肥胖非但不是疾病状态反而意味着财富、威望与幸福,而苗条的妇女则被认为是不幸的。包括中国在内的东南亚传统文化中也普遍认为胖是"有福气"和生殖能力强的表现。

对精神疾病的判断也是一个好例子,因为行为、思想和感觉因文化不同而各有差异,要确定一个人是否患有精神疾病就必须证明他(她)的行为在其本民族文化中是否属于异常。在某些文化中被视为正常的行为在其他文化中则可能被视为异常。例如宣称自己听到已逝亲人召唤的声音,这在印第安部落被视为稀松平常,但在现代文明社会,出现幻听很有可能被医生诊断为精神分裂症。

二、疾病的病因与发病

尽管每一种医学文化都具有独一性,但有些民族医学原理还是为众多民族医学体系所共有。民族医学大都采用宏观整体的观念来看待疾病,认为人体由几种基本物质构成,构成机体的几种基本物质要维持一定的平衡状态,如果这种相对平衡的体系遭到破坏则疾病由此产生。同时,人和环境(包括自然环境以及社会环境)也应该处于一个和谐的稳态当中,以维持心身健康。当然,具体到某一种疾病,不同的民族医学体系都有自己独特的理解疾病的内在逻辑。例如儿童慢性消化不良性腹泻(empacho),西班牙人,特别是瓦伦西亚地区的民众和整个拉丁美洲民众都认为其病因是肠胃失调,而得克萨斯、亚利桑那和新墨西哥等州的墨西哥裔美国人则将其描述为食物硬块粘在肠壁上引起的梗阻。

通过跨文化民族医学研究,埃里克森(Erickson,2008)发现全世界所有民族医学都认为致病因素只存在于四个基本领域:个人身体、自然世界、社会和经济世界以及精神世界。另外,在上述领域内,疾病发生的原理有三条:失衡、自然过程以及作为惩罚。福斯特(Foster,1976)则直接将致病因素归为两大类:自然因素和精神因素。自然疾病(naturalistic illnesses)是由于暴露于生活环境中自然出现的风险而发生的病变。这也许包括病菌学理论(germ theory),或者与流传甚广的"恶风(bad air)"相似的传染、饥饿、伤害或者失调等概念。精神疾病是指归咎于其他超自然干预(supernatural intervention)的病变,超自然干预的主体可能是人类(女巫或巫师)或者非人类(神灵、鬼魂、妖精等)。

三、疾病的预防与治疗

第二次世界大战以后,随着医学科技的发展,天花、鼠疫等危害极大的传染病被控制和消灭,人们因此认为不断发展的科学技术能够帮助人类准确找到致病因子,只要有针对性地采用新的治疗手段和药物,就可以对任何疾病取得满意疗效。然而事与愿违,疾病不仅没有被消灭,反而愈来愈多。一方面,各种慢性病(如心脑血管疾病、肿瘤、糖尿病等)患病率不断提高的同时,本来已经被基本控制的传染病(如肺结核)又卷土重来;另一方面,医疗技术越来越昂贵,人们因医疗而产生的经济支出迅速增加,即使发达国家也不堪重负。正是基于这一现状,医学界提出要重新考虑医学的根本目的,重视疾病的预防。

值得注意的是,民族医学在对病症预防的意义认识和方法掌握上走在了生物医学的前面。中医学的早期经典著作《黄帝内经》中将疾病产生后再去被动应对的情形形象地比喻成口渴了才去挖井,战争开始了才去铸造兵器(渴而穿井,斗而铸锥)。提出人体处于未病的健康状态时,就应积极养生,防止疾病发生。注意根据不同季节的气候特点调整作息时间和饮食、经常活动身体以保持气血畅通,还要重视精神卫生,要求保持情绪的稳定,避免极端的心理波动,必要的时候利用药物来达到延缓衰老、健体强身的目的。印度古典医书《遮罗迦集》(*Charaka Samhita*)中说:"懂得提前预防各种病症的发生比寻找相应治疗方案更重要。"阿育吠陀医学也强调预防,鼓励通过合理饮食和良好生活方式来维持身心康健,同时常常对疾病采取预防性治疗。在一些民族与地区,预防医学有着重大的意义,预防实践广为流行,包括洗浴、饮食限制、手术等一系列措施。

相对于现代医学,民族医学大多在治疗上具有鲜明的特色:首先以整体观为指导思想。治疗过程不仅考虑环境因素,更注重病变部位与其他脏器的关系;其次以恢复机体的平衡状态为最终目的。民族医学的治疗并不局限于祛除某种疾病,而是更加重视改善机体内外环境,恢复平衡状态。民族医学将强烈或长久的精神刺激作为重要的致病因素,因此在治疗过程中十分重视病人情绪的稳定,在药物治疗的同时,往往采用多种方法帮助患者达到心态的平和。在治疗方法和手段上民族医学更是丰富多彩。除对来源广泛的药物进行各种加工和调配外,还有针灸、按摩、导引、整脊、香味、灌肠、催吐、放血、拔罐、冥想、饮食、沐浴、手术等非药物疗法,而且在临床实践中往往多种方法并用。

第三节 民族医学的地位与作用

近几十年来,民族医学不仅继续保持了在发展中国家的广泛应用,而且在发达国家也得以迅速传播,在满足多样化的卫生保健需求方面显示出巨大潜力。对于许多发展中国家的农村人口和贫困患者来说,民族医学有时是唯一可获得和唯一可负担的医疗卫生资源。例如非洲80%的人口在初级卫生保健中使用民族医学;在拉丁美洲,71%的智利人口和60%的古巴人口使用民族医学;在亚洲,民族医学是65%的印度人口唯一可获得的医疗卫生服务。在欧洲、北美和其他发达地区,民族医学以其对于一些慢性病、老年病和重大疑难病的有效性获得了人们的普遍欢迎,有50%以上的人群使用过民族医学,这一比例在澳大利亚为48%,法国为49%,加拿大为70%。

一、对现代医学的补充与促进

近些年来,由于常规疗法对某些慢性病、疑难病疗效不尽如人意,加上费用昂贵、非人性化倾向等原因,越来越多的病人开始寻求利用补充与替代医学进行保健和治疗,作为补充替代医学的一部分,民族医学在以现代医学为主体的国家受到了普遍欢迎。哈佛医学院的调查表明,美国每年用于CAM的花费大约为270亿美元,其中多数为自费。最常寻求CAM的疾病为背痛、过敏和哮喘、关节炎、胃肠疾病。最常用的CAM疗法为按摩、针灸、草药疗法和脊椎治疗术。此外,美国的许多大型医疗中心,尤其是综合性的癌症治疗中心,已经将CAM服务结合进所有病人的医疗之中。由于公众对使用非常规卫生保健的兴趣和需求与日俱增,美国前总统克林顿在2000年3月7日发布13147号行政命令,批准成立白宫补充和替代医学政策委员会,该委员会建议进一步加强CAM与常规医学之间的对话。针对英国医学会(British Medical Association,BMA)对补充医学(替代医学)的严厉批评,早在1986年英国便成立了英国补充与替代医学委员会(The Council for Complementary and Alternative Medicine,CCAM),其宗旨是支持补充医学(其中包括针灸、草药、顺势疗法、自然疗法和正骨疗法)的发展。

近十余年来,随着医学模式的转变和回归自然的趋势,民族医学在世界范围内受到越来越多的关注和认可,开展相关研究的国家和地区逐渐增多,遍及欧洲、亚洲、北美洲、南美洲、大洋洲及非洲。越来越多的证据提示民族医学可作为现代医学常规治疗的有效补充。例如在肿瘤的治疗上,民族医学常常采用针刺疗法、植物药疗法、维生素和矿物质补充疗法、饮食控制疗法、顺势疗法及心理-神经调节疗法、芳香疗法等手段,通过激活人体的自身免疫力和抗瘤能力,调动人体的自我调节能力和再生能力来达到控制肿瘤发展的目的,而现代医学的手术和放疗、化疗则以消除肿瘤病理改变或祛除致癌病因为基本思路。民族医学的引入在很大程度上减轻了现代医学肿瘤治疗的副作用,并帮助癌症患者进行心理调适,提高生活质量。

当前的医学发展方向体现为:从疾病医学向健康医学发展,从重治疗向重预防发展,从对病源的对抗治疗向整体治疗发展,从生物治疗向心身综合治疗发展,从强调医生的作用向重视病人的自我保健作用发展,从以疾病为中心向以病人为中心发展。而对疾病注重整体认识、对治疗注重以患者为中心的综合调治正是民族医学的鲜明特征。这与现代医学的发展方向在本质上是相一致的。充分表明民族医学的研究与进展对于促进现代医学模式的发展与完善具有重要的意义。

二、体现全球化背景下文化的多样性

全球化的提出,标志着地球上的人类的相互依存状态已达到前所未有的新水平。世界各国共享科学技术、信息、市场、文化艺术的程度的加深必然使文化间的共性增多,人们拥有更多的机会共享文化产品和文化成果。

2001 年 11 月,联合国教科文组织第三十一届大会通过《文化多样性宣言》,并指出:"文化多样性的存在是人类文化保持自身活力的重要条件,文化多样性对人类来说就像生物多样性对维持生物平衡那样必不可少。文化多样性不仅是促进经济增长的因素,而且还是个人和群体享有更加令人满意的智力、情感和道德精神生活的手段。"人类不同种族、不同民族、不同群体的文化都是平等的相对的存在,每一种文化都具有自身的文化逻辑和意义,每一种文化系统都独具特色。民族医学是传统文化的重要组成部分,医疗体系与疾病认知和一定的社会文化相适应。不同的社会文化有不同的病患观念,以及在此基础上发展起来的不同的医疗保健行为。因此,继承和发展民族医学,保持多元医疗文化体系的共存,也是各民族、各地区传统文化多样性的具体体现。

三、对疗效及安全性的质疑

在文化全球化背景下,在现代生物医学面临新的困难与挑战的环境中,民族医学进入了更多人的视野。在民众接受度日益提高,政府主导的相关研究日渐深入的同时,要求评价和完善其有效性的呼声也越来越高。

在生物医学作为普遍金标准的情境下,西方生物医疗被视为"理性""科学""正确"的体系,而其他医学实践则被认为与科学无关或至多属于"前科学",并只是因为其中含有一些有效的经验知识才幸存下来。人类学研究的目的之一,就是基于生物医学准则发现民族医学的科学因素与存在价值。例如尽管民族医学在预防和治疗心血管疾病中取得了长足的进展,但其有效性及安全性始终存在争议。现代医学认为民族医学传统的临床评价多依赖医师在临床实践过程中对个案病例或系列病例的经验总结,一般缺乏严格设计的前瞻性试验研究。无论是症候或是疗效判断指标都难以达到规范化和量化,疗效可重复性低,且疗效指标多为临床症状等"软"指标,缺乏长期随访的"硬"性终点指标。

显然,这种评价是基于生物医学与民族医学的二元对立之上的。近年来,越来越多的医学人类学家认为,对民族医学药物、治疗技术及程序的疗效评价不能以生物医学的测量作为金标准,而应该把它们放在各自所处的文化语境中,关注其自身的内容以及评定标准。民族医学的思想体系及其诊断与治疗的方法是以整体论方法为依据,对患者个体进行诊断,并调整其身体、情绪、精神和生活环境等的失调。1997 年 WHO 在拟定对传统医学的研究与评价方法论的限定草案中建议,在评判民族药物的疗效时必须考虑到其医学理论背景;对副作用事件的评价必须根据正确的判断因果关系的方法来进行,为此各国政府应建立自己的全国性追踪调查系统,其组织中应包括具有丰富的传统医学/CAM 知识并在该领域享有盛誉者,在研究设计时应考虑其特有的诊治方式及经验。

另外,值得注意的是,对民族医学疗效的评价应该建立在全面认知的基础之上。全球范围内,民族医学的形式可谓是异彩纷呈。人们对民族医学的有些认识仅仅来源于人类学家初期对原始医学的研究。在人类文明的早期,医术曾经一度被巫术覆盖,医术的效果与巫术仪式的效果没有泾渭分明的区别,中国甲骨卜辞中"医"字曾写作"毉",《吕氏春秋》中也有"巫彭作医"的记载。在世界经济文化相对封闭的地区,有的民族医学理论与实践长期保留着浓厚的宗教意味,与现代科学难以交流融合,使得现代人情愿将其视作文化形式而强烈质疑其疗效与安全性。然而事实上,更多的民族医学伴随着社会经济文化的发展进步而毅然走出了巫术的丛林。如中国在公元前12世纪的周代便已经有了独立于巫师系统的医师系统,公元前8世纪春秋战国时期医巫分离,经典著作《黄帝内经》中就明确提出"拘于鬼神者不可与言至德",最终逐步建立起适应社会进步的完整理论体系和丰富治疗方法。

民族医学中无论是神灵主义医学模式还是自然论医学模式或是二者相兼的医学模式,都在客观上起到了卫生保健的作用,在充满文化色彩的形式里面有着不可忽视的合理内核。人们对生命和生命现象的认识是一个不断深入和全面发展的过程,对民族医学疗效的评价是一个极其复杂的问题。在世界医学体系日趋多元的历史语境中,我们应该跳出科学主义的框架,让各种民族医学在治疗实践中找到自己的生存空间。

第四节 中国民族医学

中国是一个多民族国家。除汉族的中医学外,55个少数民族大部分都有自己的医药学。其中,藏医、蒙医、壮医、维医、傣医、韩医等发展历史悠久、理论体系相对完整,从业人员达到一定规模,诊疗技术相对成熟,并已经建立起本民族的执业医师考核认定制度,其他如瑶族、彝族、苗族、哈萨克族、白族等许多少数民族在同疾病斗争的过程中也积累了十分丰富的诊疗经验,它们共同构成了中国多姿多彩的民族医学。

一、中医学

上古时期,中原大地上,黄帝与炎帝的后裔组成了当今世界人口最多的汉民族,汉族人民在长期与疾病的斗争及与自然界的共存中积累了丰富的经验,形成有数千年历史的汉医学,由于汉族为中国人口的主体,汉医学又被称为中医学(traditional Chinese medicine,TCM),成为汉民族文化体系和世界传统医学的重要组成部分。日本的汉方医学、韩国的韩医学、朝鲜的高丽医学、越南的东医学都是以中医学为基础发展起来的。

中医学和现代医学一样以研究人体结构、生理功能、病理变化、疾病防控为最终目的,在漫长的发展进程中不断吸收不同的文化科技成果,进行自我完善。在文化背景上,中医学始终以道家、儒家、释家思想作为文化母体。道家追求长生,特别注重祛病健身,对中医学的理论形成与医疗技术发展有着深刻的影响。道家认为阴阳是一切事物变化的根源,以气化理论说明天地万物的生成与变化,以"天人合一"的整体思想把握人与自然的和谐。而中医学以阴阳五行为哲学指导,以气化理论说明生理病理现象。道家以"象数"作为演绎其学理的工具,中医学则应用"象思维"探索生命规律。道家"顺乎自然,清静无为"的思想也为中医养生学所遵行。儒家讲求不偏不倚、无过无不及的"中庸之道",在中医学上体现为强调阴阳平衡的机体协调观,且用药讲究权衡配伍,中病即止。此外,"格物致知"理念促使古代医学家探索未知的医学世界,推动了中医学术的进步。"仁者爱人"思想形成了中医学"医乃仁术"的医学伦理观。佛法西来,也带来了以古代印度为主的国外医药文化。佛门的医疗思想和经验随佛教教义的传播被古代中医学家所吸收,丰富了中医方剂学内容。"万法皆空"的理念被中医调神养生所吸收利用,而"慈悲为怀"的理念也充实了中医医德观。

(一)生命观

1. 整体观念 人体以五脏为中心,通过经络系统,把六腑、五体、五官、九窍、四肢百骸等全身组织器官联系成有机的整体,并通过精、气、血、津液的作用,完成机体统一的功能活动。同时,人与自然界也是一个统一的整体,即"天人合一""天人相应"。人的生命活动规律与自然界的各种变化息息相关,伴随着一年四季以及一天昼夜的变化,人体脏腑气血活动也相应地进行调节。另一方面,不同地域的气候、地质、风俗、生活习惯等,都在一定程度上影响人体生理功能从而形成体质差异。

2. 藏象学说 人体的脏腑按照生理功能特点,分为五脏、六腑和奇恒之腑。五脏,即心、肝、脾、肺、肾;六腑,即胆、胃、小肠、大肠、膀胱、三焦;奇恒之腑,即脑、髓、骨、脉、胆、女子胞(子宫)。脏腑都有各自的生理功能和病理变化,五脏之间有互生互制的关系,五脏与六腑有阴阳表里配合关系,六腑之间有转化关系,同时五脏与自然环境也有着密切的联系。藏象学说还认为人的精神意识思维活动与五脏有着对应的关系,"心藏神,肺藏魄,肝藏魂,脾藏意,肾藏志",用来指导对情志疾病的辨证论治(图7-1)。

需要说明的是,藏象学说中的脏腑并不等于解剖学概念,而是人体某一系统生理和病理学的概括。藏象学说中一个脏腑的生理功能,可能包含着现代解剖生理学中的几个脏器的生理功能;而现代解剖生理学中的一个脏器的生理功能,亦可能分散在藏象学说某几个脏腑的生理功能之中。如中医学讲的肾,基本上包括了西医学中的泌尿生殖系统和部分造血、内分泌、神经系统的功能。

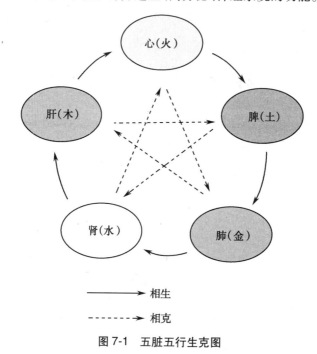

图 7-1　五脏五行生克图

3. 经络学说　经络是经脉和络脉的总称,是人体运行气血、联络脏腑肢节、沟通上下内外的通道。经络学说是中医学分析人体生理、病理和对疾病进行诊疗的主要依据之一,也是针灸及推拿的理论核心。

经脉可分为正经和奇经两类。正经即手足三阴经和手足三阳经,合称"十二经脉",是气血运行的主要通道。十二经脉通过手足阴阳表里经的连接而逐经相传,构成了一个周而复始、如环无端的传注系统。奇经有八条,即督脉、任脉、冲脉、带脉、阴跷脉、阳跷脉、阴维脉、阳维脉,合称"奇经八脉",作用是作为十二经脉之间的联系以及对十二经气血进行调节。经络上脏腑气血出入的特殊部位称为腧穴,穴位是疾病在体表的特殊反应点,用针灸、按摩等刺激,可引起体表一定区域或相关内脏的反应,从而产生治疗效果(图7-2)。

阴 阳 学 说

阴阳,是中国古代哲学的一对范畴,最初含义是日光的向背,向日为阳,背日为阴,后来引申为气候的寒暖,方位的上下、左右、内外,运动状态的动静等。进而用以解释自然界两种对立和相互消长的物质势力,并认为阴阳的对立和消长是事物本身所固有的,是宇宙的基本规律,如《周易》说:"一阴一阳之谓道。"阴阳,即是对自然界相互关联的某些事物和现象对立双方属性的概括。中医学将阴阳学说与医学理论紧密结合起来,用以说明人体生理结构功能、病理变化、疾病辨证以及临床用药等,成为贯穿整个中医学理论体系的指导思想和重要的方法论。

五 行 学 说

五行是古人在木、火、土、金、水五种物质的朴素认识基础上,进行抽象升华而逐渐形成的哲学概念。

五行学说以五行的特性为依据,运用取象比类、归纳分类和演绎推理的方法,将自然界各种具有相同或相似特征的事物或现象分别归属于木、火、土、金、水五类之中,从而形成了人们认识自然界的五大系统。即以木、火、土、金、水五种物质的功能属性来归类事物或现象,并以五者之间的相互促进、相互制约关系来论述和推演事物之间的相互关系及其复杂的运动变化规律。五行学说认为,宇宙万物是由木、火、土、金、水五种最基本的物质所构成;五行各有特性,五行之间存在着生克乘侮的关系;五行的运动变化和相互作用,推动了宇宙万物的发生发展和运动变化。五行学说与中医学理论紧密结合,成为中医学的一种思维方法,用以说明人体的生理、病理,指导对疾病的诊断和防治。

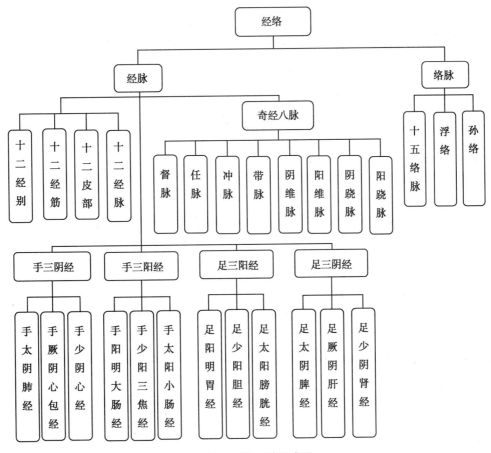

图7-2 经络系统组成图

(二)疾病观

1. 病因　中医学将致病因素总结为外因、内因、不内外因三大类。外因指风、寒、暑、湿、燥、火等过度的自然界气候变化;内因包含情志、饮食、房劳等三方面的失常;不内外因指创伤、虫兽咬伤、中毒、遗传等致病因素。

中医学在致病因素中特别强调七情内因,这是中医病因观的一大特色。同时还指出在疾病发生、发展过程中,某一病理产物,如痰、瘀血等,可能是引发另一疾病的原因。古代医家还认识到有些疾病具有发病急骤、病情较重、症状相似、传染性强、易于流行等特点,中医学将这类具有强烈传染性的致病因素称为疠气。

2. 发病　中医学认为,人体内部之间、人体与外环境之间既对立又统一,在不断产生矛盾和解决矛盾的过程中保持动态平衡,是为健康状态。当机体内外环境的动态平衡关系被打破,又不能很快自行恢复时,疾病就产生了。疾病的发生、发展和变化,是由邪气和正气两方面因素决定的。邪气是一切致病因素的统称,正气指人体自身的生命力、抵抗力、自愈力。疾病过程就是正与邪两方面矛盾在人体中斗争的过程。在这个过程中,正气是决定因素,当正气战胜邪气,疾病就痊愈,邪气战胜正气,则导致发病甚至死亡。

3. 诊断　中医收集病情资料的基本方法主要包括望、闻、问、切,统称"四诊"。望诊是通过观察神色、形态了解病人一般情况,并结合舌诊判定疾病性质。3 岁以下的儿童通过看指纹辅助诊断。闻诊包括听病人的讲话、呼吸、咳嗽、呃逆等声音以及嗅气味等。问诊是了解患者的主要病痛所在,包括发病的时间、原因、经过,既往治疗的情况(包括服药后的反应),既往病史,以及病人的生活习惯、饮食爱好、思想情况、家族病史等。切诊包括摸脉搏和对四肢、躯干部位的触诊。

(三) 治疗观

1. 辨证论证　证与症不同,"证"是机体在疾病发展过程中某一阶段的病理概括,包括病变的部位、原因、性质以及邪正关系,能够反映出疾病发展过程中某一阶段病理变化的本质,比症状能更全面、深刻、准确地揭示疾病。辨证,就是在整体观念指导下,将四诊(望、闻、问、切)所收集的资料及人体在病邪作用下反映出来的一系列症状和体征,结合地理环境、时令、气候、体质、性别、年龄、职业等情况进行分析,确定证候类型。论治,即在整体观的指导下,在辨证的基础上,确定治疗法则,对疾病选方遣药进行治疗。一种疾病可以包括几种不同的证,不同疾病在发展过程中可以出现同一证候。

2. 治未病　治未病理论包含了未病先防、既病防变和瘥后防复 3 个方面。未病先防,指通过适应四时气候变化、生活起居有规律、饮食有节制、保持运动及舒畅情志等方法来预防疾病。一定条件下也可以利用药物,如用紫草根预防麻疹,用膏方(俗称"膏滋药",是将中药加水蒸煮后滤渣,再浓缩熬成膏状制剂)滋补强身、延缓衰老。既病防变,是指在发病之后特别是发病之初,针对疾病发展过程中可能出现的病情加重趋势和已经萌芽的先兆症状,及早采取有效措施加以预防,以阻止或扭转病情的发展或转变,促使疾病早期痊愈。瘥后防复,指在疾病稳定期或间歇期提前采取巩固性治疗或预防性措施,防止复发。

3. 三因制宜　即因时制宜、因地制宜和因人制宜。根据不同的季节气候特点和每天不同时段来考虑治疗用药原则就是"因时制宜";根据不同地区的地理和气候特点考虑治疗用药的原则即为"因地制宜";根据患者性别、年龄、体质、生活习惯等不同特点考虑治疗用药的原则称为"因人制宜"。

4. 治疗方法与手段

(1)中药:中药除植物类药外,还包括动物类药、介壳类药和矿物类药。中药具有寒、热、温、凉四种性质称为"四气",酸、苦、甘、辛、咸五种味道称为"五味",另外还具有升、降、浮、沉等不同作用趋向,以及对机体某部分的选择性作用称归经。如酸枣仁能安神治心悸失眠,归心经。中药常常组合成方剂使用,以君臣佐使为配伍原则。君药针对主病或主证,起主要作用;臣药辅助加强治疗主病或主证,或者是对兼病或兼证起主要治疗作用;佐药辅助君、臣药起治疗作用或治疗次要症状,或消除(减轻)君、臣药的毒性;使药起引经或调和作用。

(2)针灸推拿:针刺是将毫针按照一定的角度刺入患者体内,运用捻转与提插等手法来刺激人体特定部位(穴位)从而达到治疗目的。灸法则以预制的灸炷或灸草在体表一定的穴位上烧灼、熏熨,利用热的刺激和灸草的作用来预防和治疗疾病,通常以艾草最为常用,故而又称为艾灸。推拿指用手在人体上按经络、穴位用推、拿、提、捏、揉等手法进行治疗。

(3)气功:是以呼吸的调整、身体活动的调整和意识的调整(调息、调形、调心)为手段进行身心锻炼的方法。主要可分为动功和静功,动功强调与意气相结合的肢体操作,而静功是指身体不动,只靠意识、呼吸的自我控制来进行的气功。大多数功法是动静相间的。

(四) 中医学的发展与传播

1. 历史发展与中医现代化　中医学发展的历程大体可以划分为三个时期:理论的奠基时期、实践经验积累和理论的完善时期、中医与现代多学科结合研究的探索时期。

战国至秦汉时期,《黄帝内经》《难经》确定了中医独特的理论体系,《伤寒杂病论》则奠定了临床治疗学基础,《神农本草经》阐述了中药理论精髓。汉代至鸦片战争时期,随着实践经验的不断积累,中医学各科的专科化已趋向成熟,出现了岭南医学、新安医学、盱江医学等众多各具特色的医学流派,病因病机、辨证论治等理论得到了进一步完善,临床上也形成了多种有效的治疗方法与手段,骨伤整复技术、外科麻醉技术、产科技术、舌诊技术、针刺技术等诊疗技术都处于当时世界的领先水平。鸦片战争以后，西方文化倡行，中西医学理论乃至东西方文化发生了激烈的碰撞，中医药学先后经历了存废之争、科学性之争。

新中国成立后，确立了中医、西医、中西医长期并存发展的方针，中医学开始走上现代化道路，在教育模式上由师承教育改变为现代院校教育，在科研思路上力图运用现代科学的清晰性、严密性和可证性转化直觉思维的模糊性。引入生物前沿技术，从细胞、组织、器官、代谢产物、蛋白质、基因等水平对中医基础理论实质展开了广泛研究，获得了一些规律性认识。在国家中药现代化发展战略的推动下，中药创新体系初步形成，多项研究得到国际认可。复方丹参滴丸、芪参益气滴丸、莲花清瘟胶囊等药品经过临床对照研究获得美国等国家认可；康莱特注射液在俄罗斯完成新药上市注册；地奥心血康胶囊获准在荷兰上市，进入欧盟医药市场。经典中成药的传承与创新研究、中药注射剂安全性的质控和再评价研究、《中国药典》中部分药物的毒理学研究、创新中药研发及中药国际化研究等都在积极进行之中。此外，四诊标准的客观化，以及中医药在应对突发公共卫生事件和防治重大疾病等方面也取得了阶段性成果，古老的中医学重新焕发出勃勃生机，呈现出一派欣欣向荣的景象。

2. 海外传播 中医海外传播的历史最早可以追溯到公元前 140 年西汉张骞通使西域。19 世纪以来，中医药再次受到世人青睐，在世界各国的影响进一步扩大。2010 年中医针灸被联合国教科文组织（UNESCO）列入人类非物质文化遗产名录，而《黄帝内经》和《本草纲目》两部中医古籍也在 2011 年被列入"世界记忆名录"。近几十年来，中医药在海外发展迅速，中医药研究、产品和服务已遍布全球 160 多个国家和地区。由于各国具体情况不同，世界各地的中医药发展并不均衡：或融入当地主流医学，得到立法管理；或作为现代医学的补充，在特定领域提供服务；或得到包容，自由发展。总体来看，美洲、东南亚、大洋洲、欧洲发展较快，南亚、中东、南美、非洲发展较慢。

在美国，18 世纪中期中医药即开始传入，20 世纪 70 年代开始进入发展时期。目前，美国已经有 48 个州承认中医、针灸的合法地位。在加利福尼亚州，在中医针灸诊所就诊可以到保险公司报销。2002 年白宫发布医学政策报告，其中"中国传统医学"被列属于独立的医学体系，而不再仅仅是"一种疗法"。澳大利亚是第一个确立中医合法地位的西方国家，维多利亚州于 2000 年 5 月最终通过了中医注册法案（Chinese Medicine Registration Act 2000，CMRA），承认中医医师与西医医师在法律上的平等地位；同年 12 月，成立中医注册管理委员会（Chinese Medicine Registration Board of Victoria，CMRB）主管中医医师注册、中医药教育课程认定、制定中医药政策等事宜；2012 年 7 月 1 日澳洲中医立法正式在全国实行。加拿大第一个为针灸立法的省份为魁北克省，此后，阿尔伯塔省（1991 年）、卑诗省（1996 年）、安大略省（2006 年）相继为针灸立法；2000 年卑诗省明确为中医立法，保持了"传统中华医学"的名称，批准授予医师（Doctor）头衔给中医师。英国政府长期以来对中医、针灸、草药医等采取宽松的态度，使中医药得到迅速发展，自 2000 年起英国即开始进行中医立法，但在中医整体立法问题上政府与英国中医药学会（ATCM）之间存在争议，没有达成一致的立法方案。2013 年匈牙利国会通过中医药立法，并于 2015 年在此基础上制定了实施细则。南非在 2000 年通过法律程序确认了包括中医针灸在内的多种疗法的合法地位。而在毗邻的泰国、日本、朝鲜、韩国、越南、缅甸等国家，中医药的历史传播更早，并与当地传统医学结合形成特色医学，如汉方医、东医、韩医等，至今仍为当地医疗体系的重要组成部分。

从整体来看，由于文化的差异，海外医疗界对传统中医理论的理解和接受存在限制，而针灸由于相对容易学习，对疼痛性疾病的治疗效果确切，在替代和补充医学中越来越受重视。将针灸治疗费用全部或部分纳入医疗保险，并承认其法律地位的国家数量多于对中医整体进行立法的国家。中药类产品也在欧美的一定范围内得到应用，但多数以食品和保健品的形式存在，并不能以药品身份进入主流医药市场。

二、少数民族医学

少数民族医药作为中国传统医药的重要组成部分，有着广泛的群众基础和厚重的历史文化沉淀，其用药方法和用药经验都具有鲜明的特色，一些传统药物为民族所在地区所特有。

（一）藏医学

藏族人民主要聚居在与多国接壤的青藏高原，长期以来受到多种不同文化影响。同样，藏族的传统医学中也不乏中医学、伊朗医学和印度医学相互融合的痕迹。藏族人民对藏传佛教（喇嘛教）有着虔诚的信仰，佛教教义渗透于日常生活，藏医的病因学中也直接应用了佛教理论，而且，藏医在解剖学上取得了一定的成就。

藏医学认为人体疾病病因分为远因、近因和具体病因三种。远病因是根本"无明"，即不明诸法无我而产生的烦恼；近病因是"贪、嗔、痴"三毒；具体病因是"隆、赤巴、培根"。人体生病的根本原因就是由"无明"引起的"贪婪、愤怒和痴愚"，扰乱了体内"隆、赤巴、培根"三种物质的平衡。"隆、赤巴、培根"三大元素是构成人体的物质基础，三者相互依存、相互制约、互相协调，维持整个机体进行正常的生理活动，支配饮食精微、肉、血、脂肪、骨、骨髓、精七种物质基础和大便、小便、汗液三种排泄物的运行变化。

疾病的发生归根到底是由于隆、赤巴、培根三者之间失去平衡和协调，使身体的元气受到伤害而引起的。因此，治疗目的就是纠正三大因素的失衡。藏医将疾病分为热症与寒症两大类，并将病人分为"隆"型、"赤巴"型和"培根"型。药物治疗分内服和外治两种。内服药物遵从"热者寒之""寒者温之"的原则。外治有放血、拔罐、灸疗、热酥油止血、青稞酒糟贴敷等方法。藏药中复方较多而单味药较少，常用药共有1400多种，10 000多个配方，其中一部分为青藏高原特产。

藏医的优势病种有肝病、高血压病、脑出血、强直性脊柱炎、腰椎间盘突出症、关节炎、娥乃赤（类似盆腔炎）、查凑病（类似子宫内膜异位症）等。

（二）蒙医学

蒙古高原地处亚洲大陆内腹，受自然条件制约，蒙古先民过着游牧生活，主要食用牛、马、羊等的肉和乳制品，因此注重动物产品的医疗作用和饮食疗法。

蒙医学将病因归纳为三根失调和七素失调。所谓三根，指赫依、希拉、巴达干，七素指食物之精华、血液、肌肉、脂肪、骨骼、骨髓、精液。三根与七素之间既相辅相成，又相互制约和对抗，以保持平衡状态，并与饮食、气候及外界环境条件相适应，有规律地、不断地进行着精华与糟粕的分解、吸收以及排泄等正常的生理功能活动。

由于季节、气候、居住环境、饮食、生活习惯及年龄、体质等影响，疾病的本质不同且病势也会发生不同的变化，治疗时应视其变化的规律，辨明是因哪一要素发生何种病变起主导作用，而后针对具体变化情况用药。

蒙医康复保健学的特点是整体和辨证康复。主要有灸疗法、浴疗、罨敷疗法、色布苏疗法、皮疗、羊粪疗法等。辨证康复根据个体年龄、体质强弱、生活习惯等不同对待。如蒙医将人的体质特性分为赫依型、希拉型、巴达干型、赫依希拉混合型、赫依巴达干混合型、巴达干希拉混合型和赫依希拉巴达干聚合型7种类型。这7种体质各有特点，如赫依型人易患赫依性疾病，防治时建议他们使用温性食物及灸疗；儿童期巴达干偏盛，青年期希拉偏盛，老年期赫依偏盛，据此采取不同的保健措施。

（三）维吾尔医学

2500多年前，维吾尔祖先就游牧生活于中国北方和西北贝加尔湖以南、额尔齐斯河和巴尔喀什湖之间以及天山南北和塔里木河流域。经过漫长而艰辛的积累，同时吸取东西方医学精华，形成了较为完整、独具特色的医学体系——维吾尔医学（简称维医学或维医）。

维医学认为，人体与外部环境是一个整体。大自然是由水、火、气、土四种物质的运动、变化而生成的，它们之间相互联系、相互作用、相互制约。人类的生命由自然界四种物质的复杂作用而形成并直接受到这些作用的影响。四种物质具有四种不同的性质，气为湿热、火为干热、水为湿寒、土为干寒。四大物质对人体产生影响，形成黄胆质、血液质、黏液质以及黑胆质四种体液质，在人体内持续代谢、更新和循环，为人的生命健康创造条件。体液质的平衡状态一旦被破坏，就会导致疾病。

在维吾尔医学看来，保持免疫力的正常水平是健康的保障。治疗不仅限于药物治疗，还包括改善医疗环境、精神治疗、药膳疗法、太阳浴、温泉疗法及按摩、熏法和开刀等。维医相信,周围环境存在什么样的病因,就会相应存在对其具有疗效的克星。因此可以根据各类药物热、寒、干、湿的特性和它们的主要影响力,对各种病因采取相应的应对手段。

(四)壮医学

壮医萌芽于先秦时期,长期以来,由其所创用的针刺疗法,其对毒药、解毒药的认识应用,以及其对痧、蛊、毒、风、湿等病症的丰富防治经验广泛流传于中国广西地区。

壮医学认为万物的变化皆由阴阳而起,阴阳在动态中须保持一种均衡,人与自然之间,人体内部各器官之间也需保持平衡关系。壮医把整个人体分为天、地、人三部。在生理上,人体的天、地、人三部与自然界(天、地)同步运行,则气血调和,阴阳平衡,反之则为病理状态。壮医还认为,脏腑、气血和骨肉是构成人体的主要物质基础。壮医称谷道、水道、气道为三道,称龙路、火路为两路。"谷道"是消化吸收通道;水道与谷道同源而分流,在吸取水谷精微营养物质后,谷道排出粪便,水道主要排出汗、尿;气道是人体与大自然气体交换的通道。龙路是血液的通道,火路即信息通道,中枢在"巧坞"(大脑)。

壮医将毒和虚作为主要病因,治疗以调气解毒补虚为主。扶正补虚必配血肉有情之品,调气解毒则通过药物或非药物外治法的刺激,直接作用于龙路、火路在体表的网结,疏通两路淤滞,恢复三气同步。壮医特别强调阳气的主导作用,认为人体阳气经常耗散,因而疾病防治上重阳、调阳、壮阳成为重要理念;在治疗方法上以外治为主,几乎所有的病症都可采用外治法,即使是用内治法治疗内科疾病,亦多配以外治法。壮医外治法常见的有穴位刺血疗法、药罐疗法和线点灸疗法等。

(五)傣医学

早在四千多年前,傣族先民就在云南省的澜沧江等流域生息繁衍。傣医思想建立在"万物有灵、灵灵相通"的原始宗教基础上,借助佛教理念中的"四塔五蕴"为理论核心和哲学基础指导临床辨病、立法、组方用药和预防保健。四塔即风、火、水、土塔;五蕴即色蕴、识蕴、受蕴、想蕴、行蕴。保持体内四塔五蕴功能的平衡和协调是健康的基础。

傣医学通过望、闻、问、摸的方法判断疾病病位、性质,辨证诊断,并以四塔病证、五蕴病证、脏腑病证、三盘病证、寒热内外病证和杂风病证等分类施治。

傣医学认为人体四塔五蕴失调是疾病发生发展的病理基础,因此,调平四塔是基本的治疗方法,并在实践中总结了相应的"四塔方药""雅解方药"等。除了采用药物治疗以外,傣医学十分重视外治法。如熏蒸疗法、睡药疗法、洗药疗法、刺药疗法、搽药疗法、包药疗法、足踏疗法、坐药疗法、拖擦药物疗法等。

傣药分为寒、凉、温、热、平五种药性;酸、甜、涩、咸、苦、麻、辣、淡八种药味,根据功效分为调四塔类、解药类和其他类三大类。剂型有汤剂、茶剂、磨剂、挂佩剂、闻剂、饼剂、熏剂等十余种。

(六)朝医学

中国朝鲜族主要聚居在吉林省、黑龙江省、辽宁省和内蒙古自治区,尤以吉林省延边地区为主。朝医学是在朝鲜族固有文化基础上,吸收中医学理论,结合本民族疾病防治经验逐步形成和发展起来的。

"四象医学"是朝医特色。所谓四象,是在中医《黄帝内经》基础上将人分为太阳、少阳、太阴、少阴四种体质类型,并以此为依据创立四象整体观、四象阴阳论、四象四行论、四象脏腑论、四象病理学、四象临床学和四象预防学。

朝医学以"天、人、性、命"整体观为理论指导,认为人与自然、社会是不可分割的整体,自然、社会的各种因素通过人的感觉器官反映到体内,发生喜怒哀乐的情志变化,这些变化的"远散"或"促急"又引起体内有形脏局的大小(功能强弱)变化,成为诱发各种疾病的内在因素。阴阳协调是维持有机体生理活动的基本条件,四象脏局阴阳的偏盛偏衰是疾病发生、发展的根本原因,而调节阴阳平衡即是治疗疾病的根本目的。

朝医的诊断包括辨象与辨证两个方面,先辨象,后辨证,即通过望闻问切的方法,全面收集病人的性情、体态、病史、嗜好、症状和体征等方面的有关资料,进行综合分析,辨识太、少、阴、阳四象人,确定病情程度及发展趋势。

朝医中引用中药数量较大,但其使用有所不同。一方面,朝医重视机体对药物的选择性问题,将药物分成少阳人药、太阳人药、少阴人药、太阴人药四大类,使用时严格按象用药,辨象施治,随证加减;另一方面,是存在同物异用和异物同用现象,如熊胆,中医用以清热解毒、清肝明目而朝医用熊胆以祛风、活血化瘀,中医用蕨菜清热利湿而朝医用以通乳。除了采用药物治疗以外,朝医学和中医学一样十分重视食疗。此外,朝医学的治疗方法还有针灸、按摩、热石敷、药物熏、坐药浴、湿敷、药物起疱法等。

第五节　国外民族医学

现代医学是欧洲文艺复兴以后西方近代自然科学发展的产物,在这之前,欧洲医学也以民族医学经典著作为教科书,可见民族医学作为世界医学的起源,对人类的繁衍生存发展及健康所起的重要作用。世界三大传统医学体系——中医学、印度医学、希腊-阿拉伯医学是三大东方文明古国医学的重要象征,其形成与发源地的民族历史文化发展息息相关。非洲与美洲也有着本土民族医学。此外,一些替代医疗,如顺势疗法正逐渐在世界范围内被广泛接受与研究。

一、阿育吠陀医学(印度医学)

阿育吠陀(ayurveda)为梵语,ayur 意为生命,veda 意为知识、智慧。其起源可追溯到 5000 年前,是世界上最古老的医学体系之一,也是印度医学体系的主要组成部分,其影响几乎波及南北半球所有的医学系统,被誉为"医疗之母"。

根据阿育吠陀的观点,人类应该和自然界和谐共存,疾病的产生缘于这种和谐被打破,而利用自然界及其产物可以恢复这种基本平衡。人的肉体、精神与灵魂三者是不可分割的整体。健康不仅仅意味着无病,还应包括身体功能的互相协调,以及精神、意识、心理等方面的良好状态。

宇宙中包括人体在内的万物都是由土、水、火、气和空间(大气)五种基本元素组成,这几种元素在人体中以不同的比例呈现,构成人体内三大生命能量(称为"doshas"),分别为瓦塔(Vata)、皮塔(Pitta)和卡法(Kapha),而这三大能量决定了人们的身体以及精神结构,同时也决定了防治疾病时需要哪种饮食、锻炼以及治疗方法。

阿育吠陀医学对疾病的诊治非常注重人的特性,往往综合考虑病人的年龄、居住环境、社会及文化背景及其体质等因素。主要的诊断手段包括触摸、检查和交谈,治疗措施则有药物治疗、特殊食物疗法以及根据医嘱适当运动。

阿育吠陀医师很早就发现植物强有力的医疗作用,在临床中广泛使用草本植物,利用植物的天然成分,激发人体自愈力;并用草药按摩等方式帮助人体净化排毒,恢复活力。调节饮食也是一项重要的治疗方法。食物的酸、甜、苦、辣、咸、涩每种味道都对人的精神状况及性情有一定影响。如酸味有利于保护心脏、促进唾液分泌、帮助消化,但过多食用会导致身体虚弱甚至引起疱疹、头晕和大便紊乱。阿育吠陀同时强调"独处是最好的医生",提倡瑜伽等自然运动和冥想。

目前,阿育吠陀主要在印度和斯里兰卡流传较广。印度中央政府多年前就已设立专门的医学研究机构来加强对阿育吠陀传统医疗方式的规范和监管,对植物草药种类和疗效更做了具体的细分。斯里兰卡政府也早在 1980 年就设立了本土药品监管部门,旨在重振阿育吠陀医疗方式并同时起到控制规范的作用。

二、希腊-阿拉伯医学

希腊-阿拉伯医学起源于古代希腊并形成于 8~12 世纪的阿拉伯帝国。随着庞大的帝国的建立,阿拉伯人以其自创的伊斯兰教为核心,广泛吸收希腊文化、波斯文化、印度文化、两河流域文化、叙利亚和埃及文化,并加以融合和发展,最终形成了光辉灿烂的伊斯兰文明。希腊-阿拉伯医学是伊斯兰文明中的一个重要组成部分。希腊-阿拉伯医学以古希腊医学家希波克拉底和古罗马学家盖仑的学说为基础,把帝国各民族、各地区的医药经验与知识加以整合,还吸收了中国医学和印度医学的部分内容(如中医脉诊),经过系统的整理和创造性的发挥,形成了体系完整、内容丰富的医药学体系。希腊-阿拉伯医学传播的范围遍及欧洲、南亚、东南亚、中国、蒙古。

构成希腊-阿拉伯医学理论的基本概念包括四元素(土、气、水、火)、四性(寒、热、湿、干)、四体液(血液、黏液、黄胆液、黑胆液)、三灵气(生命灵气、精神灵气、自然灵气)和器官论。这些基本概念用以阐释人的生理过程、发病原理和治疗法则。由于广泛吸收了从中亚、西亚到北非、南欧当时众多地区和民族的医药经验,希腊-阿拉伯医学的诊疗手段非常丰富多彩,不仅有药物的内服和外用,也有多种多样的非药物疗法,包括手法和手术等。单就药物疗法而论,10世纪阿拉伯医学所用的药材(植物、动物、矿物)已达1000多种,还有数以万计的单方和复方,剂型则有汤液、散(粉)剂、膏剂、油剂、丸剂等多种形式。

希波克拉底将希腊哲学家恩培多克勒(Empedocle)的四元素学说引入医学,发挥成"四体液学说"。认为人的体液有血液、黏液、黄胆汁和黑胆汁,人的体质便由这四种体液构成。当这四种体液以恰当的比例充分融合时,人体显示健康状态,当其中某一体液缺少或过量,或者与其他体液不相配合时,身体就出现疾病状态。不适当或过量饮食、外伤、极度疲劳或是气候变化这三类因素对体液都有明显的影响,可使体液发生凝结、稀释或腐败从而引起病变。对病人的诊断和治疗应充分考虑季节和气候因素的影响,如春季受到热和湿的影响血液增加容易发生鼻出血的情况,而在夏季,受热和干的影响,可引起机体中黄胆汁的增多。

根据体液理论,机体器官、疾病以及治疗药物都具有热、冷、干、湿的特性,因此在治疗中可采用对抗原理,即相反事物应当以相反方法治疗,如某病人患腹痛,寒战症状表明病人体内有过多的冷、干性质的黑胆汁。冷、干的对应物是热、湿,医生可要求病人定期热水浴、增加饮水,再加上相应的药物治疗,便可以帮助体液恢复平衡。

伊斯兰文化认为优秀的灵魂源于健康的身体,只有照顾好肉体,灵魂才会有更大的获救希望,因此医学及公共卫生得到广泛关注。公元九世纪,医书被大量翻译进入阿拉伯国家,医学得到了快速发展。阿拉伯人继承了古希腊、叙利亚和印度的传统医学,将其与《古兰经》上关于人的看法以及人体健康的论述加以融合后,于公元10世纪在原有医疗经验基础上形成阿拉伯医学体系。

阿拉伯医学认为一切健康问题都是可以解决的,对任何一种特殊的疾病都不应因绝望而采取放弃治疗的态度。疾病的预防比治疗更为重要,身体的免疫取决于空气、饮食、运动、情绪、自然排泄和血液循环等"六种需要"。饮食是健康的决定因素之一,节制饮食可以维持体内的平衡。阿拉伯人在医学认识、药物制造、医疗方法、器械、医事管理等方面都有所创新和发展。

三、非洲民族医学

传统非洲人信奉"万物有灵论",认为任何事物都浸透着生命力,即精神或能力。它是一切活的生物、死了的生物、无生命的物体、乃至自然现象(如雷暴雨)的本质。没有生命力的介入,就不会有健康的维持和恢复。所有生命力都有明显的个性并存在于宇宙之中。

在非洲,疾病是基本信仰、所牵连的生命、善举与恶行以及病因学的综合表达。在大部分地区,一些较轻微的病,如头痛、咳嗽,通常认为是由自然引起的,可自行治疗,不必求助巫医。对于较严重的病或长时间不愈的病则需求助占卜或草药。占卜和治疗往往由同一人实施,此人必须具有处理精神领域问题的能力,因而占卜者被列为最重要的传统治疗者之一。与西方专门预告未来的算命先生不同,非洲占卜者寻找的是以往的疾病若不治疗将要引起或继续引起的灾难。非洲占卜常用毒品折磨的方式,即让有魔法嫌疑的人服有毒植物,他若呕吐,则被认为清白,若毒物留在腹内则被认为有罪,他将死于毒物发作或遭受其他处罚。非洲巫医是在人、社会和身体环境三者之间的关系中寻找病人的病因,他们的做法实际上离不开医学经验和技能。

非洲医学运用草药的经验十分丰富。一般单味使用,草药可以一切方法用于人体的各个部位,包括口服剂、灌肠剂、吸入烟气、阴道制剂、经尿道给药的液体制剂、皮肤制剂和用于眼、耳、鼻的洗剂与滴剂。灌肠剂在非洲国家十分流行,祖鲁人甚至每周灌肠3次。非洲还有另一特色制剂"咀嚼刷子",即将植物制成铅笔大小的棍棒,咀嚼一端,直至形成刷子。此法广泛用于牙齿的护理,某些植物棍棒还具抗菌作用。

四、美洲民族医学(玛雅医学)

玛雅人是古代印第安人的一支,是美洲唯一留下文字记录的民族。玛雅古典期的文化、艺术、建筑设计、数学、天文历法、本草药物及针灸医疗知识曾经盛极一时。玛雅医学以玛雅的创世说为蓝本,玛雅民族认识到天、地、人、万物都源于中央宇宙树丰富的生命之气,当"生命之气"失调,人就患病,通过调整,"生命之气"恢复正常,人就恢复健康。

玛雅医学将致病因素分为自然因素、情绪因素与超自然因素。自然因素主要是指身体与环境的不平衡所引发的疾病,比如饮食不节制、食物被污染、坐姿不正确等。情绪也可分为寒性与热性。诸如烦恼、怒、恨等引起胆火亢盛,胆火亢盛为热性情绪,是玛雅的本土病;忧思、悲伤、恐惊等伤人的灵气,为寒性情绪。超自然因素即是玛雅医学中所特有的"风邪"。玛雅族认为风联系自然世界与超自然世界。比如幼儿的寒热不平衡,可能是从成人亢进的体热而来。同样,风邪也可能由动物、植物或超自然的神灵如水神、日神、山林神、地神、雨神、四方风神等引起。

玛雅医治者在诊断疾病前,首先分辨疾病是源于"生理疾病"还是"情志异常的灵魂疾病",不同疾病有不同的治疗方法。其诊断法包括脉诊、手诊、听诊、触诊、巫术诊断法、光石诊断法、鸡蛋诊断法、树脂火焰诊断法。玛雅生活中的每一事物均与风有关,风邪可能来自于人、动物、植物、圣殿或玛雅的神灵、圣人。因此,玛雅疾病的治疗首重驱逐"风"邪,治法包括药物治疗法与非药物治疗法。药物治疗法包括药浴、食疗法及帐幕火石汗法,玛雅人将食物、植物、药物分为热性和寒性,分别对抗寒冬或炎热天气导致的疾病,临床上大部分用生药、单位药,也用复方方剂。非药物治疗法包括祷告-烧香-祭拜治疗法、仪式与祭典、光石治疗法、护身符、咒语巫术治疗法、神灵向导、梦幻、心理辅导、幽默及笑疗法、推拿按摩法、拔罐法、皮刺、针刺放血法、光旋环治疗法等。玛雅萨满道士善于用咒语、拜神仪式、祷告等治疗情志异常疾病。玛雅族视疾病的治疗为一个团队通力合作、信心得胜的过程。这个团队包括天上的神灵,医治者的祷告、烧香、药用本草、药浴,病人的信心等,天、人、地相互配合,通力合作,才能达到治愈疾病的效果。

五、和疗医学(顺势疗法)

和疗医学(homeopathy),又称顺势疗法,homeopathy由两个希腊文字"homeo"(相同)和"pathy"(疾病)组成,意思是"与疾病相同"。它早在公元前400多年前由医学之父希波拉底所提及,至1790年,被德国犹太人哈尼曼医生从古代文献中重新挖掘出来,并逐渐完善,最终形成了与传统西医对抗疗法(allopathy)形成强烈对比的医疗方式。

和疗医学的基本原理是"相似治愈相似(like cure like)",意思是将任何一种药物应用在一个健康而敏感的人身上,使他的身体产生药物的症状,当这种药物产生的"人工症状"与患者疾病的症状相同时,患者服用这种药物便能产生疗效从而治愈疾病。如健康人服用白藜芦可产生类似霍乱的腹泻,则白藜芦可以治愈霍乱。大葱可以使人流鼻涕、眼泪,产生伤风感冒的症状,因此,大葱可以治疗伤风。

根据药物学最早的定律之一——安-舒定律:所有物质都一样,微小剂量起刺激作用,中等剂量起抑制作用,大剂量起杀灭作用。对抗疗法重点放在中等剂量上,在作用机制广谱范围内注重抑制作用;而顺势疗法药物则相反,从作用机制广谱范围内注重刺激作用,使用微小剂量,并且朝着剂量越来越小的方向发展。

顺势疗法产品经过多次稀释并按一定的频率、韵律振荡加工制作而成。这一制作过程称为"势能化",使用最微剂量的主要原因,除了考虑安全之外,主要是因为和疗医学认为疗效不是药物本身的化学作用,而是药物信息及势能的物理作用,即药物原料在水分子间储存的分子记忆信息及振荡产生的物理能量,传输生命信息,促使细胞进行自我 DNA 水平的基因修复。药物不直接治疗某一种症状或疾病,而是启动一个过程,刺激病人自身的自愈系统(以免疫系统、神经系统、内分泌系统为主)正常工作。随着机体生理和心理的治愈机制得到刺激和加强,机体会朝着最佳状态发展,这时身体局部病症得到改善,疾病得以根治。

(朱卫丰　李　丛)

第八章　性、生殖、死亡与相关伦理

🌐 **学习目标**

掌握　性、性健康和生殖健康的定义，社会性别对健康的影响，医学人类学研究中的伦理问题。

熟悉　医学对人类生殖的影响、死亡干预及其伦理问题，社会文化对性、生殖和死亡的影响。

了解　性别认同和性身份认同，医学伦理的基本原则。

除了疾病与健康，性、生殖和死亡的探索也是人类社会永恒的主题。这些主题不仅具有特定的生物属性，同样具有重要的社会属性。医学人类学的出现，促使人们从医学和更加广阔的民族和区域等众多视角来看到医学手段对上述生命主题的介入以及由此引发的道德和伦理等方面的争论。本章主要围绕性、生殖、死亡三个主题，介绍全球主要的医学人类学学术思想和研究方向，生殖医学技术和死亡干预引发的伦理争议，以及在开展医学人类学研究与实践中应当注意的伦理原则。

第一节　人类学与性及性别

早在 19 世纪 80 年代，奥地利精神病学家理查德·克拉夫特-埃宾（Richard Freiherr von Krafft-Ebing）开创性地将"性"作为独立议题开展科学研究，并于 1886 年出版了《性精神病》（亦称为《性心理病态》）一书，昭示了性学研究的诞生，标志人们开始从科学的视角关注性的问题，由此挑战了长久以来宗教在性问题上的话语主导地位。随着社会的不断进步与发展，尤其是近代女权主义、同性恋运动，以及消除基于社会性别暴力和艾滋病预防的倡导，有关性的研究也历经着一系列深刻而有意义的变化，从生物医学中心论逐渐转变为多学科共同关注的生物-心理-社会文化议题。性的含义及其研究的范畴也由此进一步拓展，性在人类健康发展过程中的重要地位也更加日益凸显，备受全球的广泛关注。

一、"性"与性健康的定义及内涵

（一）"性"

在英文中，有两个词"sex"和"sexuality"均可翻译为性。"sex"更多强调的是生物学和行为学意义上的性，而未涵盖性问题的诸多层面，因此学术界开始广泛使用"sexuality"来取代"sex"，并认为最好将其译为"性"，因为只有带引号的性才能更好地诠释出"sexuality"的多义层面，其他附加词的使用只会缩减其内涵。"性"远远超越了生物医学的范畴，不仅涵盖了个体认知和行为，也体现了整个社会的道德与规范。基于世界卫生组织（WHO）的界定，"性（sexuality）"是人类存在的核心部分，它涵盖了性、社会性别身份和角色、性取向、色情、愉悦、亲密和生殖。"性"可以通过思想、幻象、欲望、信念、态度、价值观、行为、实践、角色和关系得以经历与呈现。虽然"性"包含了上述的诸多层面，但不是所有层面都会同时出现和表达。"性"通过个体与社会因素的交互作用而得以发展，并受到生物机体、心理、社会、经济、政治、法律、历史、宗教、伦理、文化和精神等多重因素的共同影响。"性"是一个伴随终生的话题，其发展直接影响到人们的人际关系、健康以及社会适应的状态。

"性"不是一个单纯的生理化学反应,而是一个社区、地区、社会的问题。个人的"性"经历也并非简单的个体事件,而是社会道德、经济发展、权力关系和社会文化诸多因素交互作用的产物。

(二) 性健康

"性"与健康关系的探究是性研究领域中的重要议题,自20世纪90年代以来,"性健康(sexual health)"一词就被广泛应用,WHO将其定义为:涉及"性"的身体、情感、精神和社会适应的完满状态,而不仅仅是无病、功能障碍或虚弱。性健康强调以人类"性"的积极状态和性关系中的相互尊重为基础,人们能够享有知情、愉悦、安全的性生活,而免受强迫、歧视、暴力、性传播感染和非意愿妊娠的威胁。为了获得和享有性健康,所有人的性权利必须得到尊重、保护和实现。有些学者也提出,所谓的"性健康"其实没有统一的标准,在不同人群、不同关系和不同的社会情境下,性健康的界定具有一定的差异,但无论如何性健康至少涵盖了两层含义:人们具有表达"性"的能力;并且在发生性关系时有能力保护自己免受疾病与伤害而追求幸福与美满。

露丝狄克逊-米勒(Ruth Dixon-Mueller)将"性"划分为4个层面:性关系、性行为、性含义以及性驱动和愉悦,并从社会性别的视角深刻论述了这4个层面与健康的关系(图8-1)。她认为"性"的每一个层面都同人们的性健康与生殖健康密切相关,包括避孕方法的选择、意外妊娠、"性"知识的获取、性传播疾病感染的风险和性暴力等,而每个健康问题和"性"的要素又受到社会系统和权力关系等的制约。

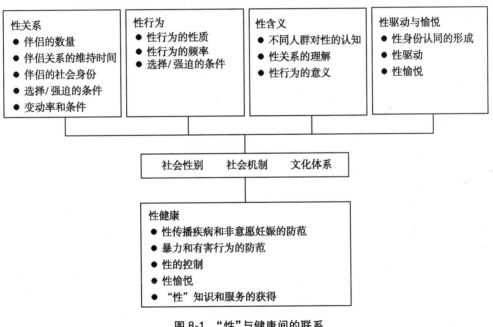

图8-1　"性"与健康间的联系

二、生理性别与社会性别

(一) 生理性别与社会性别的界定

虽然人类学对"性"的研究较其他学科缓慢,但从20世纪20年代开始,人类学便从社会建构和文化影响的视角积极推动了性研究的跨学科探讨,其中更是针对"性"与社会性别,以及"性"与身份认同的议题展开了深入而广泛的研究和论述。随着妇女运动和女权主义的发展,社会性别对"性"的影响愈发受到重视,不仅成为学术界的核心研究议题之一,甚至开始影响国家和国际有关"性"政策的制定和项目设计,例如反对和消除基于社会性别的暴力、女性对避孕节育方法的可及性和自主选择等。1995年北京世界妇女大会明确提出,妇女有权自由和负责地控制与决定自身性相关的所有事宜,这正是人权的体现。

英文中的"sex"和"gender"均有性别的含义,但前者是生理范畴,译为生理性别或自然性别,尤指男性和女性与生俱来的在生物属性上的差异,例如男女内外生殖器和生理性征、激素、染色体,而后者则属于社会范畴,是社会意义上的性别,即认为一个人的性别特质和认同都是社会文化的产物,是后天社会化过程中建构的,而非先天所决定。因而,社会性别(gender)可界定为社会文化所建构的属于男性和女性的群体特征和行为角色,并基于此划分形成的一套性别价值观、规范和权力结构体系。可以说,社会性别既是一种二元分化的制度体系,又是一种二元对立的意识形态和价值体系,是种种的社会体制和文化习俗把"人"组织到规范好的"男性"和"女性"角色与活动中,成为人类社会的基本组织和社会化过程的重要组成部分。因此,每个社会都基于生理特征赋予了作为"男性"和"女性"不同的社会行为特征和角色定位,即男性特质(masculinity)和女性特质(feminity)。相较于生理性别,社会性别具有以下特征:

1. **后天习得性**　社会性别不是与生俱来的,而是人们在社会化过程中,通过家庭、社会以及人与人之间的交往而被驯化获得该社会所规范的男性特质或女性特质,且尽量遵从社会性别体系而进行社会生产活动。换句话说,成为一个符合社会期望的"男人"和"女人"并非是天生的,也不是个体先天固有的选择,是根据社会规范,每个人成了规训后的"自己"。

2. **社会性**　在不同文化和社会中,社会性别建构可有所差异,包括角色分工、社会期许、人们对待社会性别平等性的态度等。因此,每个社会、甚至社区都可形成一套特有的社会性别体系和规范。

3. **泛影响性**　社会性别的建构影响着社会中每个人生活的方方面面。与此同时,社会中的每个人又通过日常生活(例如着装、职业规划、对他人的评判等),不断重复、复制和参与着社会性别的建构。

4. **相对可变性**　生理性别是与生俱来的,一般情况下难以发生变动,虽然随着现代医学技术的介入,某些男女性征也可以发生改变,但生物属性的本质却难以改变,例如染色体、生育能力等。社会性别是后天形成的,虽说可以发生改变,但它的可变性也是相对的。其一,相对于生理性别,在一定的空间和时间条件下,社会性别可以发生改变。例如社会经济模式或制度的改变会引起社会性别体系的改变。社会性别角色也会随时间而变化,某个个体在生命历程的不同阶段或在不同社会文化情境下,其自身对社会性别的认同也会发生改变。其二,相对于社会性别体系自身,倘若要试图改变某些不合理的社会性别现象并非易事。因为许多有关社会性别的规范是世世代代传承的,已被大多数人视为"客观存在"。

5. **不平等性**　总体上说,每个社会都存在占支配地位的社会性别群体,例如异性恋男性,他们往往被社会赋予较多的权力而支配和享有更多的社会资源,而其他人群则为从属群体。社会性别通过不断强化性别上的"差异",进而形成社会制度中不平等的"差距",这些差距可以体现在就业、教育、健康、政治等各个领域,也可以成为暴力、性侵害、污名化等社会问题的根源。尽管社会性别的不平等普遍存在,但实现社会性别平等是当前全球共识和社会发展的重要目标。促进社会性别平等并非是两性角色对调,而是希望能打破二元对立的固有模式,理解和尊重多元化的协调发展。

6. **内部矛盾性**　有些学者提出每个社会性别角色都有其内部矛盾性,即存在正反两面,尤其在对某些女性角色的分析时更应注意这种矛盾性。例如在某些社会,女性被赋予了更多经济生产的权力,她们负责外出参与市场交易,并管理家庭收支。一方面,相对于其他家庭主妇来说,这些女性具有较高的经济独立性,并且在家庭中享有较多的自主权。但另一方面,如此的女性角色定位也存在其负面解释,男性较少参与经济管理并非是权力的移交,而是他们认为市场交易大多会涉及粗俗的语言和不雅的行为,会影响个体的尊严与荣誉。此外,在有些社会,由于宗教的影响,男性往往在精神层面就享有较高的地位,而女性则只能通过更加勤勉地外出劳动而获取其宗教回报。

7. **竞争性**　有学者认为社会性别体系并不是一个封闭且固化的系统,而是不同的社会性别角色始终处于多变的竞争之中,并且同其他社会特征(如民族、经济地位、职业)相互交融冲击形成不同社会群体间的权势较量。一旦原有的平衡状态被打破,新的压迫和反抗即会出现。例如倘若男性的经济权力被夺取了,他们则会试图从其他方面来争夺更多的资源和权力。

社会性别发展简史

社会性别的概念最早是由英国女权运动中著名的领导人、被称为世界妇女运动鼻祖的玛丽·沃斯通克拉夫特(Mary Wollstonecraft)在1792年提出,她在其《女权辩护》中提出的"社会塑造妇女"的观点,被认为是"最早的社会性别概念萌芽"。后经法国女性哲学家西蒙娜·德·波伏娃(Simone de Beauvoir)、罗伯特·斯托勒(Robert J. Stoller)和马尼(J. Money)等学者的发展,逐渐形成社会性别理论体系。波伏娃在其《第二性》关于社会性别和生理性别差异的讨论中指出"女性不是天生的,而是逐渐形成的",第一次把性别的生物学构成与社会构成加以区别,并指出社会性别涉及的是一种不平等不对称的关系。20世纪70年代是社会性别概念的发展阶段。精神分析学家斯托勒(R. J. Stoller)和性学家莫尼(J. Money),在他们关于"性认知障碍"形成原因的研究中,首次使用了"社会性别"一词。1972年,安·奥克利(Ann Oakley)在《性别、社会性别与社会》一书中,对"生理性别"和"社会性别"做了明确划分。她认为一个人在成长为男性或女性的过程中,始终处于社会、文化等因素的影响之下,社会性别就是由社会建构出来的男性气质和女性气质。20世纪80年代,雷温·康奈尔(Raewyn Connell)等人提出了社会性别与权力的关系,认为社会性别代表着权力关系,并进而影响人们的互动机制和风险行为。90年代后,随着研究的不断深入和女性主义在理论上的发展,社会性别理论被广泛接受,并在众多学科中应用,也迅速成为世界各地女性争取解放、追求平等和权利的理论依据。

1993年,在天津召开的"第一届中国女性发展研讨会"上,"社会性别"的概念被正式引入中国,受到了广大妇女群体的关注。1995年北京第四届世界妇女大会的召开进一步扩大了社会性别理论在中国的影响,大会通过的《北京宣言》和《行动纲领》就强调了"社会性别意识主流化"。自此,社会性别理论便在中国迅速发展和传播,不仅受到国内女权主义者的拥护,各学科也开始使用社会性别的视角研究和分析各类问题。

(二) 社会性别对健康的影响及人类学贡献

如前所述,社会性别与"性"的各个层面均有关联。在大多数父权制社会结构中,男"高"女"低"的特质就是社会性别的表达,男性作为"刚毅、勇敢、坚强"的化身就应该征服和主宰女性,承担更多的家庭经济责任。因此在两性关系中,男性往往被界定为"主动者""支配者"和"担当者",而作为具有阴柔气质的女性则应"矜持、纯洁"和"顺从",处理和从事更多的家庭内部事务。这种对性别角色的既定规范一方面使女性成为受压制和被控制的核心,她们常常被迫过早结婚、成为拐卖和家庭暴力的对象,或被迫选择从事商业性性服务。加之女性在获及教育、工作、资源分配中的不平等性,则进一步削弱了她们对"性"的控制和自我保护的能力。即便成为新时期社会认可的职业女性,她们仍然必须面对择偶、婚姻和生育的传统束缚。对男性在家庭中权威地位的认同,也是造成一些国家出生性别比失常,以及农村地区女性自杀率偏高的主要社会根源。另一方面,在这种二元制度下虽然女性常常是被压迫者,但男性却也可成为受害者。例如对男性经济责任的不断强化,不仅使男性面对不堪重负的精神压力,也迫使他们为不断巩固和扩大自己的社会网络而参与集体性的饮酒和应酬,这些均是导致慢性疾病的危险因素,也使得某些地区出现了男性预期寿命停滞不动甚至降低的现象。

全球化的进程不仅促进了世界各国的信息与经济交流,也深刻影响着"性"与社会性别。例如男性往往是人口流动的主体以获取更多的经济和社会资本,女性则多为"留守人员",独自承担更为繁重而无报酬的家庭责任。当然,妇女也可成为流动人口,并参与就业市场的竞争。但是,与男性相比,女性的流动往往并非出自个人的意愿,而是更多取决于家庭其他成员的抉择,或者女性常常是出于婚姻的安排和家庭的团聚而选择流动。在某些国家,进城务工成了农村女性逃避父权制婚姻模式控制的出路,然而她们却也因此失去更多的权力和家庭支持,使其面临更多包括健康在内的风险。与此同时,城市中的雇主往往也会利用刻板化的社会性别不平等,把进城务工的女性看作廉价和具有自我奉献精神的劳动力。跨国性产业、性旅游所带来的高额利润使女性成了跨国人口贩卖、性产业和跨国婚姻的主要对象,她们被迫离开家园,面临剥削、压迫和疾病传播的威胁。

越来越多的学者开始关注社会性别对健康的影响,因为它不仅影响着不同人群的健康状态,甚至影响着人们的相关行为。人类学对社会性别与健康关系的研究主要集中于4个方向:①不同社会文化情境下社会性别的建构及其对健康的影响,例如不同社会中男女分工和期许的差异会使男女面临不同的患病风险。WHO的研究结果提示,在全世界每年死于慢性阻塞性肺病的妇女中,有近40%的妇女主要是因承担烹饪工作吸入室内烟雾有关。相比之下,每年死于慢性阻塞性肺病的男性中仅有约12%与室内烟雾有关。②社会经济发展中的社会性别问题及其对健康的影响,例如上述的人口流动中社会性别问题与疾病传播、暴力等问题的关系研究。③社会性别与疾病脆弱性的关系,例如随着艾滋病的流行,女性的疾病脆弱性更加凸显,女性往往难以获得社会文化力量来主宰安全性行为的采纳与否。④医疗服务体系中的社会性别问题,例如不同性别人群的卫生服务需求和求医行为,或医疗服务提供中的社会性别敏感性。

社会性别不仅是一个分析问题的重要视角,也是全球共同努力期望促进社会平等的关键性领域。因此,这就需要多学科的不断参与和实践,促使社会性别平等主流化和机制化,通过维护弱势人群的权益、消除社会性别刻板印象、满足多元化的需求,进而创造机会均等、价值评判公正的社会环境。

三、性别认同与性身份认同

(一)性别认同

尽管任何一个社会都构建一套社会性别规范体系,但却不是每一个个体都会依照自我的生理性别而认同相应且既定的社会性别,这便引申出了性别认同(gender identity)的概念。性别认同是指某个个体对自身社会性别的主观感受和体验。也就是说,这是个体对自身视为男性或女性或两者皆是的心理认知。大多数情况下,个体对自身社会性别的认同是与生理性别相一致的,例如出生为男性,也认同自己是一名男性。然而,在某些情况下,个体对自身社会性别的认同也会发生偏移,即生理性别与社会性别认同不一致,心理学家将其称为性别认同倒错(gender identity disorder)。例如某人出生为男性,但他却认为自己是一名女性。

对性别认同的理解同时需要理解性别角色(gender role),因为性别角色就是个体性别认同的外在表现。性别认同是内在的主观评判,而性别角色是人们通过着装和行为等外在可见的形式而表现出来的性别认同。例如某人出生为男性,倘若其性别认同一致,他即会按照社会既定的男性着装和行为来表达自己的性别;倘若其性别认同不一致,他认为自己是女性,他便会按照社会期许的女性规范来要求自己,穿戴女性的衣着,行为举止也犹如女性。

性别认同并非一个单纯的个体内在问题,或一个单纯的医学问题,而是受到多方面因素的共同作用。总体上说,这些因素大致可分为两大类:生物医学因素和社会文化因素。性别认同一词最初来源于医学领域,用以解释变性手术的实施,或被心理学家所应用,以说明个体心理的发展状态。医学研究者认为生理器官、染色体构成和荷尔蒙是影响性别认同的主要生物学因素,它们是身体支配行为的本质所在。因此在生物医学领域,性别认同被看作可以进行诊断的健康问题,而性别认同的不一致性可被判定为性别焦虑症(gender dysphoria)。但是,即使在生物医学领域,医学科技的不断进步也为"性别诊断"带来了挑战。在20世纪以前,生理性别的辨别主要就是依靠对生殖器官的观察。而后,随着染色体和人类基因构成的发现,医学界也使用染色体来进行性别鉴定,拥有2条X染色体即为女性,拥有X和Y各1条染色体的即为男性。然而医学研究证实,有些人群有两套相互混合的染色体和基因,甚至出现男女生殖系统的混合体,因此在这种情况下,很难对其生理性别进行确切的判定。

社会科学研究者则更加关注社会意义上的性别,如果说社会性别是社会构建的产物,那么社会文化因素则可成为个体性别认同过程中的重要影响因素。这些因素包括一切人们社会化过程中可影响其意识形态的要素,例如语言的使用、媒体、宗教文化、家庭教育以及政治环境和政策。因此,倘若某人表现出来的性别意识与其生理性别不一致,则可看作超越了社会性别规范主流文化的一种现象,可被形容为社会性别转化(gender variant)或跨社会性别(transgender)。

社会科学研究者认为家庭的教导模式是影响个体社会性别意识形成的关键所在。父母对不同性别角色的认同、态度以及所采取的教养模式都会直接影响其孩子性别观念的形成。例如许多父母都会按照社会既定的男性和女性角色去塑造他们的子女,让男孩子勇敢坚强,让他们穿着具有男性特征的衣服,且限制他们接触具有明显女性特质的物品。而对于女孩子,父母则从小关注其女性特质的培养,让她们更多地参与家务劳动,培养她们温顺的品质。女权主义者认为这种大多数父母所采纳的模式在很大程度上仍然受到传统父权制体系的影响,他们在子女性别教育中体现出来的"传承"则更加巩固了现有的社会性别体系和规范,也由此更加强化了社会性别中的不平等。值得注意的是,社会文化情境也是影响社会性别形成的重要影响因素。例如不是所有的社会都仅仅只有二元划分的社会性别,有些社会还存在"第三性别"。例如在东亚的某些国家,海吉拉(Hijra)就是社会所公认的第三性别,他们既可以是生物学意义上的男性,也可以是生物学意义上的女性。在这种情况下,性别认同的不一致性就不一定是"跨界"或"倒错"问题。因此,即便是医务工作者也应该了解服务对象所处的社会文化情境,单纯依靠医学诊断标准是远远不够的,甚至医务人员的"误解"反而会引起服务对象的焦虑与不安。

此外,许多学者还提出,性别认同并不是一蹴而就,而是一个发展的过程,并且贯穿于个体的成长历程中。该过程大致可分为三个阶段:①出生前阶段,在此阶段主要是人类的基因和荷尔蒙起决定性作用,它们决定和主导了胎儿生理性别的发育过程。②早期社会性别发展阶段,主要是指 5 岁以前的阶段。在此阶段,家庭教养模式便是主要影响因素,即便在胎儿出生以前,父母便可以通过胎儿性别鉴定,根据社会性别规范而准备和规划孩子未来的成长环境和教育模式。有研究表明,孩子在 2~3 岁时可出现性别表达,5 岁时便可认知性别角色,但这并不能说明此时性别认同就已经完全形成了。③后续社会性别发展阶段,在此阶段,学校教育、同伴影响和各种社会因素则成了影响性别意识和认同的主要因素。到青春期晚期和成年早期,个体的性别认同便基本形成。

(二) 性身份认同

在性研究领域中,除了性别认同,性身份认同(sexual identity)是另一个用以界定个体身份的重要概念。性身份认同同样也是一种自我评定,主要是指个体认为哪类人群对自身更具有情感上和性方面的吸引力。有些学者也把它称为性取向认同(sexual orientation identity),而性取向又包括 4 类:同性、异性、双性和无取向。性身份认同可以具体表现为性行为(sexual behaviour)。但值得注意的是,不能就此认为性行为就是性身份认同的外在表现形式,因为在人的一生中,性身份认同不仅可能会发生改变,也可能与其生理性别、社会性别、性行为、性取向出现不一致。例如某人认为自己是男同性恋,但他也可以因为某种原因和女性发生性关系,并且他的这种自我认同也许会随着时间的推移而发生改变。因此,正如爱德华·劳曼(Edward O. Laumann)所总结的,个体对同性恋等自我身份的认同是一个复杂的社会心理状态,常常需要经历一段时期,并伴随着自我怀疑、挣扎和社会适应。

以往的研究多将性身份认同描述为性少数群体(sexual minorities)的一个特有过程,这一过程可以用不同的理论模式加以解释。例如维维恩卡斯的"卡斯身份认同模式"认为同性恋的身份认同包含了 6 个阶段:身份困惑;身份比较;身份容忍;身份接受;身份自豪;身份合成。其他学者将这个过程归纳为"意识萌芽、探索、承认和内化"4 个阶段。近年来又有学者反驳,认为性身份认同是各类人群普遍存在的一个过程,除了性少数群体,占主导的异性恋群体同样也存在和经历性身份认同的过程。复杂且多重的"身份认同"是每一个社会人都必须面临的重要课题,它既是主观意识形成的过程,又是多种社会因素相互交织产生的结果。

四、性的多元化与人类学研究

随着学术界对身份认同和性取向的深入研究,以及性少数群体运动的崛起,二元结构划分的性与性别已不足以解释"性"的多元化现象,继而衍生出性的多元化(sexual diversity)。性的多元化泛指人们在性欲、性体验、性行为、性身份认同和性取向等方面的差异。性的多元化如同生物多样性,普遍存在于人类发展的任何历史阶段和任何社会中。人们对性多元化的研究和理论发展始于 20 世纪中期。1948 年和 1952 年,美国阿尔弗雷德·C·金赛(Alfred C. Kinsey)博士先后发表了举世闻名的《男性性行为》和《女性性行为》,这两本巨著报道了他和同事开展的长达 15 年之久的大规模社会调查结果。他开创性地将临床实验研究与民族志方法相结合,向世人证明了人类性行为的丰富多彩和多元化的存在,并深刻抨击了传统性文化中的不合理和虚伪,彻底否定了将性活动作为道德判断的标准。

自此,伴随着性多元意识的产生,人们开始基于不同性别和性身份认同,对多元化进行划分。20世纪以前,社会上并没有任何描述非异性恋群体的词汇,首个出现的词汇是"同性恋"(homosexual)。虽然这个词最早使用是在1869年,创造者是德国的一位作家和人权活动家卡尔-玛丽亚·柯本尼(Karl-Maria Kertbeny),但该词曾一度被认为具有贬义而颇具争论,一直到20世纪60年代后才被广泛使用和接受。20世纪70年代后则逐渐被"gay"所取代。gay的最初词义为"开心"的意思,后引申为性开放,又再次引申为同性恋。最初,gay的含义很宽泛,包括男女同性恋,但随着女性同性恋受到越来越多的关注,gay与lesbian并称,专指男女同性恋。1990年后,随着不同性少数群体运动的出现,并发展出了各自的自我认同,"同性恋"已无法完整表达多样性的构成,继而"LGBT"一词应运而生,并得到广泛使用。"LGBT"由女同性恋者(lesbians)、男同性恋者(gays)、双性恋者(bisexuals)与跨性别者(transgender)的英文首字母缩写组成,为性和性别认同少数群体的总称。2010年后,该词得到进一步扩展,变为"LGBTQIA",以示包容更多的小众群体,其中"Q"指"性身份疑惑"或"酷儿"(queer);"I"指"男女同体"(intersex);"A"代表"同盟"(ally)或"无性"(asexual)。

人类学对性多元化的探索始于20世纪60年代末期。当时在美国爆发了一系列的社会运动,其中1969年的"石墙暴动"(Stonewall Riot)被看作同性恋解放运动的起点,由此也逐渐推动了人类学对这些人群的关注。总体上,人类学对同性恋研究共经历了4个时期的认识论转变:第一个阶段是20世纪上半叶,在这个时期由于受到本质主义的影响,同性恋被看作"性倒错"的精神疾病状态,更加强调其生物性的基因作用。此外,在这一时期由于同性恋问题仍然遭受到主流社会文化的高度否认,即使人类学家在某些社会的民族志研究已证实了这一现象的存在,研究者也不敢贸然对主流文化的价值观进行深刻批判,这使得性研究仍然受生物医学话语权主导。第二个阶段是20世纪60年代,此阶段受到"文化影响模式"的影响,人类学对同性恋的研究开始进行反思性自我批判,强调应该把同性恋放置到文化背景中进行审视,因而这一时期的同志人类学研究脱离了病理学轨道,转而重点阐述不同地域和文化背景下的同性恋行为。第三个阶段为20世纪70—80年代,在这一时期,建构论模式的引入和盛行,使得人类学也产生了跨学科研究的合作,从历史、政治、经济、文化等多个视角深刻解读了性别建构、性行为及其与艾滋病的联系。第四个阶段始发于20世纪90年代,在这一时期,酷儿理论发展起来,并与人类学的研究产生合作,逐渐形成了酷儿人类学分支。酷儿理论强调更具批判和开放性的研究和分析视角,把各种性体验、欲望和性别身份都看成社会建构的产物,因而批判一切主流文化的规范和性别限制。

西方人类学对性多元化的研究已有了百年的历史,主要涵盖了5大研究领域:性行为的跨文化调查和比较;跨文化背景下的同性恋研究;同性社区的亚文化研究;跨性别研究;身份、行为和艾滋病传播的研究。相较于西方社会,该领域的研究在中国尚处于起步阶段。

第二节　人类学与生殖

几乎每一个社会都持有"生殖是性存在意义"的观点,甚至唯生殖论到至今仍主宰着某些社会的性观念和性规范,认为男女生殖系统是上天或上帝赐予人类进行繁衍的礼物而非享乐的工具,因而排斥一切不以生殖为目的的性活动。如今,随着避孕节育技术的快速发展和运用、现代辅助生殖技术的介入、社会人口政策的限制以及丁克家庭的出现,性的生殖意义已经越来越淡化了。人类社会中的生殖活动早已不是单纯的物种繁衍的自然规律,而已演变为社会文化和政治问题,受到各种力量的塑形。

一、人类的生殖与社会意义

(一)人类生殖的变迁

在生物医学领域,人类的生殖属于有性生殖,即两性的生殖细胞结合,产生受精卵,在一定条件下发育为胚胎,最后产生新个体的生殖方式。有性生殖最显著的特点就是,后代的遗传物质来自两个亲本,所以具有两个亲本的遗传性,这种基因组合具有更丰富的遗传内容和广泛的变异能力,从而增加了子代适应自然选择的可能性,加速物种进化,这也正是人类几百万年来得以繁衍生息的根本。

在医学不发达的历史时期,人类的整个生殖过程必须完全依靠男性和女性的生殖系统,通过受精、着床、胚胎发育、分娩等一系列过程而完成,加之当时的预期寿命较低,因而人类的生殖能力备受重视,在许多社会都存在生殖崇拜的文化氛围,某些民族还对怀孕和分娩的过程开展特有的仪式,以期借助超自然力量来保障生育的顺利进行。在那时的大多数社会,妇女的分娩都在家中完成,由家庭中的女性成员或产婆协助生产,很少有专业医务人员的介入。人类的怀孕、分娩以及新生儿的养育经历构成了社会文化体系的重要组成部分。从 20 世纪早期开始,人类学家便开始关注与生育有关的信仰和文化实践。例如马林诺夫斯基就专门考察和记录了特罗布里恩群岛土著人对性、怀孕和分娩的观念与实践。20 世纪 70 年代,人类学家布丽奇特乔丹(Brigitte Jordan)对美国、瑞典、荷兰和墨西哥尤卡坦州的分娩活动开展了田野调查,深入讨论和诠释了不同文化背景下的出生体系,更加丰富地例证了人类生殖活动的文化内涵。

随着医学技术的发展,尤其是进入 21 世纪后,人们愈发意识到这种仅依靠"自然力量"生殖的过程严重威胁到了母婴安全和胎儿的身体素质,难产和产后并发症夺去了无数妇女的生命,除了基因遗传性疾病风险外,胚胎发育期母体的病毒感染、营养状况以及分娩过程中和后的内外因素都可造成新生儿的疾病、伤残或死亡。时至今日,据 WHO 报道,每天仍有 1500 名妇女死于妊娠或分娩相关的并发症。每年 5 岁以下儿童死亡中近 40% 为新生儿,即不满 28 天或新生儿期的婴儿。倘若通过有效的医疗保健措施的干预,这些死亡大多数是可以避免的。因此,降低孕产妇死亡率和新生儿死亡率,保障妇女在妊娠、分娩和产后的安全与健康成为全球力促的社会发展目标和各国政府的政治承诺之一。2000 年 9 月联合国首脑会议上由 189 个国家签署了《联合国千年宣言》,其中降低儿童死亡率、改善产妇保健成为 8 个核心目标中的 2 项。以往单纯依靠家庭和社区自助的生育过程在现如今的许多社会已几乎不复存在,妇女从怀孕到分娩的整个过程都有了医学检查、治疗和辅助手段的介入,人类生殖过程被赋予了更多医学和社会价值。此外,随着现代生殖辅助技术,如人工授精、试管婴儿的相继出现,人类传统意义上的体内自然受精模式也发生了改变,人们的生殖观念和实践也随之发生了深刻变化。

(二) 人类生殖的社会意义

人类的生殖不仅具有生物医学属性,还具有社会性,人类的生殖行为在恒定社会人口结构、维系家庭伦理关系和种族保护等方面都具有明显的社会意义。

1. 种族和文化的传承 人类社会与动物界的本质区别就在于人类的思想和智慧,人类社会是人类智慧与劳动的结晶,因此人类生殖除了物种繁衍进化外,还肩负着人类社会文化和文明的传承。从社会层面来看,许多民族禁止与异族通婚,尤其是那些被社会归属为劣等的民族,其中重要的原因就是要保护本民族后代血统的纯净,并且防止本民族的文化和物质资源被外族所掠夺。在家庭层面,许多民族都具有"家族传承"理念,例如中国汉族所强调的父系姓氏的传承,除了家庭财产的继承外,这种传承还体现了中国父权制文化体系的延续,这在很大程度上造成了"重男轻女"的思想。然而,有些民族(例如傣族)并没有姓氏,也就不存在姓系的传承。

2. 保持社会人口数量和构成的平衡 人口构成是指将人口以不同的标准划分而得到的一种结果,它反映一定地区、一定时间人口总体内部各种不同质的规定性的数量比例关系。合理的人口构成是一个社会、地区生产和再生产以及社会稳定的重要因素。人口构成各因素中,年龄和性别是最关键的要素,合理的人口结构出生率和死亡率应大致相当,同年龄中的男女比例接近。因此,出生人口的快速增长和负增长都会使人口结构恶化,出生性别比相差过大也会造成人口构成的不合理。

中国曾经历过"人口大爆炸"的年代,人口出生率较高,人口增加过快,所以中国政府不得不采取计划生育政策以减少人口增加。而如今,包括中国在内的全球众多国家都已成为老龄化社会,人口出生率低于死亡率,老年人口占了较大比例,社会负担繁重。因此许多国家已出台政策鼓励妇女生育。由于传统"重男轻女"的观念以及某些特殊原因(例如战争)都有可能造成人口中男女性别比例失衡,在这种情况下，国家政府也会通过调节生育政策来改善出生性别比。

3. 促进社会经济的发展　人力资源是任何一个社会可持续发展的重要保障，丰富的人力资源提供了社会经济发展中所必需的劳动力，而高质量的人力资源又可以有效促进科技的发展，提高生产效率。因此，人类社会的生育不仅要有合理的数量还需尽可能地保证出生人口的质量。

4. 稳定家庭结构关系　费孝通曾比较了西方和中国的家庭结构，他认为西方家庭中"夫妻成为主轴，两性之间的感情是凝合的力量。两性感情的发展，使他们的家庭成为获取生活上安慰的中心"，但中国家庭则明显不同，"家即是个绵续性的事业社群，它的主轴是在父子之间，在婆媳之间，是纵的，不是横的。夫妇成了配轴"。按照他的观点，一个家庭不能没有孩子，丈夫、妻子、子女构成了稳定家庭的三角关系，夫妻之间除了男女关系外，还有生育子女的合作关系，这两种关系缺一不可。可见，生育功能在中国家庭中十分重要，只有孩子的出生，才能构成一个全面的家庭生活，生育成为稳定家庭结构关系的重要途径。

二、人类的生殖健康

（一）生殖健康的定义及其内涵

1988 年，WHO 官员约瑟·巴塞拉托（Jose Barzelatto）首次提出了生殖健康（reproductive health，亦可译为生育健康）的概念。20 世纪 90 年代，人们开始不断关注妇女因生殖问题而导致的一系列健康威胁，许多政策制定者也开始反思计划生育工作实施的有效手段。因此，生殖健康的理念受到进一步关注，1994 年 4 月 WHO 再次重申，并进一步完善和明确了生殖健康的定义。1994 年 9 月，全球 179 个国家的代表齐聚开罗，共同出席了具有重大转折意义的联合国人口与发展大会（International Conference on Population and Development, ICPD）。该会议接受了 WHO 提出的生殖健康的定义，并在各国政府共同签署的《行动纲领》中进行了明确阐述。生殖健康是指人类生殖系统及其功能和运作一切相关事宜上身体、精神和社会适应等方面的完满状态，而不仅仅是无病或不虚弱。

该定义的内涵极其丰富，它不仅仅包含了一系列有关健康和疾病的问题，还融合了权利和平等的理念，阐明了人人都应该有权享有基本生殖健康。这就意味着无论男性、女性、老人或青少年都有权、有能力，并且在任何时间和地点都可以自由决定与自身生育状态相关的一切事宜，包括何时生育、生育多少、避孕方法的选择以及非意愿妊娠的终止。因此，为了实现人人享有基本生殖健康的理念，联合国敦促各国政府做出承诺，要尽可能地改善生殖健康服务条件，要为所有人提供安全、有效、负担得起、可及、可接受的保健服务，从而让人们享有愉悦而安全的性生活，让妇女能够安全平稳地度过怀孕和分娩的整个过程。这些服务至少应该包括：计划生育咨询与服务；产前、产后和分娩照护；婴幼儿保健；生殖道和性传播感染的防治；安全人工流产；不孕不育的预防与治疗；为性与生殖健康问题提供信息、教育和咨询，并减少和消除有害的习俗，例如女性生殖器的割礼。

（二）传统文化与生殖健康

生殖健康理念的提出在全球引起了极大反响，它也成为包括中国在内的许多国家生育政策转变的重要依据。由此，中国计划生育工作从以往以人口控制为中心逐渐转变为以提供生殖健康优质服务为核心。从生殖健康的内涵和所倡导的服务内容中不难看出，它的提出与实施至少在两个层面改变或挑战了许多社会固有存在的一些文化传统：一是以妇女为中心，赋权于女性让她们可以自主决定其性与生育的一切相关事宜，这在很大程度上挑战了许多社会父权、夫权对女性道德和行为的束缚；二是强调了人类生殖的健康安全性，这无论在观念还是实践上都与许多传统的信仰和习俗产生悖论，例如反对女性生殖器割礼的实施，提倡未婚青少年可以获得避孕节育方法的咨询与服务。反之，许多传统的文化信仰与实践又对生殖健康服务的推行带来了亦正亦负的影响，传统文化成为影响生殖健康的"双刃剑"，例如某些民族认为妇女应该在家中分娩，要尽量避免外人与产妇和新生儿的接触，以避免招致恶源，这显然与推行住院分娩相违背。而许多民族又十分注重孕产妇的饮食，认为应该多食鸡肉、鸡蛋等营养丰富的饮食以保证胎儿和产妇的健康，这又与健康保健中的某些理念不谋而合。

因此，生殖健康所引发"科学理念"与"传统文化"间的冲突与一致性成为医学与人类学相结合的重要研究议题。从 1990 年开始便有大批人类学者开始关注生殖健康,从以往重点记录"生育文化"的研究范式开始转向从文化的视角来解读生育禁忌、民族医药、男女在家庭中的决策地位等对生殖健康的影响,研究内容涉及孕产妇禁忌、分娩过程的信仰与实践、女性月经期和绝经妇女的文化规范、对避孕节育的态度和认知、对不孕不育妇女的态度和处理、社会性别与生殖健康等。开罗会议以后,越来越多的研究者开始把研究目光投向了许多敏感性议题的研究中,例如未婚青少年的性与生殖健康问题、针对妇女的暴力、宗教控制与妇女健康、艾滋病病人的污名化与歧视等。这些跨学科的研究成果不仅让人们更加深刻地理解了不同社会文化情境下的生殖健康,并且对各国生殖健康优质服务的设计、实施、评估和政策倡导都发挥了巨大的积极作用,形成了医学人类学应用性研究的范例之一。

三、医学对人类生殖健康的影响

医学的介入不仅改变了人类生殖健康的状态,也在很大程度上促使了许多传统知识体系、信仰和习俗的转变。这些医学措施主要包括两大方面的内容:基础医疗保健服务和现代生殖技术。

(一) 基础医疗保健服务对人类生殖健康的影响

1. 妇幼保健　为妇女和她们的孩子提供适宜和可接受的医疗保健服务已是全球共识,这是促进男女平等、保障妇女权利和健康的重要社会干预途径。WHO 和联合国多家机构向全世界范围内的许多国家,尤其是发展中国家提供资金和技术援助,全面倡导和推广安全有效的产前产后保健、新法接生服务以及婴幼儿的保健和疫苗接种。1990 年至 2015 年,全球孕产妇死亡率下降了近 44%,在某些欠发达的非洲地区,孕产妇死亡人数减少了一半。全球 5 岁以下儿童死亡率降低了 53%,从 1990 年的每千活产91 例死亡,下降到 2015 年的 43 例。

中国也不例外,开罗宣言后,中国政府先后通过了《母婴保健法》《中国妇女发展纲要》等重要的政治性指导纲要,为妇幼保健工作的实施和推广奠定了法律保障。随后,中国政府大力改善妇幼保健工作,先后规划和实施了降低产妇死亡消除新生儿破伤风项目、农村孕产妇住院分娩补助项目、新生儿出生缺陷干预项目、中国儿童免疫接种等。中国的孕产妇死亡率也从 1995 年的 61.9/10 万下降为 2015年的 20.1/10 万。

然而,无论是全球还是在中国,妇幼保健工作的实施与成效仍然还存在较大的地区差异,尤其是在一些欠发达的贫困地区,孕产妇死亡率和婴幼儿死亡率仍然较高。除了经济和自然环境的因素外,社会性别的不平等以及某些根深蒂固的传统观念、习俗和喂养方式等是影响妇幼保健工作实效的重要因素。

2. 避孕节育方法的知情选择　为实现人们享有生育权,在不违背国家法律的情况下,自主决定生育的时间和数量,计划生育服务已成为了众多国家的基本公共卫生服务。国家政府有责任和义务为其公民提供避孕节育方法的信息咨询、药具供给、医疗技术和与此相关的一切后续服务。中国计划生育服务的范畴也从最初的单纯人口控制转变为向人们提供多种可供选择的避孕节育措施,并专门设立三级服务网络为人们提供便利、廉价甚至是免费的咨询和相关医疗服务。这些服务大大降低和预防了妇女妊娠相关的健康风险、控制了某些地区的快速人口增长、降低了婴儿死亡率、减少了青少年的妊娠。

然而,据 WHO 估计,在发展中国家,约有 2.22 亿对夫妻希望推迟或终止妊娠,但并未采取任何避孕方法。他们对避孕节育方法的需求仍未得到满足,在非洲,53%的育龄妇女对先进避孕措施的需求未获满足。在亚洲和拉丁美洲及加勒比这两个避孕普及率较高的区域,其未满足需求的程度仍分别为21%和22%。除了医疗服务的原因外,文化因素也是造成这一差距的重要原因,例如由于对未婚人群的偏见,避孕节育方法在青少年(未婚人群)以及贫困人口中的可及性有限;某些地区文化信仰和宗教力量的阻挠,以及妇女的弱势地位等。

3. 非意愿妊娠的安全人工流产　虽然现代医学技术已发明了众多有效的避孕节育措施,但是每年全球仍有众多妇女因为避孕方法的失效、避孕方法的不可及和性暴力等问题导致非意愿妊娠(unwanted/unplanned/unintended pregnancy),或者有些妇女因妊娠而出现了严重的健康风险,此时,安全可靠的人工流产服务就是帮助妇女终止妊娠、预防继发性疾病和死亡的有效补救措施。然而,在有些国家,由于宗教和文化信仰上的重重阻碍,这一服务仍未得到合法化,这使得许多妇女因采纳不安全的人工流产方法而失去生命。

4. 性传播疾病、艾滋病的检测、治疗和母婴阻断　性传播疾病和艾滋病已成为当今世界威胁人口健康的重要因素,甚至造成婴幼儿的感染、残疾和死亡。因此,性病、艾滋病的咨询、检测以及受影响人群的关怀和治疗也成为生殖健康服务的基本内容之一,例如中国开展的艾滋病"四免一关怀"服务等。这些措施的实施不仅减缓了全球艾滋病感染的快速增长趋势,也延长了许多艾滋病感染者的生命。与此同时,研究者也开始注意到,尽管世界各地都在开展艾滋病的健康教育和安全套的推广使用,但每年全球仍有大量的人口感染艾滋病,这说明医学干预与人类自身的行为仍然存在差距,人们的某些行为甚至与医学知识无关。为此,许多人类学者也作出了卓越的研究贡献,他们采用民族志研究方法,深入了解不同人群的意识和行为,并从社会结构和文化的角度进一步解读人们的健康脆弱性,以及由疾病而导致的偏见与歧视。

"四免一关怀"即为农村居民和为参加基本医疗保险的城镇贫困人口提供免费的抗病毒药物;为所有人员提供免费的自愿咨询和检测服务;对已感染的孕妇提供产前指导和分娩服务,及时免费提供母婴阻断药物和婴儿检测试剂;开展艾滋病遗孤的心理康复,为其提供免费义务教育;对艾滋病感染者和患者提供救治关怀。

5. 青少年的综合性性教育与亲情服务　据 WHO 统计,在低收入和中等收入国家,30%以上的少女在 18 岁之前结婚,约 14% 在 15 岁之前结婚,这些已婚青少年很可能按照社会规范过早怀孕并分娩。此外,全球每年有 300 万名 15~19 岁少女因非意愿妊娠而进行不安全流产。怀孕和分娩引起的并发症是众多低收入和中等收入国家中导致 15~19 岁少女死亡的首要原因。有效应对这些生殖健康问题的途径就是要为青少年提供综合性性教育(comprehensive sexuality education)和亲情服务(youth friendly services),这些教育和服务强调,除了为青少年普及性与生殖健康的相关知识外,还要让他们理解社会性别平等、性多元化、性权利等一系列关键性问题,并通过他们可以接受的服务模式帮助他们享有愉悦和安全的性经历。然而,目前除少数几个发达国家外(如瑞典),这些专门针对青少年的教育和服务在众多国家仍未得到实现,其主要原因之一就是社会文化对未婚人群性行为的种种偏见与排斥。

(二)现代生殖技术的影响

1. 出生缺陷干预　全球每年大约有 320 万例先天性异常的残疾,并且估计有 27 万的新生儿出生后死于先天性异常。这些带有出生缺陷的人群对个人、家庭和社会均会造成明显的影响。2010 年,世界卫生大会通过一项决议,呼吁所有成员国开展出生缺陷干预的三级预防措施:一级预防是指防止出生缺陷的发生,包括婚前检查、遗传性疾病的咨询和检查、孕期早期的保健措施(例如叶酸的补充服用);二级预防是指减少具有先天异常胎儿的出生,这主要通过在孕期开展医疗辅助检查而做到早发现、早诊断和早采取措施,例如唐氏筛查和 B 超检查;三级预防是指对出生缺陷的治疗。

2. 辅助生殖技术　辅助生殖技术(assisted reproductive rechnology)是指采用现代生物医学的技术和方法对精子、卵子、受精卵或胚胎进行人工操作以达到妊娠目的的技术。目前应用的方法包括两种:人工授精(artificial insemination)、体外受精和胚胎移植(in vitro fertilization and embryo transfer)。人工授精就是通过人工的方法把男性精子注入女性体内,以实现受孕的技术。体外受精和胚胎移植就是用人工的方法取出精子和卵子后,让它们在体外人工控制的环境中完成受精过程,随后把培养获取的早期胚胎移植到女性子宫中的技术。使用该技术产生的婴儿就称为试管婴儿。有些学者认为,生殖性克隆(reproductive clone)也应该算为现代辅助生殖技术的一种,尽管这项技术已在动物界成功运用,但就目前而言,国际社会坚决反对将此技术应用于人类生殖的研究。中国在 2003 年 12 月出台的《人胚胎与细胞研究伦理指导原则》中,也明确规定禁止生殖性克隆人研究。

在医学界,人类生殖辅助技术既是不孕不育的治疗手段之一,也是一种生育治疗方法。例如体外受精可以帮助妇女解决因输卵管堵塞造成的不孕问题;同时,体外受精也可以帮助某些具有生育能力但因传染性或遗传性疾病而不能使用自身配子的男性,通过人工的方法取代性交环节,使用他人精子实现怀孕。

3. 人类生殖储备库　　不难看出,上述两种技术的实施都在某种程度上替代了人类自然有性生殖中的某些环节,医学技术的一次次突破使人类的生殖过程不一定出现在具有性关系的男女之间,使用辅助生殖技术的夫妻的受精卵配子来源可以出现多种不同的组合。

人类生殖储备库又包括人类精子库和人类卵子库。人类精子库和人类卵子库都是采用冷冻技术对精子和卵子进行长期保存。目前精子冷冻技术已较成熟,最长可贮存 20 年。精子和卵子库的使用主要包括两种情况:一是不孕不育治疗无效的患者,可使用他人志愿捐赠的配子;二是某些需要进行特殊治疗或因某种职业而影响生育者,可先申请预备自身的配子。

第三节　人类学与死亡

人类必死的命运使"死亡"成为全社会共同关注的生命话题。不同学科的学者通过对死亡现象的描述和探讨,不断反思和研究死亡的本质及其所涉及的社会文化和伦理内涵,形成了"死亡学"(thanatology)的多维度知识体系。尽管人类学对某一种族的文化记录中早有对死亡习俗的描述,但对死亡的专门研究始于 20 世纪 40 至 50 年代末期,thanatology 一词来源于古希腊词汇,是古希腊神话中,死亡之神——塔纳托斯(Thanatos)的扩展,由美国学者罗斯威尔·帕克(Rosewell Park)在 1912 年提出。死亡学不是一门专业学科,而是一个融合多学科视角探讨和研究生命价值和死亡现象的学问,这些学科包括医学伦理学、心理学、社会学、神学、历史学和人类学等。换言之,"死亡"作为人类社会的必经事件已成为了跨学科合作研究的领域之一。人类学对死亡的关注主要是通过对丧葬习俗、祖先崇拜和相关仪式的描述和研究,以探讨社会文化在人们死亡观念形成和死亡应对中的作用及其影响。

一、死亡的本质与含义

(一)死亡判定的医学标准

由于人因生命自然终止而"老死"的案例十分罕见,因此在医学领域,死亡可被看作疾病的一种转归。过去,人们常常以心跳停止且无自主呼吸为标准来判定死亡。但随着新一代医学辅助治疗设备的介入,例如人工呼吸装置或其他用以维持机体生命体征的支持设备,人在停止自主呼吸后,仍能靠这些设备的运作在一定时间内维持血液循环和脑以外的各个器官的功能活动,因此这就产生了关于死亡界定的新的医学标准,即脑死亡(brain death)。1968 年在第 22 届世界医学大会上,美国哈佛大学首度提出了脑死亡的诊断标准:不可逆的深度昏迷,缺乏对外界刺激的接收和反应;无自发性肌肉运动和呼吸;脑干反射消失;脑电波消失。尽管,对脑死亡的诊断世界各国采用的标准尚未统一,但"脑死亡"的概念以及基于"哈佛标准"形成的类似标准已被全球众多国家所接受,成为医学判断死亡的标志。中国医学界基本上认同 1980 年中国学者李德祥提出的标准,认为脑死亡就是指包括脑干功能在内的全脑功能不可逆和永久的丧失,诊断标准包括深昏迷、脑干反射全部消失和无自主呼吸。

目前,脑死亡的概念不仅在众多国家的生物医学领域得以应用,同时也成为许多国家法律上界定死亡的依据,受到法律的认可。尤其是随着器官移植技术在临床医学上的应用,确定脑死亡的法律地位无疑将大大增加移植器官的来源。由于机体在大脑死亡后,体内重要器官仍可存活一段时间,而借助现代医疗辅助措施更可延缓这些器官的死亡时间,进而实现器官移植。在一些国家,例如西班牙、比利时、葡萄牙,每个公民在判定为法律认可的脑死亡后即可成为器官移植的自动捐赠者,而有些国家(例如美国)则需要获得家属或近亲的许可。由此可见,脑死亡标准的设立不仅具有"死"的意义,还可以成为众多患者"生"的希望。

（二）死亡理解的过程及其影响因素

研究表明，个体对死亡的理解是一个伴随终生的学习发展过程。儿童心理学家通过对儿童在不同发展阶段的思维和行为的研究发现，每个人从出生开始便不断接收有关死亡的信息，并发展内化为自身对死亡的理解。反之，在任何一个儿童成长时期，主要抚养者的死亡也会影响到个体人格和行为模式的形成。大多数儿童会在9岁左右获得成熟的死亡概念，但这并不意味着人们对死亡的理解就此终止，而是随着社会化的过程，继续"更新"着自身对死亡的理解，甚至出现互为矛盾的死亡观念。因此，人们对死亡的理解不仅是一个发展变化的动态过程，也是学习和内化社会价值观和规范的过程，主要受到以下三方面因素的影响：第一，传递死亡信息的社会媒介，包括家庭、学校、大众传媒和宗教机构等。第二，教育契机，也就是接收死亡信息的学习契机，这是人与人之间信息交流的互动过程，可发生在任何时间，也常发生在意料之外。也就是说，在某些特殊时机学习到的死亡可能会产生更深远的影响。第三，接触死亡的经历，在不同时期人们对不同原因造成的死亡的生活经历都会影响个人对死亡的理解和态度。

二、人类学视野下的死亡

（一）文化对死亡观念的影响

基于人类学的视角，死亡并不仅仅是生物医学标准中的一个"终点"，而是构成了人类文化传承的重要组成部分，是人们对生命意义的文化表达。人们可以通过媒体、语言、影视作品、节日、音乐、文学、宗教仪式等途径来表达出对"死亡"的理解与情感，亦恐亦悲。例如在许多社会文化中，对"死"的直接称呼都有所忌讳，并从词语中寓意出了人们对死亡的不同态度和信念。中文中的词汇有去世、夭折、撒手尘寰、英年早逝、红颜薄命、驾鹤西去等。而某些西方国家又多用基督教的语言，包括蒙主宠召、上天堂、落地狱等。

从语言表达上就不难看出，死亡语言的使用投射出了人们对不同人群或不同年龄阶段死亡的态度。尽管任何人的死亡在医学中都使用同一诊断标准，但在许多文化中，死亡却可以区别为正常的死亡和不可接受的死亡。通常情况下，正常的死亡就意味着死亡应该是在合适的年龄阶段、合适的场所出现，并因合适的原因所造成。例如在傣族的文化中，60岁以上老年人因疾病造成的且最好发生在家中的死亡被视为一种"吉利"的死亡，届时亲戚朋友都会前来吊唁，为这些老年人搬运遗体也成了一件人人愿意承担的福事。而过早的死亡或是那些因意外造成的突发死亡都被看作一种"凶死"。由于傣族居住的某些云南边境地区在20世纪80至90年代受海洛因的影响较为深刻，这造成了许多村寨中的中青年男性因吸毒或感染艾滋病而死亡。这些男性的死亡均被视为"凶死"，其他人群不愿为其搬运遗体，他们的遗骸也不能掩埋于正常死亡者的公共墓地。

人们死亡观念的形成也常常受到宗教的影响，死亡并不一定意味着终点，而是一种状态的时空转移。例如佛教所宣扬的"转世轮回"就认为人的死亡并不是完全的终止，而是从今生转到另一世的必经过程。在基督教中，其教义也试图告诉人们，人的死亡仅仅是肉体的覆灭，而由此可以实现灵魂走向天堂的完美永生。这些观念都反映了人类社会试图探究死亡、克服死亡恐惧所做出的种种努力。

全球化的快速进程大大推动了人口流动和医学信息与技术的交流。随着疾病谱和死亡谱的改变，以及人口流动和延长生命技术的应用，人们死亡的地点和方式都有可能发生改变，这些变量均可成为社会文化力量，挑战着人们对死亡的感知。美国学者保罗·法默和亚瑟·凯博文（Paul Farmer and Arthur Kleinman）曾比较了美国和海地艾滋病患者濒死时的状态和受到的照护。美国的艾滋病患者在死亡之前历经了各种医学检查，虽然看似合乎竭力挽救生命的医学理念，但患者却在濒死时受尽各种检查和治疗手段的折磨，最终在医疗器械的陪伴下孤独地死于离家几千公里的医疗机构中。而在海地，艾滋病患者却在有限的技术和治疗的情况下，得到了家人最大的关怀与照护，并且在家人的陪伴下安详离世。这种鲜明的对比不仅体现了人们对艾滋病的不同态度，也反映出现代医疗技术所缺乏的人文精神。可以说，在医学中，死亡被视为医疗技术的失败，因而更加强调医生的责任，却忽视了人们对死亡的具体反应与情感表达。

（二）丧葬仪式的文化表达

人类死亡后,其亲属或同族人员会依照习俗为之举行一定规模的葬礼和遗体处理方式,例如土葬、火葬、海葬、天葬、塔葬等方式。这些风格迥异的丧葬仪式正是某一民族的思想文化意识的生动体现,也是生者在面临死亡时试图获得文化力量的重要途径。丧葬仪式是某一个民族在长期的历史发展进程中形成的特有风俗习惯,它不仅受到一定时期的生产力发展水平和地域环境的制约,也受到宗教、阶级等思想意识的塑形。例如中国汉族人口以往多采用土葬的方式,但随着火葬技术的引入,以及国家政府对环境保护的倡导,人们已习惯了选择火葬的形式。又如,古代中国人丧葬仪式的规模也反映出了浓厚的阶级思想,帝王或权贵的丧葬与墓穴规模明显超过平凡百姓之家。这种等级差别的丧葬理念不仅是现实社会等级制度的反映,也是优等阶级期望延续和巩固自身权威地位的一种表达。在非洲国家,火化尸骨是文化中的禁忌,某些少数民族则把尸体放入蚁穴中,通过白蚁啃食让死者早日升入天国。在埃及,人们认为死后的"一席之地"十分重要,类似生前生活环境的家墓的修建不仅是家族意识的表达,其建造的规模和等级也反映了家庭的贫富和地位,在首都开罗的市郊就因此形成了一个著名的"死人城"。

丧葬仪式作为彰显民族特有文化的一部分,它的施行也发挥了文化传承、传播和增强民族凝聚力等社会功能。在许多民族中,葬礼的举行都需要通过一系列集体参与的环节来实现,因此丧葬仪式不仅如同其他社会活动一样,为人们巩固和扩大社会关系提供了一个平台,同时也是民族情感表达和民族认同的一种方式。在佛教的理念中,火的洗礼是人们获得再生的途径,因此在某些信奉佛教的少数民族地区,人们则多采用火葬的形式,以期达到涅槃的境界。此外,佛爷和和尚也都要参与到丧事活动中,这种世世代代保留的风俗便成了人们认识和领悟佛教、传承宗教信仰的重要途径。

（三）社会死亡

尽管医学领域对死亡的界定多关注生物机体功能不可逆的永久性终止,而许多社会学家认为人的死亡不仅仅反映在生物机体层面,也包括社会互动能力的丧失,因此便引申出了社会死亡(social death)的概念。社会死亡就是指某人已不被社会接受为完整独立个体的状态。社会死亡最初被社会学家用于解释"奴隶制度"的影响。社会学家认为奴隶制度的产生多缘于战争,当敌人在战争中成为战俘后往往就会通过"交付权力"来获得生命的延续,在这种交换条件下,俘虏便成了奴隶,他们将失去原有的身份、权利和行动能力,取而代之的是标签化的称呼、装束和规范,并且完全受到"主人"的控制。因此,奴隶虽然可以暂时避免躯体的死亡,但其所承受的便是"社会死亡"。

近年来,社会死亡的理念也被应用于医学领域。有些学者认为,社会死亡即是社会交流能力的丧失,那么某些患有特殊疾症的病人(例如痴呆)就可成为社会死亡的案例。但许多人类学家则更加关注某些特殊传染性疾病(例如麻风病和艾滋病)给病人所带来的社会排斥。这些病人从诊断确定之日起便可深刻感受社会死亡的过程,他们将会因疾病受到严重的羞辱与歧视,甚至被社会所隔离,剥夺其权利,限制其参与社会活动的能力,这无疑就是一种"活死人"的状态。

三、死亡干预

现代医学技术的发展和介入已经深刻影响了人们的死亡观念和方式,人们试图通过更先进的医疗手段来延续生命,同时也在不断争论和追寻着如何通过更合乎情理的方式来体现医学中的人文情怀。

（一）临终关怀和姑息疗法

临终关怀(hospice care 或 terminal care)是对某些濒死期和病情不可逆转病人所采用的一种姑息疗法(palliative treatment)。目前主要应用于老年重症患者和癌症末期患者中。临终关怀和姑息疗法有别于安乐死,它们不是致死性的一种手段,而是承认医学技术治愈某些疾病的有限性甚至有时是无效性,其意义不在于疾病的治疗,而是症状的管理,力图通过医学手段来减轻病人的身心痛苦,并通过其他关怀途径来帮助病人了解病情和接受死亡的事实,满足病人心理和社会各方面的需求,从而提高病人在人生最后阶段的生活质量。

早在 19 世纪中期，人们便开始关注临终病人的需求，但直到 20 世纪 60 年代，英国护士西塞莉·桑德斯（Cicely Saunders）才提出和发展形成了现代临终关怀和姑息疗法的基本理念和框架。她认为那些终末期的疾病患者更需要具有人文精神的关怀，以帮助他们克服恐惧和焦虑，以及因疾病造成的身体痛苦。随后，临终关怀和姑息疗法便受到广泛关注，并被许多国家所接纳。20 世纪 90 年代后期，国际临终关怀和姑息疗法协会成立，其理事会成员国可根据自身的资源和实际情况，制定相应的临终关怀策略。这些策略不仅包括口服或注射使用药品帮助病人减轻症状，还包括一系列社会工作、精神照护和义工服务，服务人员不仅涉及医务工作者，还包括社会工作者、宗教人士和志愿者，而享受服务的人群范围也由病人扩大到了病人的家庭，帮助缓解家属的精神创伤和医疗压力。有些人误认为临终关怀就是一种悲伤的经历，但实际上，采用临终关怀后，许多病人及其家属反而能在生命的最后时光享受宁静和温暖，患者也能够更加安详和有尊严地离世。虽然临终关怀的过程也必将面临死亡，甚至违背了"救死扶伤"的医学道德理念，但这种以人为本、以人文关怀为核心的照护方式却越来越受到人们的欢迎，认为其更加体现了医学和生命的价值。

（二）安乐死

安乐死（euthanasia）一词源于希腊语，意为"简单的死亡"或"幸福的死亡"。随着医学技术的发展，安乐死包含了两个层面的含义，一是死亡的方式，即简单无痛苦的死亡；二是加速死亡的方法，即采用医学手段使病人无痛苦地快速死亡。

安乐死并非现代社会的产物，而是自古有之。在原始社会，人们使用安乐死来结束某些病残成员或有缺陷儿童的生命，以减轻病人临终时的痛苦，或保持人种的健康状态。后来，随着基督教的介入和盛行，人的身体被认为是天父所赐，只有天父才具有生杀大权，因此由人来结束生命的做法被视为对造物者神权的亵渎。17 世纪，虽然安乐死一度受到一些学者的认同，但安乐死仍然未成为一种死亡干预手段而普遍使用。关于安乐死的大肆宣扬和推行出现在 20 世纪 30 年代的纳粹德国，希特勒假以安乐死之名，推行种族灭绝政策，夺取了数百万犹太人、斯拉夫人和其他民族人民的生命。这种非医学目的的手段使安乐死具有臭名昭著的历史，也是现今安乐死存在诸多道德争议的关键所在。

基于安乐死是否出于个人的知情同意，国外研究者将安乐死分为了 3 类：自愿安乐死（voluntary euthanasia）、非自愿安乐死（non-voluntary euthanasia）和非意愿安乐死（involuntary euthanasia）。自愿安乐死指患者本人知情同意后，自愿提出安乐死请求下实施的安乐死。非自愿安乐死指患者本人由于缺乏自主同意的能力（例如孩子或意识丧失者），由其他决策者提出要求，在医务人员的帮助下帮其结束生命。非意愿安乐死是指致死措施的实施违背了死者的个人意愿。希特勒的种族灭绝政策就是非意愿安乐死的真实案例，在某种程度上，这种安乐死的实施就是等同于谋杀。有些学者又将这三类安乐死进一步划分为消极安乐死（passive euthanasia）和主动安乐死（active euthanasia）。消极安乐死泛指终止使用维持生命的一切治疗措施，使患者自行消亡；主动安乐死是指使用致命性物质主动加速患者的死亡。

安乐死在医学领域首次使用出现在 17 世纪，由英国学者弗兰西斯·培根（Francis Bacon）提出，特指安详、无痛苦的死亡。他认为医者除了救死扶伤外，还有减轻病人痛苦的责任，因此安乐死也应成为医疗技术的实践领域。1935 年，英国成立第一个自愿安乐死合法化委员会的民间组织，随后，在美国、法国、日本、比利时、意大利、挪威等诸多国家也相继成立了类似的民间团体，以促进安乐死的合法化。2001 年荷兰通过安乐死法案，成为首个将安乐死合法化的国家。2002 和 2009 年，比利时和卢森堡也先后通过了类似的法案，医生由此获得了法律上赋予的权利，为那些自愿且极端痛苦的病人实施安乐死。

目前，安乐死的实施及其合法地位还存在诸多争议，但从各方观点来看，安乐死的实施应该是有条件限制的，至少包括：病人身患绝症或病情严重难以逆转，且已进入濒死期或已不具有人类基本的认知和情感能力；病人极其痛苦，难以忍受；必须获得患者本人或其代理人的知情同意；实施安乐死的目的在于减轻病人的痛苦，而非其他；执行安乐死的人员应该是具有法律认可资格的医师；安乐死中所采取的致命性方法应该也符合相关规定的要求。

第四节　生殖、死亡干预和医学人类学中的伦理问题

一、医学伦理的基本原则

伦理学(ethics)在人类科学研究发展历史中已有超过两千年的历史,最初是由希腊哲学家亚里士多德(Aristotle)在公元前4世纪提出和创立,是思考和研究人类道德的一门哲学分支学科,其研究内容包括道德的产生、发展、本质、评价、作用以及道德教育、道德准则和道德行为等。根据研究内容,又可将其分为4种研究范式:①元伦理学:研究伦理理论、道德体系和批评的本质;②规范伦理学:研究和评判不同的道德观和行为准则,并指导人们的行动;③应用伦理学:将伦理学应用到具体的实际活动或问题中,如医学伦理学;④描述伦理学:探索和研究不同族群所持有的道德伦理观,及其对人们实际行为的影响,例如人类学家可对某一民族的性道德进行描述和研究。

人道主义、结果论和非结果论构成了医学伦理学的两大理论体系。人道主义奉行尊重、平等、关爱和以人为本的价值观,提倡医者应重视和尊重人的价值,并以此作为医疗行为的基本准则。结果论则主张某一行为造成的结果是判定行为好坏的依据。因此,医务人员要尽可能采纳那些有利于病人的行为,给病人带来最大的好处,这就是道德的行为。非结果论或义务论是结果论的有益补充,其核心思想认为行为的道德价值并不在于行为的结果,而是是否恪守了责任,合乎责任道德的行为虽不一定善,但违背责任原则的行为却一定是恶。在这些理论体系的影响下,医学伦理学逐步形成了一些特有的伦理原则:①病人利益至上;②尊重与自主;③平等与公平;④尊重生命与生存质量。

二、文化差异与医学伦理

(一)不同文化对医学道德发展的影响

可以说,从出现医疗行为开始就伴随着对医学道德的讨论。不同社会中的基本文化价值观影响着医学道德观的形成,而医学道德的实践又对文化的传承和巩固起到了重要的推动作用。中国文化源远流长,儒家伦理思想所提倡的"仁爱"就深刻影响着中国传统医学道德观的形成,无论是战国时期的《黄帝内经》,还是东汉张仲景的《伤寒杂病论》、隋唐时期孙思邈的《千金要方》和明代陈实功的《医家五戒十要》都无不彰显了中国传统医德中"仁爱救人""赤诚济世"的道德情怀。在西方的一些国家,由于根深蒂固的个人主义、自由主义文化观念,其医学道德观也就更加强调病人的自主权和隐私权。

(二)社会变迁与伦理冲突

当今的世界是一个多变的世界,全球化、信息化、经济市场化以及现代科学技术的革命必然影响着文化的传播、流动和转变,传统医学活动中的伦理价值取向也势必会受到冲击,不断引发着道德争议和文化冲突。

1. 关于医患关系的争论　现代医疗技术的使用大大减少和简化了医患之间的交流,医患之间从以往人与人之间的单纯互动变为了医生、器械、病人三者之间的流动,进而使现代医患关系日趋商业化、技术化、复杂化,也不得不更加法制化。这些都大大冲击了医患之间相互信任的程度,减少了医疗活动中人文情怀的体现,使医患关系紧张。可以说,现代医疗技术的使用疏远了病人和医生的关系。

2. 关于照护模式的争论　以往的诊疗活动多在病人家中完成,除了医生以外,家人也是病人的主要照护者。现代就医模式的出现首先改变了人们的照护环境,医疗机构构成了诊疗的主要场地,其次这也改变了传统的以家人为主的照护模式。例如许多人出于种种原因无暇顾及对病人的悉心照料。缓解这一矛盾的方式便是"购买服务",例如医院护工、VIP病房、临终关怀等,这种被商品化后的"照护"势必对传统的伦理道德观和人际关系带来深刻的影响。以家庭为基础、以亲情为纽带的照护模式将不同程度被以市场为导向、以经济交换为手段的服务购买所取代。

3. 关于死亡熟悉感的争论　平均期望寿命的增加、死亡谱的改变、人口的频繁流动以及现代医学

技术的应用都会影响着人们对死亡的熟悉感。过去,人们一般在家里去世,身边围绕着好几代家庭成员,死亡是家庭内部的一个经验。如今,死亡的地点和方式都发生了改变,医生、验尸官和殡仪场所的工作人员成了死亡的中间人,死亡不再是家庭内部的经历,而是伴随着陌生恐惧的体验。

4. 关于遗体处理的争论　现代医学发展希望人们能够在死后捐献遗体或尚可使用的器官,这不仅有利于医学事业的发展,也使得许多患者可以从中受益甚至延续生命。但某些传统伦理道德观与这些需求尚存在悖论,例如在某些社会,人们十分注重身体的完整性,认为身体是祖先或神赐予我们的礼物,人们死后去往另一个世界时,必须保持身体和灵魂的完整统一。中国汉族"入土为安"的传统思想也使得遗体捐赠受到阻碍。因此,这些现代医学发展需求的推广尚需要社会文明和人道献身精神的大力倡导,以改变人们固有的认知和信念。

三、生殖与死亡干预中的伦理问题

在生殖健康领域,一方面医学技术的发展和应用、基础医疗保健服务的提供挽救了数千万妇女儿童的生命,提高了人口质量,为社会经济和谐发展都带来了裨益。另一方面,这些技术的应用使人类的性与生殖分离,甚至使受精、妊娠和分娩的自然生理过程也发生了人为改变,人的生命也可通过医学手段得以延续或加速终止,这些"违背自然规律"的技术与传统价值观、宗教教义和人们对生命价值的探讨都产生了诸多道德上的争议。

(一)生殖与出生缺陷干预中的伦理问题

现代避孕节育技术的发展使人类对生殖的控制已不再是难题。目前,生殖控制策略的实施主要包括针对一般人群和针对特殊人群的生殖控制。一般人群的生殖控制主要是国家政策和立法对普遍公民所推行的计划生育要求,以实现人口数量的控制。中国的计划生育政策就属于此类生殖控制。基于社会经济和生产力发展、人口与环境、人口与社会资源协调发展的立场,一般人群的计划生育政策符合国家、民族和公民的利益,具有一定伦理学依据。然而,在一些人口大国,这种普适的计划生育政策却难以推行,其主要原因包括与宗教理念的冲突,而有些人还认为计划生育政策违背了生殖健康的核心理念,即人们有权可以自由决定与自身生育状态相关的一切事宜。另一种生殖控制是针对某些特殊人群所实行的生育限制,例如严重精神病患者、严重遗传性疾病患者、智力残障人士等,甚至近年有些国家建议对一些具有明显性虐待倾向的犯罪分子施行化学性阉割。对这些人群是否应该采取强制生殖控制措施也一直备受关注,一方面这符合优生优育的提倡,但同时又违背了基本人权的某些理念。此外,剖宫产的医学开发和应用虽然挽救了无数孕产妇和新生儿的生命,但对其不断增加的依赖性和肆意选择是否真的有利于妇女和胎儿的健康,对人类未来生育和分娩能力的遗传性是否会造成影响也尚无定论。

除了人口数量的控制,人口质量的提高也是人类生殖干预的另一项内容。优生学就是专门研究如何提高人口质量的学科,它通过研究人类的遗传问题,以改进人种,包括积极优生学和消极优生学。积极优生学就是研究如何促进体力和智力上优秀个体的繁衍,可通过人工授精、胚胎移植、基因治疗等途径实现。消极优生学就是防止和减少有严重遗传性和先天性不良个体的出生,目前采用的手段主要包括产前诊断与选择性流产。由于历史上的种族歧视和德国纳粹的种族灭绝行动曾使优生学蒙受耻辱,因此这些试图改进人口质量的技术也受到伦理学界的热议,主要是探讨这些技术应该如何在目的和方式上避免具有种族主义的色彩,如何权衡这些技术所带来的利害关系,如何减少对这些特殊人群及其家人所造成的负面影响,以及如何更加人道地处置具有严重缺陷的新生儿。

人口控制中另一个颇具争议的医疗问题就是人工流产。目前,人工流产在许多国家仍属于非法行为,例如最大的障碍就是来自宗教权威的反对,认为人为地终止胎儿的生命违背了上帝创造生命的神权。其他争议还包括胎儿究竟是不是人? 是不是也具有等同人的生存权利? 什么阶段可以把胎儿视为人? 究竟是胎儿重要还是母体的生命健康重要? 因此,有些国家则通过了限制条件的人工流产,例如当母体健康和生命因妊娠受到严重威胁时,有些国家则限制不准在胎儿进入可存活期后实行人工流产。中国相关政策明文规定禁止非医学目的的产前性别诊断和性别选择性人工流产。此外,由于人工流产的普遍可及,近年来青少年的人工流产和反复人工流产问题对女性造成的健康损伤也颇受专注。

（二）辅助生殖技术应用中的伦理问题

辅助生殖技术的应用使许多不具有生殖能力或生殖功能缺陷的夫妇实现了生育后代的梦想，这无疑是不孕不育治疗中的医学突破，在很大程度上体现了生殖健康的理念，然而这些辅助技术的实施也引发了诸多伦理道德层面的探究，并且往往影响着各国相应政策和法律的建立与实施。这些伦理争议主要包括：①婚姻和亲属关系的问题；②后代中的近亲婚配问题；③供精或供卵者的检查、信息保密和商业化问题；④生物父母和养育父母的法律地位和义务问题；⑤单身人士、同性恋等选择辅助生殖技术的问题；⑥辅助生殖技术育成的孩子的知情和法律地位问题；⑦代理母亲的商业化及其法律地位的问题；⑧体外受精中胚胎的法律地位问题；⑨辅助生殖技术造成的健康风险问题。

（三）临终关怀和安乐死的伦理问题

临终关怀的实施充分凸显了人道主义精神和对生命价值的尊重，把病人作为人的利益放在了首位而非疾病的治疗，因此不存在太多的道德争议，只需遵从一定的原则：①以照护为中心；②适度治疗；③维护病人的尊严；④满足病人多方面的需求；⑤提高病人生存质量；⑥给予心理辅导，帮助病人和家属接受和勇敢面对死亡。

不同于临终关怀，安乐死往往是采用医学的手段加速病人的死亡，虽然其本质是为了减轻病人痛苦使其有尊严地死去，但在某种程度上这种人为地结束他人生命的方式也可被视为谋杀，因此安乐死，尤其是主动安乐死一直是医学伦理学中争论最激烈的问题。例如在主动安乐死的情况下，病人及其家属究竟是否有权利选择死亡和死亡的方式，死亡的原因是疾病还是人为，选择主动安乐死的人的动机是否符合人道主义精神，安乐死是否会对医务人员的道德责任产生负面影响。此外，有些学者认为对严重残障新生儿的医学处置也属于安乐死的范畴，因此这又引发了对处置依据或医学诊断标准、处置牵涉的决策权、知情权和保密权的伦理探讨。

四、医学人类学研究中的伦理问题

医学人类学作为行动人类学，不再是对文化单纯地采集、记录和描述，其研究内容往往涉及许多关乎人类切身健康利益和敏感性话题的调查。因此，在许多医学人类学的研究过程中也不得不考虑伦理问题，甚至还出现了许多颇具争议的道德困境。目前，在许多国家，开展医学人类学的相关研究也需要通过严格的伦理委员会的评审，其目的不仅仅是要维护研究对象的利益，同时也是对研究者的保护，研究者在研究设计时就应该考虑以下伦理问题：

1. 研究对象的招募　医学人类学的某些研究对象属于弱势群体，有的是受社会所排斥的群体，因此无论是在样本的选择，还是抽样方法和研究对象报酬中都应该充分借鉴有利而无害的原则，要做到知情同意。

2. 研究过程中的风险　在医学人类学的研究过程中往往存在某些潜在的风险，这些风险不仅可能危害到研究对象，也有可能危害研究者本人，因此应该提前考虑到风险的存在并做好风险的防范。这些风险不仅包括健康方面的风险，还包括社会和法律层面的风险。譬如在调查某些传染性疾病时，是否会引起研究者和研究对象的感染？某些研究对象属于社会的"隐蔽人群"（艾滋病感染者、同性恋者），在研究过程中该如何保护他们避免身份暴露和社会歧视？某些行为的调查属于非法问题（吸毒、卖淫嫖娼），研究者参与的尺度如何把握，是否应该报告给警方？

3. 研究辅助设备的使用　有些研究者习惯在研究过程中使用录音和摄影设备，用以全面记录研究内容，然而在医学人类学研究中，由于研究对象身份特殊、许多调查话题涉及个人隐私，因此研究者必须慎重考虑辅助设备的使用是否会对研究对象造成伤害，又是否会影响数据收集的可靠性和真实性，有时甚至需要考虑完全放弃辅助设备的使用。

4. 研究过程中的干预　医学人类学研究者往往会与研究对象探讨诸多关于疾病和健康的话题，有时研究对象也会把研究者视为医学领域的专家，会向研究者询问有关健康的问题，甚至寻求医疗服务。在这种情况下，研究者应该基于研究目的、研究结果以及调查对象的健康利益，考虑是否应该提供健康教育和其他干预活动以及提供的程度。

　　此外,在实际研究过程中,研究者还有可能面临进退两难的局面。例如人类学要求研究者对文化现象进行深描,但由于研究人群的特殊性和研究内容的隐私性,即使使用了匿名的方式,也需要在一定程度上对某些问题的陈述(例如研究地点、研究对象的个人经历)有所保留,以保护研究对象的隐私。又如,研究者很希望研究对象能坦诚布公,详细描述个人的想法和经历,然而许多隐蔽的个人"秘密"都会给研究者造成心理负担,也会使研究对象过分依赖研究者。

(邓　睿)

第九章 医学人类学与营养科学

学习目标

掌握 营养人类学、营养节省、营养不良、营养不足和营养过剩的概念;人类的食物系统复杂性的表现;三次食物转变对健康的影响;食物与营养的全球化;食物的文化属性;营养性食品的特点;保健品和药品的概念;国际营养的现状与危机。

熟悉 营养学的概念及其含义;营养监测和国际膳食标准;食物商品化的特征;现代生物技术对食物与营养科学的影响;文化转变引起的营养问题;生态环境对营养和人类发展的挑战。

了解 生命周期各个阶段的营养;人类食物系统的变迁;宗教信仰与饮食;中西方营养观念的对比与趋同;营养、疾病与文化;营养与疾病及其干预策略。

在医学人类学的领域中,文化、体质人类学补充了营养学所研究的问题。例如:用文化人类学的某些理论方法可以解释在一种文化中能食用的食物而在另一种文化中却不能食用;体质人类学的理论框架可以解释食物被摄入后成为营养的一部分,以维持身体功能、健康和生长的过程。因此,营养状态、营养需求和生长发育方面的研究必定要与人类行为及文化的研究相结合。

营养学(nutriology)是研究食物与机体的相互作用以及食物营养成分(包括营养素、非营养素和抗营养素等)在机体内分布、运输、消化、代谢等方面的一门学科。它包括三个含义:①一个生物体吸收、利用食物和液体来保持正常的功能、生长和自我维护的有机过程;②食物与健康和疾病关系的研究;③追求营养成分和全部食物的最佳搭配,以达到身体的最佳健康状态。中国的饮食文化、中医文化和养生学是现代营养学的鼻祖。"药食同源"是营养学从治病到预防疾病发展的趋势,它认为不按照个人喜好暴饮暴食,严格按照食物的两性(温性、寒性)和个人体质选择适当的食物,达到体内外相对平衡的状态,不仅能促进身体健康,同时还能起到预防疾病的作用。营养学还需明确食物与食品的基本概念:①食物(food)是指能够满足机体正常生理和生化能量需求,并能延续正常寿命的物质。对人体而言,是指能够满足人的正常生活活动需求并利于寿命延长的物质。②食品(foodstuff)是指各种供人食用或者饮用的成品和原料,以及按照传统既是食品又是药品的物品,但不包括以治疗为目的的物品。食品容易被理解为被加工过的食物,由于食品分为加工食品、半加工食品和未加工食品三种,因此使用时常被混淆。

第一节 营养人类学与医学人类学

人类的进化发展与饮食及营养的变迁密切相关,正所谓"民以食为天"。人类从茹毛饮血、噬果嚼草的穴居人进化为狩猎采集、农耕畜牧,直至当今的文明社会,饮食也随之发展,并同时促进了人类的演化与文明进程。医学人类学的内涵与营养科学密切相连,故从营养学视角研究人类学是十分必要的。

一、营养人类学的概念

营养人类学(nutrition anthropology)是营养科学与人类学相结合的边缘学科,研究与营养状态有密切关系的人类学现象。人类的进化、历史、文化以及人类对环境因素中营养变化的适应,均是营养人类学研究的内容。

营养人类学的研究可追溯到奥德丽·理查兹(Audrey Richards),他把食物消耗与非洲文化中个人健康及生活联系起来;后来的20世纪40年代欧美人类学家应用人类学范畴进行"食物方法研究",直至20世纪70年代,"营养人类学"才被正式命名,成为比较系统的学科分支。营养的不均衡与失调直接影响人类健康,是医学人类学关注的内容之一。故文化人类学和体质人类学以及医学人类学补充了营养学的内涵,三者融合即为营养人类学。

营养人类学将人类饮食行为与需求融入自然与社会环境;将生态理论与进化理论联系起来;将食物消耗和生产所引起的人类形态、生理改变置入自然选择的变化与适应中。而营养科学关注营养素、能量代谢与转化,研究机体与食物之间的营养过程、需要、来源及营养与健康的关系。文化人类学研究则通常关注食物的象征性、宗教渊源、礼仪风俗等文化分析。医学人类学研究社会变迁中疾病、健康状况等对人类的影响。

食物方式(food pattern)是非常重要的营养人类学概念,它包括人群食物生产、获取、分配及消耗环节的所有信息。一般来说,成功的具有时间深度的食物方式是适应性的,即它们是一系列一致性行为联合进化的结果,这些一致性行为有利于人类生存。一旦在某一群体中出现广泛的营养不良,那么其食物方式显然是不充分的。食物方式的内涵包括:食物的选择、加工技术及其引发的生物系统与人类系统的进化。

二、营养与生命周期

营养不但在漫长的人类进化过程中扮演了重要角色,在个体从孕育、生长、衰老到死亡的每一步进程中都很关键,故营养与繁殖的关系自然成为营养人类学家所关注的焦点。从人口统计学的观点来看,一个妇女的生殖期从月经初潮至停经,这期间包括受孕、怀孕、生产,随之而来的是哺乳期,以及产后无生育能力期,而一旦恢复排卵,则又等待受孕。满足妊娠妇女营养需要是人类社会延续和全球公共卫生的优先课题。

孕妇与其胎儿之间的关系有两种理解方式:一方面,婴儿是一个主动的寄生物,而母亲是被动的营养资源;另一方面,母亲是环境影响的过滤器,而胎儿是被动的接受者。这种定位的变化对于理解怀孕妇女的饮食,对于她们婴儿的分娩结果是非常重要的。在发达国家,研究者主要关注营养状况及代谢改变对妊娠期体重增加、早产风险和出生缺陷的影响;而在发展中国家则着重对营养不良妇女改善母婴健康的举措进行研究。

(一)妊娠和哺乳期的营养

妊娠期间,母体和胎儿需要大量营养,部分额外的营养素需求通过母体食物摄入量增加来满足。这期间,母体的激素水平、血液和其他体液均发生了一系列改变。怀孕女性体重一般增加12~15kg(生双胞胎女性体重增长16~20.5kg),低于下限的体重增长与早产和低出生体重的危险性增高有关,而高于上限的体重增长则与巨大儿、剖宫产及产后过度体重保留呈正相关。当能量、必需脂肪酸、蛋白质以及多种维生素(A、D、B_6、B_{12}、叶酸等)、矿物质(如钙、铁、锌、碘等)摄入不足和过量时,均可导致胚胎发育和功能不良。妊娠期与营养相关的疾病与健康问题包括:肥胖、妊娠糖尿病、先兆子痫以及酒精和咖啡因的滥用。其中先兆子痫是母体和围产儿死亡的主要原因,而妊娠期大量饮酒和摄入过量咖啡因则可能会致畸。

哺乳期的启动有赖于激素的改变。产后初乳为新生儿提供大量免疫因子、蛋白质和矿物质等,后续母乳量通常可以满足至少到6个月月龄婴儿的能量和蛋白质的需要量。哺乳妇女每日营养素摄入高于孕期需要量,故0~6个月应额外摄入能量1381kJ/d(330kal/d),6~12个月应为1674kJ/d(400kal/d);推荐蛋白质膳食额外消耗量为25g/d。对某些地方性营养缺乏的母体,补充叶酸、铁、维生素D和碘是有益的。

从人类学视角分析,营养供给在特定文化中存在一定的性别差异。通常在男性有明显优势的文化中,会有对女性的选择性营养歧视。在非洲西部、苏丹及其他地区,存在对女孩的不重视与歧视现象。年龄大一点的女孩通常遵循其母亲的饮食方式,即首先满足男性,然后吃一些剩下的、营养成分少得多的食物。由于母亲的身高及怀孕前的体重对出生婴儿的体重及营养状况有所影响,因此剥夺妇女或生长期女孩的营养物质,会对人类繁衍生息产生影响。当孕妇饮食中营养素供给不足时,胎儿会吸收母体钙、铁、蛋白质等营养物质,导致孕妇发生营养缺乏病,同时孕妇营养不良易引发流产、早产、死产、胎儿畸形等,并使胎儿发育不良、出生后患病率和死亡率高。

(二)婴儿期的营养

婴儿营养来自母乳以及人工配方食品。母乳的便捷与安全,加之抵抗感染侵袭、增进肠道发育和联结母婴情感等优势,使之成为婴儿最完美的食物。多数权威机构推荐,纯母乳喂养应达到 6 个月并继续母乳喂养至 1 周岁甚至更长时间。现代婴儿配方食品已经接近母乳,故母亲选择按照自己所希望的方式喂养也是值得支持的。母乳喂养与配方食品的共同目的是提供足量的营养素支持正常的生长发育,婴儿出生后早期建议按需喂养,至 4~6 个月建议逐步添加辅食(如依次添加米粉、果蔬、肉类和蛋类等)。

目前,母乳喂养率偏低是全世界的共性问题。工作场所缺乏母乳采集设施、看护儿童设备等原因导致了母亲重返工作后继续母乳喂养困难。但婴儿人工喂养后的快速生长往往与日后的高血压、糖尿病以及血管疾病风险相关,过度喂养导致成年后过度进食引起肥胖,这些都是与婴儿期营养相关的健康问题。

(三)青春期的营养

青春期的快速生长与发育都有特殊的营养需要,来满足形体、体成分(肌肉、脂肪、骨骼)和性成熟的变化,男孩青春期生长发育突增比女孩晚两年。充足的营养素摄入是保持正常生长发育和成熟所必需的。肥胖、高胆固醇血症、体力活动不足、青春期妊娠、饮食失调(如不当减肥导致的神经性厌食、易饿症、暴食症)和不健康膳食(脂肪摄入过量、蔬菜水果摄入不足、钙摄入匮乏,酒精、烟草和成瘾物质的滥用等)等发生率不断增加,这些是性成熟异常、骨骼疾病、高脂血症、心脏疾病、肿瘤和肥胖等生命后期慢性疾病的高危因素。

素食主义者大多有其宗教需要及人道情感标准,也有一部分仅是饮食习惯和身体功能的必然选择。人们选择素食的决定值得尊重,但从营养健康角度考虑,可能会面临一定程度的营养不良,尚需注意补充能量、蛋白质、微量元素和多种维生素,以满足营养的需要来维持健康的体质。

(四)老年期的营养

老年人群营养需求应依据其健康或疾病的生理体征进行评价与认知。厌食(由嗅觉味觉减退、牙齿老化、消化功能紊乱和老年痴呆等引起)、肥胖(体力活动不足与能量支出降低导致脂肪堆积与再分布,常伴随糖尿病和血管疾病并导致血管性痴呆和阿尔茨海默病的高发)、骨骼肌退化(由蛋白质水解增加、肌肉耗损引起体重减轻及自理能力下降)、水代谢失调(水储备下降、渴感觉受损、食物摄入减少等因素)均加重身体衰弱的恶性循环。健康老年人的营养状况与患有严重疾病或虚弱的老人具有很大差异,老年人群更易发生矿物质和维生素(如钙与维生素 D)的缺乏。长期用药对老年人的饮食和营养状况具有明显影响,而营养状况也对药物使用、吸收和代谢产生影响。

未来重大挑战之一,即是定义生命不同周期的营养素推荐量,以预防慢性疾病和保持正常生理功能,使老年人更加健康。

三、营养节省与营养不良

(一)营养节省

合理营养是维持人体正常生长发育和保持良好健康状态的物质基础。在营养人类学的研究中,营养节省(nutrition economize)的概念也有指导作用,即能量及其他的营养元素必须从环境中提取出来,并成为限制人类生存的因素。任何有利于适应环境的生理的、形态的或行为的变异都将成为一种有效的生存方式得以保留。

斯蒂尼(Stini)首先提出了营养节省问题,他在秘鲁高原人群中发现,这些人摄入缺乏蛋白质的饮食,使得瘦弱人群呈现两性状态。一方面,这种饮食能量摄入的减少并不伴有工作的大量减少,由于做大约同样的工作需要更少的能量,从而使得男性工作的能量消耗更有效率。另一方面,这种低耗明显地缓解了女性的营养压力,使得女性在生殖过程中获得了足够的能量、保证了重要的组织储备。这种生理灵活性反映了营养节省的适应,它保持了工作能力和繁殖能力。

其他营养节省的例子来源于人类学测量分析对新陈代谢的研究。如在澳大利亚土著人中,个体对于晚上低温的反应呈现适应趋势。也就是说,他们的基础温度下降,减少了热量的散发,这样的能量节省演化成遗传性的对环境的适应。这一生理适应的产生,究竟是自然选择的结果,还是人类发展过程中获得性的遗传变异,尚无定论。生长期间对营养压力的高度适应性在许多人群中都有记载,这种灵活性意味着快速反应对变化着的外界环境存在优势。

(二)营养不良

营养不良(malnutrition)是一个描述健康状况的用语,由不足或不适当饮食所造成的,通常包括营养不足和营养过剩两种形式。这是营养状况的两个极端,往往与经济发达、社会进步、文明程度等文化因素紧密相关。

常见的营养不良包括蛋白质能量营养不良及微量养分营养不良。蛋白质能量营养不良是指因不能获得足够的饮食资料和营养摄入而引起的营养不良状态和疾病的发生;微量养分营养不良是指身体内少量而不可或缺的维生素和微量元素的缺乏会导致各种疾病的发生和身体正常功能的削弱。长期的营养不良可能导致死亡。大多数因为缺乏充足的营养素以维护健康身体功能的营养不良发生在经济落后的发展中国家。在经济发达的国家中,营养不良主要由不适当的节食、暴饮暴食或缺乏平衡的饮食而造成。此外,人口增加、土地减少、食物价格的提高、食物的商品化及某些政策上的失误也与营养不良有关。人类对营养不良的认识是随着时间推移而改变的:中世纪到20世纪60年代,营养不良主要关注的问题是蛋白质营养不良,即关注蛋白质和具体氨基酸的需求量;70年代起结束了蛋白质时代,并下调了估计蛋白质需要量;但时至今日,以蛋白质为中心的思想仍然影响着许多国家的思维、食品和营养政策,这对饮食与营养的认识有着负面的影响。

1. 营养不足　营养不足(undernutrition)指的是营养素的摄入不足、吸收不良或过度损耗。1933年英国医生塞西丽·威廉姆斯(Cecily Williams)首次确认营养缺乏性疾病,其症状为皮肤菲薄,发色及肤色变浅,体重减轻,易怒,严重的蛋白质缺乏。1935年在非洲部落中也发现了这种疾病。营养不足最常见于发展中国家及发达国家中社会经济地位较低的群体,而且通常最先见于刚断奶的婴儿及1～4岁的儿童。原因是这个年龄段免疫力低下(母乳离断后),易感染外源病原体,且摄入的食物能量低,故死亡率极高。世界上有数以百万的人口缺乏足够的食物来满足机体的需要,从而导致人们身患严重的消瘦症和恶性营养不良。消瘦症也称饥饿症,是由于严重缺乏热量和蛋白质造成的,主要特征是身体的严重消瘦和虚弱,甚至死亡。恶性营养不良症是由于机体严重缺乏蛋白质造成的,以水肿和代谢障碍为主要特征,易发生衰竭和死亡。

营养人类学家还揭示家庭营养策略,即家庭力量在决定谁吃什么方面有决定性作用。有的家庭年龄小的儿童在粮食短缺时期有优先被喂养的权利,而有的地方成人吃的比儿童要好,原因是他们认为孩子们"什么事也不做",因此不可能饥饿。这就是营养不足人群分布的非生物因素。

2. 营养过剩　营养过剩(overnutrition)与暴饮暴食或过度摄入特定的营养素有关。在饮食上倾向于选择肉类或高脂肪食物,以及较为精致、太甜的食物,高纤维的食物却又摄取得太少,这样的饮食习惯造成营养过剩。由于现代人膳食结构的失衡,热能摄入量增加,营养过剩或不平衡,再加上现代人体力活动减少,工作压力大,以及环境的污染,这些因素都造成心血管疾病、癌症、肾衰竭、糖尿病、高血压等与营养相关的慢性病患病率明显增加。把营养过剩视为营养不良是随着经济发展新出现的现象,反映出营养过剩的自然史及流行病学,也反映出慢性疾病研究方面的进展。根据《全球疾病负担研究2010》报告,1990年营养不良是影响人类健康的第一风险因素,体重指数超标只占据健康风险的第八位;到了2010年,营养不良退居健康风险的第八位因素,而体重指数超标上升到第六位。体重超标与营养过剩密切相关,是导致高血压的主要因素,而高血压是卒中和心脏病主要诱因,2010年世界上四分之一的死亡是由于卒中和心脏病引起的。虽然营养引起的健康问题在全球范围内发生了逆转,但地区差别明显。例如,在撒哈拉以南地区,营养不良仍然是影响健康的主要风险。同时,虽然儿童营养问题在全球范围内已经发生很大改善,但营养不良仍是全球影响 5 岁以下儿童健康的主要因素。

人类以脂肪的形式储存过多的能量(人类是相对肥胖的哺乳动物)并借此抵御寒冷。尽管工业时期以前,粮食生产者有储存多余粮食的物质文化,但饥饿时期粮食生产的周期性导致了人们每年都要经历体重增加与减少的周期性变化。200 年前,伴随欧洲社会经济发展、粮食结余、生活富足等出现了营养过剩型肥胖。研究还发现,现代人群中肥胖盛行,不仅与粮食充足有关,还与饮食中过量的脂肪、不饱和脂肪酸与饱和脂肪酸及低比率、低水平的纤维成分有关。同时历史记载可见,肥胖曾经蕴含健康、繁荣、多子、性感及其他积极的社会意义。但当今社会营养过剩绝对是危及人类健康的隐患与杀手,目前已被认为是多种慢性疾病的危险致病因素。

四、营养监测与膳食标准

(一)营养监测

营养监测(nutritional surveillance)曾被定义为“对人群营养状况进行描述,特别注重按社会经济条件划分人群,目的是计划、分析各类营养政策和营养项目在解决营养问题方面的效果,并预测未来发展趋势”。营养监测为民众提供膳食和营养状况的信息及其与健康之间的相互联系。营养监测体现人类营养状况的变迁及对环境的协同与适应,为医学人类学研究提供社会进步、经济发展、生活习惯等的营养学依据。营养监测相关项目的要素包括:营养及其健康检测;食物与营养素消耗量;知识、态度以及行为评价;食物成分与营养素数据库;食物供应的决定因素等。通过检验血液、尿液和头发中的物质,营养监测数据已被用于环境暴露的生物学监测,如评价铅、镉、汞等金属水平以确定大剂量暴露的参考范围、评估公共卫生减少暴露的努力效果;预测暴露水平的趋势以及确定暴露对人体健康的影响。

营养监测对于制定政策和科研至关重要,为制定公共政策和确定研究重点提供信息和数据库,为营养教育项目的公共决策提供信息,如制订膳食指南、胆固醇教育项目、高血压教育项目、食品服务及食品援助计划、全国学校午餐计划项目、妇女婴儿和儿童特殊营养补充项目、节约性食品计划、食品生产与市场开发等。营养监测数据还可被管理机构如食品和药品管理局(Food and Drug Administration,FDA)用来审查食品强化政策和膳食补充剂的用量,并作为食品标签的依据,也可被 FAD 和环境保护局用来提供营养素和非营养素成分、食物成分的膳食成分暴露量估计值。这些都对人类健康发展与走向起到了积极的干预作用。

(二)国际膳食标准

膳食标准(dietary standard)的制定是人类学进程中营养学发展的必然要求。传统上营养素标准由医学研究所的食品和营养委员会制定,而国际膳食标准的制定与联合国的两个机构——世界粮农组织(Food and Agriculture Organization,FAO)和世界卫生组织的努力密切相关。他们致力于量化并推荐必需营养素摄入水平和食物指南来评价食物供给是否满足或超过某个人群的营养需要,并鼓励健康的膳食选择与进餐模式。探讨全球性食品与营养问题工作的国际联盟成立于 20 世纪 30 年代,并于 1949 年起定期向全球管理者提出全面的营养学领域技术建议。最近 FAO/WHO 所作的关于人类营养素需要量的报告通过相关网站进行公开发布。

人类营养素需求的知识对评价食物供给是否满足某个人群的营养需要是至关重要的。这个信息能够用于评价全球性、区域性人群的食物或营养是否缺乏或是否处于营养缺乏的危险。这些知识也反映了筹划农业生产和营养素干预的能力。这些标准都将定期修订,形成一套指南系统,帮助消费者将膳食指南作为实际食品的选择依据。

第二节　人类的食物系统

人类生理遗传特征和文化多样性决定了人类食物系统的复杂性,其表现在以下 5 个方面:①人类的杂食性很强,选择食物的范围非常广泛。例如,猎人食用百余种动植物,其中有些是他们的主食,有些是调味品、防腐品或仅用于宗教方面的祭品。②在运输和储存食物方面,人类投入了大量的人力和物力。

不同的食物有不同的储存方法和消费期限。③在食物的制备方面,人类花费了很大工夫,利用火进行烹调是人与动物的重要区别。④人类具有分配和交换食物的特点。泰里克(Teleki)曾报道,黑猩猩偶尔也有共享食物和索要食物的现象,但其食物分配仅限于对幼崽的喂养。人类社会的食物分配和交换具有经济学和生态学上的意义。⑤只有人类才有忌食行为。忌食是社群内共同的文化现象,表示对神灵的崇拜和畏惧;对欲望的克制和限定;对仪式的恪守和服从;对教训的总结和汲取。

远古时代人们主要从环境中获得基本食物,随着科技、文化和社会的进步,人们能培植农作物、驯化动物,并在世界范围内流传并交换,为人类提供了范围更大的营养物质可供选择。

一、人类食物系统的变迁

(一)狩猎社会的食物系统

人类社会是由游牧、半游牧、狩猎社会发展而来的,故研究原始和现代狩猎者的营养问题,对于了解世界早期人类社会的营养和健康关系很有帮助。从食动物蛋白为主的因纽特人和食素居民的食谱中可以看出,狩猎社会的人们具有广泛的食物选择性。在狩猎社会中,西南非洲土著人的饮食记载最为详细,其杂食程度中等,机体中40%的能量来自鱼类兽肉等蛋白质与脂肪,其余则来自植物类食物。通过对狩猎者健康状态的研究,进一步丰富了人类营养学方面的资料。与耕种农民相比,狩猎者的食物种类繁多,而且很少发生营养不良问题。但是,以谷类为主食的农民却容易产生某些营养紊乱症状,如脚气病、热带口疮和小儿营养不良症等。在现代社会,这主要是由于农民营养单一,对植物和谷类等食物的营养成分缺乏正确认识而引起的。

在对美洲大陆史前人口的两项研究中,人类学家进一步证明了狩猎人的食物来源广泛,而且随着季节的变化而变化,很少受严重干旱和恶劣气候条件的影响。狩猎者的营养状态极佳,期望寿命比农民更长。从出土骨骼的情况分析,农民的牙齿损伤较重,小儿死亡率较高。从而可以推论,在狩猎社会向农业社会过渡时期,农民中缺乏营养和患传染病的情况比较严重,而狩猎人口中却无此类情况。

(二)种植业和饲养业兴起引发第一次食物转变

人类第一次大规模的食物转变是以种植业和饲养业的兴起为特征的。首先始于新石器时代的中东部分地区,如以色列、伊拉克等伊斯兰高原地区。随着中东地区人口的不断增加,大型野生动物越来越少,难以满足狩猎人口的饮食需要,人们开始向食用禽类、鱼类和其他小动物方面转化。同时,谷类也开始由野生向种植方面发展。世界各国相继出现了农业种植(如水稻、薯芋、南瓜、大豆、玉米、黄瓜等),在欧洲,种植麦类和饲养家畜由南逐渐向北传播。中国的农业生产起自六七千年以前。种植业的发展又促进了野生动物向家畜的驯化。猪、山羊、绵羊和牛逐渐成为农民的家畜。自此,人们食用的野生动物逐渐被家畜所取代。目前的农作物和家畜与原始时代具有很大的差异,但是,诸多证据表明,它们分别由野生植物和动物转变而来。这种食物由野生向种植和饲养化的方向转变,整整经历了几千年的漫长历史,而这一转变缓解了整个世界人口不断增加的压力和人类粮食资源匮乏不足的危机。但以根茎、蔬菜和谷物为主要膳食资源的种植业者易产生由于饮食中缺乏蛋白质和脂肪而引起营养不良、传染病和地方病。

(三)外来食物的输入引发第二次食物转变

外来食物输入是第二次食物转变的主要特点。从15世纪开始,美洲各地区家禽饲养业的发展速度相对缓慢,而且与东半球完全处于隔绝状态。哥伦布的航海旅行,首次打开了美洲多年闭关自守的局面。1494年,哥伦布把第一批谷物运到美洲,同时带来了1200名欧洲人和植物种子以及种植工具等。欧洲人带来的牛、马、羊和猪等家畜加速了美洲人的食物转变。由于家畜在美洲很少碰到天敌和竞争对手,所以发展很快。当时,有些猪和牛很容易逃离家园变成野猪和野牛。自从欧洲人迁到美洲新大陆以来,美洲新大陆的种植业和饲养业迅速发展起来,使美洲的经济模式发生了很大的变化。玉米、甘薯和土豆是美洲的主要农作物,也是向世界其他地区大宗出口的产品。美洲食物虽具有较长的历史,对本地区饮食具有一定的影响,但是其发展的进程比较缓慢。起初,有些欧洲人根本看不起美洲食品,甚至拒绝食用。有人认为,进口美洲农产品可能会导致欧洲人口的增加。但是,随着人口的增加和烹饪技术的发展,美洲的大批农产品还是被输送到世界各地。20世纪30至40年代,为了满足人们的粮食需要,中国也引进了许多美洲的旱田作物。国际性交通运输业日渐发达,更加促进了粮食输出和输入,使许多外来食物补充了国内市场的需要。中国的火腿制造技术很早就传入欧洲,现在,中国的大豆、美国的玉米、南美的马铃薯等传遍全球;此外,北美的家禽、家畜也主要来自欧洲。这种食物的转变对一些气候条件恶劣、粮食生产能力低的国家和地区具有重要意义。食物种类的增加,保证了人类摄入更多的营养元素,促进了人类健康。

（四）食物的商品化引发第三次食物转变

随着世界经济和文化的发展,21世纪以来,食物逐渐开始向商品化的方向发展。各地区商品化食物出现的时间和形式各不相同。食物商品化主要有以下特征:①食物的商品化促进了食品加工技术的发展,以广泛的发展精制食品为目标;②发展熟食制品的商业性销售以方便顾客;③广泛地开发非地方性食物资源,使当地人可在市场上买到来自世界各地的外来食品;④现代生物技术发展促进大范围的食物商品化,但也受到部分地区的地域性抵制。

目前,除了少数偏僻地区外,世界大多数地区都受到了第三次食物转化浪潮的冲击。由于食物的商品化,人们对本地粮食和粗糙粮食的消费量明显下降,而外来的食品和精制食品却大大增加。在许多不发达国家,外来食品的引进导致了食物中营养成分的降低,甚至加重了人们的营养不良。此外,外来食品的引进往往会造高营养低价格食品输出和低营养高价格的食品输入现象。

近年来,有些人对商品化的食物产生了逆反心理,主张食用本地粮食和自然性食物,反对食用外来食品和加色素、添加剂的精制食品。食物商品化认识的不一致常常使人类饮食模式更加复杂化。

二、食物与营养的全球化

食品生产方式在欧洲船队发现新大陆后便发生了巨大的变化。食品原材料呈现出全球化的特点,如西红柿、土豆本为安第斯山脉特有,黄瓜、紫茄、黑胡椒源于印度,玉米生长于墨西哥,这些食材历经千年迁徙,穿越海洋、陆地,自由流通于世界各地。其流通因素缘于国际政治、权力关系、全球贸易以及经济发展等多方面的因素。

传统的农业体系中,农作物产量取决于内部资源、有机质循环、内在生物控制机制和自然环境状况。目前,这种传统的农业生产方式正走向消亡,工业化与新技术发展的同时,农民的思维方式及农业生产也都随之发生着变化。廉价的化工石油制品、新型农作物和动物饲料、农场机械化、高效的运输设施、先进的冷冻技术,这些工业化的发展使得本地化、小规模的作业必须转变为专业化程度更高的形式。而专业化意味着大规模资源高度集中,这对人类和生态系统的健康都产生了巨大的影响,其最直接的影响就是食品原料及生产的全球化。

当今的食物体系过于关注产量而排斥其他目标,导致其走上了一条不可持续的发展道路。农作物和牲畜的工业化生产就是这个问题的源头。工业化是技术变革和公共政策的共同结果,也是新兴的全球化贸易的产物。当前的食物体系对土壤、淡水和化石燃料等不可再生资源存在着高度依赖。第二次世界大战以来世界各小国在农业补贴、粮食援助、农产品自由贸易等食物全球化扩张手段下,因其农业生产体系和产销体系无法独立,而成为大国的附庸,从而丧失国家最基本的物权——粮食主导权。国家安全与人民健康都将受到食品全球化与从属地位的威胁。而这种利益至上的全球化食品产销方式也不可避免地将全人类带入能源枯竭、食品不安全、环境恶化等恶性循环的境地。

营养全球化具有双重性:尽管全世界营养缺乏有所改观,但在撒哈拉一带的非洲地区,在某些贫穷的国家,营养缺乏仍是最主要的公共问题。与此同时,世界上大部分地区,无论是发达国家还是发展中国家,值得我们关注的营养问题不是吃不饱而是吃得太多,从营养学角度,我们正从"被饥饿笼罩的阴暗过去走向过度消费和久坐少动的生活方式"。食品加工与营销方式的改变、快餐连锁与广告投资正悄然改变人们的饮食习惯与营养状况。高糖、高盐、高脂肪、高胆固醇、高能量的营养素成分饮食影响着世界绝大部分地区,带来了肥胖、糖尿病、高血压、高血脂、心脑血管疾病以及肿瘤等一系列饮食相关疾患。

后现代消费主义的新食品生产趋势在应对全球一体化的冲击中,源自意大利的"慢食运动"(slow food movement),提倡以"慢"的口号对抗生产消费过剩、过快的模式,主张以精致及传统的生产过程对比便宜、方便的现代化大批量生产。在日本,饮食方面讲究食材生鲜、营养均衡,体现了较为健康的饮食习惯。

三、宗教信仰与饮食

食物的选择因宗教信仰的规定而差别较大,这种影响地域广泛、年代久远,对人类的健康也产生了一定的影响。严格的佛教徒是素食者,不杀生、不食肉、不饮酒,部分教徒不食牛奶和鸡蛋。佛教僧侣不准午后吃东西,鼓励的饮食是大米、水果和蔬菜等。基督教徒数量众多,不同教派分支在斋戒日要限制摄入某些食物,如罗马天主教在星期五禁止吃肉,安息日禁忌肉、鱼、家禽、酒精饮料、茶、咖啡、干酪及刺激性香料和过量的糖和盐。伊斯兰教对于饮食规定得更详细,他们严格禁止吃猪肉,一律禁止从事猪肉的买卖;禁止饮酒,不吃无鳞的鱼。在伊斯兰教的法典上还规定了动物身体禁止食用的部分,如血、性器官、胆囊、脊髓等,而动物的宰杀也要按照法典规定进行。印度教认为牛是神圣的,禁止食用牛肉。严格的印度教徒禁止杀生,不吃动物肉类,不食洋葱、大蒜、蘑菇和其他带血色的蔬菜,如西红柿等。在斋戒日完全禁食,犹太教禁止吃不洁净的动物肉,如猪、骆驼、马、老鼠、食肉鸟类以及所有水生贝壳和鳗类。道教和儒教没有来自神、天堂和来世的信仰,讲究道德和仁爱,崇拜祖先,在饮食上一般没有特殊的食物禁忌。

四、现代生物技术对食物与营养科学的影响

生命科学已进入后基因组时代,基因组学、mRNA 组学、蛋白质组学、代谢组学等日新月异的现代生物技术揭示了生物系统的复杂性。营养科学也试图从微观角度,找出食物中的某些化学物质如何通过改变基因表达和个体的基因组结构,进而对人类健康产生巨大的影响。

因为人类的基因表型差异巨大,对某一个体最合适的饮食,可能会使另一个体生病,美国的营养学会和临床医生督促营养学家充分利用前沿的生物技术建立"个体化的营养学建议",以鉴别营养表型,即"对基因组、蛋白质组学、代谢组学、功能性和行为因素进行界定和整合,经量化后形成对人类健康状况进行评估的基础"。这种量化有赖于各种组学技术与生物信息学相结合,同时这也吻合了大数据时代的特征。

基因组学是指对基因的研究,包括结构基因、调控性序列及表达产物的研究。营养基因组学是研究营养素对机体基因的转录、翻译表达及代谢机制影响的科学。尽管基因表型与宏观营养素之间的关系尚不明晰,但营养素对于基因稳定、基因突变、基因表达及调控等方面都有一定作用。营养基因组学以分子生物学技术为基础,通过 DNA 测序、质谱检测等方法,来阐明营养素与基因的相互作用,目的在于了解膳食是如何影响到某一有机体生命过程中健康与疾病之间的平衡,以及机体在健康维护、生长、成熟、妊娠、衰老、应激状态以及疾病时的营养需求变化。目前营养基因组学主要是研究营养素和食物化学物质在人体中的分子生物学过程以及产生的效应,对人体基因的转录、翻译表达以及代谢机制的影响,其可能的应用范围包括营养素作用的分子机制、营养素的人体需要量、个体食谱的制订以及食品安全等,它强调营养素对独立样本的个体化作用,是继药物之后源于人类基因组计划的个体化治疗的第二次浪潮。营养基因组学所涉及的学科有营养学、分子生物学、基因组学、生物化学、生物信息学等,从这个层面上看,营养基因组学是基于多学科的边缘学科。营养蛋白质组学和营养代谢组学目前也处于方兴未艾的发展阶段。而这些新技术对数据的收集、贮存、处理以及分析提出了更高的要求。目前有多个网络的基因、蛋白等的数据资源共享系统以及网络数据处理应用程序,研究者以此为工具和平台对数据进行智能分析与引导。

基因多态性对营养代谢和相关疾病的影响已得到科学家的重视,营养师可以根据你的基因型制订出最佳营养方案,并且随着基因组计划的完成,自动化、模块化、低成本的基因检测很快就会惠及老百姓。譬如,专业技术人员可以通过检测载脂蛋白的基因型来评估公众患高血脂的风险,建议是否控制脂

质的摄入量;通过检测亚甲基四氢叶酸还原酶基因来评估动脉粥样硬化的患病风险,建议是否应当提早预防;还可以检测血色素沉着病基因来预判小肠铁吸收情况,避免铁负荷过重。

世界人口的不断增加,对于人类获得营养素的食物来源提出了严峻的挑战,所以借助于杂交技术和分子生物学基因技术改造农作物,抵抗人类社会自耕种以来所面对的各种严峻挑战,如产量、质量、病虫害、自然灾害等势在必行。传统育种通过自然突变或者诱导突变来寻找所需性状,或者通过杂交将某一品种中优良的性状导入常规栽培的品种。转基因技术导入特定外源基因以产生种子、植物以及初级食品,其比传统食物更抗病虫害、适应恶劣的自然条件,具有更高的营养成分和单位面积产量。但转基因食品的风险也非常突出,包括毒性问题、过敏问题和抗药性问题等。转基因食品进入人体,长时间后能否出现某些毒理作用和过敏反应、转基因食品中的生长激素基因能否对人体生长发育产生影响、其内的抗生素标记基因能否使人体对抗生素产生抗性、转基因微生物标记物能否与其他生物交换遗传物质,从而产生生物的危害性或有害生物以致引起疾病的流行。这些尚无答案的疑问困扰着世界人们,使他们在选择转基因食品时左右摇摆、难以抉择。因此在《转基因食品卫生管理条例》中规定,必须标注"转基因食品"或"转基因食品为原料",标示制度的设立有利于维护消费者的知情权和选择权。

第三节　营养与文化

一、食物的文化属性

食物是生命的必需品,首先满足人类生理方面的需求。但食物与宗教、信仰、经济、社会等文化因素密切相关,其文化含义超出了纯粹的营养范围。医学人类学的任务正是要探讨食物的其他作用和某些文化特征。

食物作为一种文化现象,不是单纯用来维持生物生命的物质。营养是生物化学上的概念,指能被机体吸收并能维持机体健康的物质。食物是文化上的概念,指适合人们饮食需要的物质。从营养学角度上看,凡是有营养价值的东西都可称为"食物",但事实是对于每一个社会成员来说,食物首先需要有文化上的许可和承认,某些宗教规则、迷信活动、传统观念和历史事件等因素使许多有益于健康的食物被排除在人们的日常饮食之外,成为人们对食物选择的偏见根源。若让人们从营养学的角度上改变传统的饮食习惯也是相当困难的。一个人未必喜欢本民族的全部常用食品,多数人喜欢吃自己所熟悉的食品,但也有人喜欢品尝新食品。这种对丁食物选择上的个人偏好与习惯,我们称之为"偏食"。诸如一些研究发现美国人最不喜欢的食物有茄子、鱼子酱、玉米粥和动物的内脏;墨西哥人喜吃一种蚂蚁和蚂蚱;法国人爱吃蜗牛;地中海人爱吃章鱼等。中国人的饮食习惯有别于其他国家的饮食习惯,食物选择范围较宽,也很讲究。但中国是一个拥有近14亿人口的大国,南北方差距巨大,北方人喜欢吃咸,南方人偏好吃甜。中国有56个民族,各民族的饮食习惯各不相同,这也构成了丰富多彩的中国人的饮食习惯。

食物的文化属性体现在很多方面,食欲偏向文化上的概念,饥饿则属于生理和心理学上的概念。文化可以支配人们的饥饿时间,包括饮食的种类和饮食量。与欧洲人相比,美国人早晨起床后就有食欲感,到了中午也必须进餐;墨西哥人则不同,早饭以后,一直到下午3、4点钟才再次进餐,到了晚上九、十点钟,还要再吃点便餐。墨西哥人认为他们的进餐时间与该地区海拔高度有关。对食物的认可方面,美国人虽然认为有营养的东西应属于食物,但却往往忽略非正式进餐的食物,如咖啡,只将其作为非食物的饮品。墨西哥农村居民只将常规进餐时吃的东西才算"食物",餐间的小吃(水果、花生等)不算食物(这在饮食调查、收集资料时,会遗失许多重要的营养学资料,使调查资料与日常饮食的实际情况不符)。

食物的规律性是文化属性的重要组成部分,如西方人早餐中常食用"煎蛋香肠配牛奶面包";中国北方偏好"油条豆浆、稀粥小咸菜"、南方的"米线"、丰盛的"早茶"都极具地域特色。食物的身份、声誉在某些国家和地区影响深远。如有些人认为浅色食物比深色食物的声誉更高。从营养的角度上讲,粗糙米本来要比白米的营养价值更高,但是,由于食物的声誉作用,使人们更加偏爱精白米,尤其在发展中国家,那些加工精制、包装精美的食物通常对人们产生强大的吸引力。实际上,这些精制食品的营养价值并不如某些传统食品。人们普遍注重食物的地位和声誉,在选择食物时,往往忽视了食物的营养价值。大多数国家都根据食物与健康的关系进行食物分类。美国有"易消化"(light)和"难消化"(heavy)食物之说。认为前者适用于病人和体弱者,后者适用于健康人。法国和意大利人常把食物分为"男子汉"(virility)食物和"非男子汉"食物(nonvirility)两类,认为根据食物的颜色、香料、重量和对身体的兴奋性可以区别这两类食物。所谓男子汉食物是指那些色重、质硬的食物,如啤酒、葡萄酒等。非男子汉食物是指色浅、质软和兴奋性低的食物,适合于妇女和儿童的饮食,比如小牛肉和白葡萄酒等。按食物的冷、热分类也是常见的分类方法,这种分类方法对维持身体的健康有重要意义。一般认为:热性食物摄入过多,会在机体产生过多的热量,使人的体温升高,容易发怒;病人、孕妇、产妇和婴儿要禁忌一切冷、热性食品。

食物具有象征作用,会表达一定的思想,如聚餐象征着团结和友谊,有利于维持家庭成员和睦。某些食品含义特殊,如火鸡在感恩节非常重要,中国的粽子、糖和饺子等都有强烈的象征色彩和民族内涵。食物能够反映人的精神世界,改善不良情绪,如冷食、热食给人不同的精神体验。食物在语言中也有奇妙的寓意,如汉语中的"软柿子""咸鱼翻身",形容人性格的"水""肉"等。在外国语言中与饮食相关的短语也很常见,如"eat much salt"(成熟的人)、"little chill peper"(小而精明的人)等。

二、文化转变引起的营养问题

随着工业的发展,农村居民不断地涌入城市,改变了之前靠土地的生活方式,他们原来的饮食习惯受到了冲击。调查结果表明,总的来说,人们的收入不断增加,饮食也在逐步改善,但是也会出现某些饮食倒退现象,尤其是那些以种田为生转向以工资为生的人,情况更是如此。在可可、棉花和烟草这类经济作物取代传统农作物的地方,人们放弃农活去寻找工作的情况下,他们的饮食质量往往呈现下降趋势。因为市场所购的食品质量远不如原来饮食的质量好。在南太平洋地区,岛上居民食用的鱼肉罐头总不如食用鲜鱼的质量高,因此必然导致居民的营养水平下降。从20世纪70年代以后,随着各国的物价不断上涨,人们需要更大的花费购买食品,从而进一步加重了人们的营养不良。

杜博斯(Dubos)用"生物智能损失"(loss of biological wisdom)的原理把饮食的退化现象解释为是经济进步的必然结果,也是西方世界经济特征之一。在那些由农村迁到城市,或者已接触到商业性婴儿食品的母亲中间,这种智能损失表现得更加明显。在非洲大部分地区,教育的发展和都市化倾向已经动摇了传统饮食习惯的根基。随着社会的发展,许多妇女都要参加社会工作,为了适应工作,她们必须缩短哺乳期,甚至不得不放弃为婴儿哺乳。许多母亲上班后把孩子留给亲属照料,某些亲属对喂养孩子的常识一无所知,没有喂养经验,所以给婴儿的营养带来许多不良后果。另外,在喂养中缺乏卫生观念,人工喂养的婴儿经常发生胃肠炎,更加重了营养不良甚至造成婴儿死亡。实际上,并不是妇女愿意冒人工喂养这个风险,而是由于经济上的压力或受到某些婴儿食品的诱惑才这样做的。还有一种典型的现象可以说明营养与文化变化的密切关系,有些社会地位低的人,为了进入较高的社会阶层,便盲目追求高阶层人吃清淡素食的饮食习惯,结果造成了营养不良。

人们对食物的选择是根据价格、收入、时间限制和已知的食物营养学价值做出的经济学决定。价格是引导食物选择的主要因素,也是膳食质量的主要限制因素。廉价的精炼谷物、糖和脂肪与昂贵的瘦肉、奶制品、全谷物、新鲜水果蔬菜的价格差距增大,这导致更健康的食品在经济欠发达地区的利用受到限制。获得健康食品机会的不等性加剧了健康状况的差异。昂贵的膳食不一定质量更高或营养素更丰富,但食物花费减少到一定限度以下实际上会使相应的膳食营养更加缺乏。

近20年来,我国居民饮食结构逐渐发生了变化,人均食品购买量呈下降趋势,其中粮食购买量呈显著下降趋势,蔬菜略有降低,水果、肉类、蛋的购买量增长了1倍左右,奶类、水产品增长幅度较大。总体上,植物性食物人均购买量下降,动物性食物消费替代粮食消费的趋势显著。随着生活水平的提高,居民在外就餐次数和比例均有所提高。而经济全球化带来的饮食文化全球化,使得相对发达地区的人们在本地即可体验来自世界各地的食物。

三、中西方营养观念的对比与趋同

饮食(diet)是人类生存和保持健康身体素质的首要物质基础,也是社会发展的前提。营养观念是民族文化中一个极为重要的组成部分。饮食包括食物的加工、消费和享受三个过程。中国人对饮食极度关注,如"民以食为天""开门七件事,柴米油盐酱醋茶""食色,性也"。中国的食文化在华夏民族智慧的创造下经千年历史岁月的传承演绎、发展创新,至近世已日臻成熟。各民族食风在中华大地既保持本土色彩又相互融合并蓄,风味流派纷现,区域菜系日臻完美,而近世以来,随着西方饮食文化的大规模传入,又为中国饮食文化领域注入新风,引发了其内部演变。在农耕文明基础上发展起来的是以谷物为主的主食体系,南方人好米饭,米饭包括大米饭、小米饭、黍米饭等多种,其中以大米饭为主。北方喜面食,它包括了馒头、饼、包子、饺子、油条、馄饨、麻花、面条和窝头等。糕点则成为一种辅助性的食品。在西方人的饮食结构体系中,肉类是他们的主食,尤其是牛肉在主食中充当主导作用。20 世纪以来,新食料的使用提高了传统食品的风味和质量。中国的传统饮料以茶、酒为主,有着历史悠久的茶文化和酒文化。而西方的饮料以咖啡和葡萄酒为主,二者是西方人的人生构成,代表了西方人浪漫温情的生活情调,是西方文化历史底蕴的体现,自近世传入中国,让更多中国人体会了一种西方人的生活品味与生活情趣。

中国文化崇尚"和""合"理念,故饮食方式采用"合餐"。西方人的进餐方式与中国最大之不同在于"分餐制",每个人只吃属于自己的一份而毫不混淆。科学卫生的"分食制"被许多中国人效仿,出现了中菜西吃的"分餐制",这在 2003 年"传染性非典型肺炎"之后尤受推崇。中国传统宴请方式以大、全、礼为主,是一场文化的盛宴。西式的冷餐会、鸡尾酒会是西方人普遍使用的社交方式之一,随之传入中国,进入了中国人的饮食活动范畴后便逐渐影响了中国传统的宴客社交习惯,主要影响当时的政界与知识界,使得待客餐饮礼节得到了简化和改良。

中国人吃饭是一种社会经历,吃饭不仅仅满足人的个体生命需要,还出于人的社会性需要,若是三五成群聚集在一起吃饭,那定是吃得热闹而快活,这是由中国人的传统观念决定的。相比大部分中餐馆的热闹、哄乱,西餐馆的安静、雅洁自然与之形成鲜明的对比。中国的传统宴席,一般情况下女子没有资格入席,而是另辟餐桌。西方宴会开始时,首先由男主人邀请女主宾入席,并为其拉开椅子,帮其入座,主动地照顾身旁的女士,举止优雅、尊重妇女、积极交际等原则是西方人的饮食文明礼仪。

西方饮食文化是指西方人在较长时期内,在对饮食品的生产、制造、加工、消费、实践等过程中,所创造和积累的具有西方文化特色的物质财富与精神财富的总和。西方人对于饮食强调科学与营养,故烹调的全过程都严格按照科学规范行事。在地域特点上,意大利菜是西方饮食文化鼻祖,法国菜是西方饮食文化国王,美国菜是西方饮食文化新贵。制作上精益求精、追求完美,也重视美食与美名、美食与美器、美食与美境的配合。

全球化对饮食文化的冲击显而易见,在相对发达的地区,世界各地的饮食都可以在近距离同时呈现,供人们尝试和选择。而真正能适应新环境的只有那些能取长补短、因地制宜的饭菜。

在中西方饮食文化中,日本作为东方国家,其历史传承与中国源远流长,但也发展为独具一格、独树一帜的饮食文化,被誉为饮食营养最健康的国家。日本是全世界肥胖率最低的国家之一,平均寿命在全世界名列前茅,他们的心血管疾病患病率尤其低。在日本料理中,食器精致,食物的分量也很小。

世界营养的趋同性体现在膳食的平衡与营养素健康摄入的规范,在最大限度地降低慢性疾病的罹患率上发挥重要作用。

四、营养、疾病与文化

随着时代的变迁,疾病也发生了深刻的变化。全世界有着类似的变迁特点:由传染病、营养缺乏病过渡到现代社会的慢性疾病。

中国在 20 世纪初,由于医疗水平低下,霍乱、伤寒、天花、鼠疫和其他传染性病广泛流行,千百万人被夺去了生命。据资料记载,江西余江县兰田坂方圆仅 50 里的小地方,因血吸虫病横行,新中国成立前 50 年里有 3000 多人患病死亡,出现了"千村霹雳人遗矢,万户萧疏鬼唱歌"的惨况。新中国成立初期,各种传染病、营养缺乏病等旧中国流行的疾病依然盛行,仅河北省就有黑热病患者 10 万人,疟疾患者 60 万人,结核病患者 170 万人。20 世纪 60 年代,肝炎盛行,几乎无药可医。20 世纪 70 年代,特别是改革开放以来,随着我国生活水平的提高和卫生事业的进步,地方性甲状腺肿、克山病、夜盲症、佝偻病等营养缺乏病已经大大减少,也陆续消灭了霍乱、鼠疫、斑疹伤寒、黑热病,其他传染病及死亡率迅速下降。但随着社会的发展和人民生活水平的提高,一组新的疾病正悄悄向已经富裕起来的人们靠近,这类疾病也常被称为"富贵病"。所谓"富贵病",主要是指心脑血管病、肿瘤、糖尿病、肥胖病、脂肪肝等,在中医中也称为"逸病",是由于"过食膏粱厚味或过逸于舒适少动"而导致的疾病。医学专家分析,由于人们在生活改善后过多食用高热量、高脂肪、高蛋白的食物,从而导致这些"富贵病"的产生。这些"富贵病"已经成为威胁人们生命的"杀手"。据统计,1999 年,我国城市居民病伤死亡原因前三位为:恶性肿瘤、脑血管病、心脏病;而在 1957 年,处于前三位的还是呼吸系统疾病、急性传染病、肺结核。不仅城市如此,在农村也呈现出类似的变化趋势。随着我国国内生产总值突破新高,标志着我国已经从百年前积贫积弱的旧中国跻身到世界经济大国的行列中,虽然由于贫困而引发的疾病逐渐远离我们,但由于营养过剩和不平衡所带来的后果则渐渐出现。未来,我国还将面临精神失调性疾病增加、艾滋病等性传播疾病有可能进一步扩散以及一些新疾病的出现等问题;另外,由于经济发展的不平衡,在一些贫困地区仍未完全解决温饱问题,营养不良状况仍然存在。

文化通过营养为媒介导致疾病的发生还有很多方面,如某些宗教下的禁食,也会给人们造成健康危害。马来西亚约有 10% 的小儿患有眼干燥症,此病主要是由于体内缺乏维生素 A 所引起的,若治疗不当,很容易导致病儿失明。但是,当地人不知道该病和饮食的关系,错误地认为眼干燥症是因为孩子的眼里有"虫子",冷性食物会使此病进一步加重,因而不给孩子补充维生素 A 含量高的蔬菜,因为他们认为蔬菜是冷性食物。某些营养成分的不足或过多,甚至微量元素的缺乏或过量也可致病。甲状腺肿就是缺碘所致。过饱(如暴饮暴食)、长期饥饿,吃了发霉、腐烂、变质、污染的食物或有毒的植物食品都可引起疾病。流行病学调查表明 60% 女性肿瘤和 40% 男性肿瘤与饮食有关。饮食因素引发的癌症死亡率占 35%,高脂肪、高蛋白质、低纤维饮食可诱发肠癌。

有的食品有治疗疾病的作用,如吃柑橘可以治坏血病。坏血病、佝偻病、糙皮病和脚气病等都属于由营养不良所引起的疾病。此疾病与社会发展和第二次食物转化有关。在欧洲人航海远征时期,坏血病是一种极为罕见的病。当时,希腊、罗马和中世纪医学还不能认识此病。1497 年,当一条远征轮船航行到印度的好望角时,有 100 名船员因患坏血病而死去。在 16 世纪到 18 世纪之间,该病严重地威胁着远航船员的生命。从 1535 年开始,人们开始发现控制此病的一些有效措施。斯韦迪期(Swedes)采用云杉和松树枝煎水的方法有效地治疗了坏血病。苏格兰海员林德(Lind)在 1753 年进行了用橘子和柠檬治疗此病的实验并认为此种方法有效。人们对眼干燥症和脚气病等也通过补充适当的营养进行治疗。芹菜有利于调节高血压及防治便秘,洋葱可降血脂,紫菜可防便秘。美国报道吃坚果可少得心脏病等。

20 世纪中叶,随着现代食品加工工业的发展,在食品的制备过程中,由于损失了大量的营养成分,结果出现了一些营养性疾病,而且此类疾病日趋明显。针对这类病,更要求人们使用维生素、叶酸等特殊营养成分进行治疗。

在人类历史上,食物体系和饮食习惯是随着社会、经济和政治条件的变化而变化的。人们认为,传统饮食与现代饮食习惯的不协调,可能是引起现代疾病的主要原因之一。尽管人类具有很大的适应性,但是可以设想,原始的狩猎者无论如何也适应不了当今人们的饮食习惯,所以这种假设很有道理。

第四节　全球视野中的营养与医学人类学

一、生态环境对营养和人类发展的挑战

生态环境(the ecological environment)是由生物群落以及非生物自然因素构成的各种生态系统有机结合的整体,其主体是生物,生态环境对生物的生长、发育、生殖和分布有着重要的影响。而人类生存和发展所必需的食品来源于生态环境,人类生产和生活的废弃物也被排弃到环境之中,因此,生态环境对人类健康产生着重要的影响。只有处于优越的自然环境人类才能生存和发展。生产力水平的提高、生产技术的发展一方面从环境获取丰厚的生活资源,另一方面也由于毁林开荒、过度放牧导致水土流失、土地沙化以至于环境全面恶化。工业革命对矿产的开采和不充分利用导致有毒气体、污染物破坏水和空气等最基本的生态资源,严重威胁人类的生存与健康,其中对食品安全的威胁尤为突出。

目前中国乃至世界面临的生态环境问题是迅速推进的工业化和城市化引发经济的迅速发展和巨大的人口压力,粗放型经济增长方式对资源的浪费和环境的破坏日益严重;大气污染严重已成为中国目前第一大环境问题。中国的 500 多个城市中只有不到 1% 的城市符合世界卫生组织标准。废气无节制排放、酸雨覆盖率占国土面积的 29%。淡水资源的匮乏和污染导致土壤恶化、有毒物质残留,大气污染不仅对生态环境造成了严重的影响,而且深深地危害人们的健康。

食品污染涉及生产、加工、运输与贮藏以及烹饪等环节,其中源头污染是造成中国食品污染的直接原因。食品安全质量受农业生态环境污染影响,主要是指水、土、气等环境的污染,也包括不合理或非法使用的高残留浓度农药、兽药、瘦肉精等激素投入品给农产品安全质量带来的危害。近年来,我国的食品安全事故较多,阜阳奶粉事件、苏丹红事件、孔雀石绿事件、地沟油和毒大米等事件的相继发生,提醒人们应高度关注食品安全问题。

安全的食品和健康的环境都是与人类生存休戚相关的决定因素,环境直接影响着食品生产与安全。人类无限度破坏赖以存续的环境造成大自然水旱调节能力减弱、灾害频发,从而影响甚至破坏人类的生产活动,整个人类的基本生存面临难以逆转的严重危机。人类有了共同的认识——“环境保护无国界”。环境问题的解决需要广泛的国际合作,从作为国际环境法诞生标志的 1972 年斯德哥尔摩人类环境会议,到 1982 年内罗毕环境会议、1992 年里约热内卢环境与发展大会,以及 2002 年约翰内斯堡可持续发展峰会,2008 年世界环保大会,2009 年哥本哈根世界气候大会,每一次国际环境会议的举行以及国际环境宣言和决议的通过都成为国际环境法发展道路上里程碑式的见证。国际环境法的国际宣言与决议通过具有法律约束力的国际文件,例如《联合国人类环境宣言》《里约热内卢环境与发展宣言》等创立国际环境法原则、规则和制度;也可通过不具有法律约束力的建议、行动计划等帮助各国形成国际习惯,影响各国的行为。

由于环境和生态保护是科技性很强的系统工程,研究和制定科学的环境标准,既为开展国际环境保护活动提供了重要依据,又给国际环境法相关原则、规则和制度的制定和执行提供了基础和保障。国际组织作为国际环境法的重要主体,在与食品安全相关的环境标准的制定和推广过程中以其特殊的职能发挥着重要作用。世界最大的国际标准化专门机构——国际标准化组织于 2005 年 9 月 1 日发布了《食品安全管理体系》标准 ISO22000。作为首个针对整个食物链进行全程监管的国际统一食品卫生安全管理体系,ISO22000 为食品卫生安全管理提供了新的依据和方式。通过建立食品安全目标导向、实施过程识别与危害分析、制订良好的操作规范并以其指导有效生产;建立监测、测量体系以及持续改进体系,以促进食品安全方针和目标的实现。

当前,环境标准的丰富与完善是促进企业和其他组织提高管理水平、保证产品质量、提高竞争力的可靠方式。同时也成为从源头上确保产品安全、保护全球环境的战略性选择。飞速发展的食品开发和生产活动以及由此造成的日益严重的环境破坏,已将现有的法律制度远远抛在身后。燃眉的环境危机要求我们树立环境与人类和谐相处的观念以指导我们的行为,要求国内外通过制定法律制度来促进和

保障人类与环境的健康和可持续发展,关注生产活动对自然生态环境的影响,降低生产活动对环境的负面影响,控制生态环境要素的质态变化,将食品生产活动规划在生态承载力和环境容量限度内。大大提高资源的利用效率与开发价值,最大限度地减少资源消耗,降低或消除废弃物,保护地球的生命力和多样性。

二、食品、保健品与药品对健康的影响及干预

食品可以维持生命、促进健康,也可能妨碍健康,引起身体不适乃至疾病。在古希腊时期,西方医学就承认食物的药物作用。我国的传统营养学与传统医学中"医食同源、药食同根",强调营养饮食和药物对于预防、治疗疾病具有异曲同工之处。中国的"阴阳"学说和印度医学的"冷热"学说具有摄食与身体功能协调和平衡的思想,强调饮食既可以致病,也有治病的作用。如果认为足够的饮食是指食物的数量而不是质量,是指某种固定的食物,而不是多种食物的均衡搭配,那就有可能发生营养不良的后果。营养性食品应具备如下五个特点:①不含有精制糖类;②不以钠盐为主要添加剂;③不含有饱和脂肪酸;④非人工生产;⑤包括各种谷类、水果和蔬菜。一般认为,素食属于营养性食品。素食的最大优点是可减少动物脂肪的摄入,使体内血清中胆固醇含量适中,血压不高和维持苗条的身体。但是严格的素食主义者也容易缺乏维生素 B_{12}、铁和钙等营养成分。小儿吃素食可能会导致蛋白质的摄入不足。某些宗教忌食习惯的人群,有可能存在营养不均衡的问题。目前各国政府和有关国际组织十分关注世界性的营养不良,事实上贫困和饥饿并非是营养不良的唯一原因,经济条件较好的家庭同样也有营养不良的现象。因此,从根本上改善人们的健康状况,一方面要提高粮食产量,保证人类有足够的食物,另一方面要教育人们改变一切不当的饮食观念和习惯,要从营养的角度去考虑食物的选择,要按膳食指导原则去做:脂肪量和总热量占 30%~40%,多吃蔬菜、水果和谷类,少盐、少烟熏制品、少饮酒。

保健品是保护健康之物品。国家规定保健品只能说明其保健作用,不得提及对疾病的疗效,因为保健品并不能治病。由于我国民众,尤其经济文化较为发达地区的民众,普遍恐惧药物的"副作用"。这种心态给保健品的行销带来了机遇。众多的保健品都在宣传其"天然产品""无副作用"及对疾病的疗效,声称能治疗多种疾病。如今,慢性病已经成了严重威胁我国民众生命健康的疾病,慢性病的治疗一是需要改变不良生活行为,二是一些病人需要长期,甚至终身服药治疗。保健品或多或少有益于健康,但效果有限,而且价格昂贵。其实,保健品也非绝对"无副作用"。不同的保健品适合不同的人群,有些长期服用会增加肝、肾负担,甚至产生毒性作用,这些都很危险。国家对药品和保健品的管理是有区别的,宣传方面也有严格的规定。服用保健品代替服药治病,不仅上当受骗,而且耽误了疾病的治疗,绝对是不利健康之事。

药品(drug)是用来治疗、预防和诊断人的疾病,有目的地调节人的生理功能并规定有适应证或者功能主治、用法和用量的一种特殊商品。患者只有通过医生的检查诊断,并在医生与执业药师的指导下合理用药,才能达到治疗、预防疾病、保护健康的目的。另外,药品的使用方法、数量、时间等多种因素也影响其使用效果,乱用不仅不能治病,还有可能致病,甚至危及生命安全。药物还有以下特点:①作用的两重性:药品可以防病治病、康复保健,又有不同程度的毒副作用;②质量的单一性:药品的物理、化学、生物药剂学、安全性、有效性、稳定性、均一性等质量指标必须符合国家规定的标准;③鉴定的专业性:药品质量的优劣、真伪,一般消费者难以识别,必须有专业的技术人员和专门机构,依据法定的标准,运用科学的方法和合乎要求的仪器设备,才能做出鉴定;④适用的局限性:药品只能在执业医师和执业药师的指导下使用,甚至还要在医护人员的监护下,才能合理用药;⑤社会公共性:在现代社会每个人都享有健康和生命的权利,因此都有使用药品的权利,药品的社会公共性是建立全民医疗保健和医疗保险制度的依据。尽管某些药物可能有一定的毒副作用,但如果谨慎应用、遵医嘱应用,一般都是安全的。病人不能讳疾忌医,也不能因噎废食,不用药物治疗而去追求某些保健品的"无副作用",最终会耽误疾病的治疗。

三、国际营养的现状与危机

在世界性的大环境中,存在着"复杂危机"的状态。复杂危机的定义为:由战争、营养不良和(或)传

染性疾病等原因造成的居民死亡率明显超过基线水平。其一般特征为营养状况恶化,急性营养不良发生率增加。如非洲埃塞俄比亚干旱,阿法尔(Afar)地区牧民急性营养不良发生率为29.9%;难民营长期露营也会使急性营养不良的发生率持续较高水平(如肯尼亚卡库玛难民营营养不良患病率为17.2%)。在某些情况下,微量元素缺乏导致的疾病比急性营养不良更为严重。其营养危险可归纳为食品的不安全、卫生环境恶劣、缺乏足够的卫生设施以及福利环境较差。对于这样的危机,评价其结果与诱因对于人道主义救助计划与项目实施极其重要。人体测量学也是营养筛查的有效工具,对营养状况范围和严重程度的评估包括个体水平和群体水平的身高体重参考值、死亡率及5岁以下儿童死亡率的观察分析。

GFSI(global food security index,全球食品安全指数)将食品安全定义为"在任何情况下,人们都可以获得足够的且有营养的食物来满足他们健康快乐生活的饮食需要"。GFSI中食品价格承受能力、食品供应能力、质量安全保障能力这个评价标准又进一步被划分成一系列的指标用以评估影响食品安全的方案、政策等,参考并使用的数据来自得到广泛信任的国际组织,如联合国(UN)、国际货币基金组织(IMF)、联合国粮农组织(FAO)、世界卫生组织(WHO)、世界银行等。但是食品安全网的建立、为农民获得经济资助、用于农业研究与发展(R&D)的市政开支、在日常饮食中的蛋白质质量等关键领域的评估受到限制或缺乏数据支持。面对上述问题,经济学家和各类专家给出相应定性分析。最终的分析结果会对109个国家的食品安全问题进行全面评估。2014年全球食品安全指数是EIU继2012年和2013年之后第3次对全球各国的食品安全进行研究。食品安全问题是复杂的,并且受各种因素的相互影响,例如在任何一个国家只是充足的食物都不能保证能战胜饥饿,许多内部和外部因素都可以在不同程度上改变食品价格承受能力、食品供应能力、质量安全保障能力。2014年GFSI是建立在2012年和2013年研究的观点上,并通过新指标和新国家进一步分析了食品不安全性的原因。2014年的GFSI的研究将食品损失和肥胖纳入讨论,进一步研究食品安全的复杂性。因为在非洲地区长期存在营养不良、饥饿和严重食品不安全问题,而在发达国家以及发展中国家营养过剩和营养值过低的现象则越发加重。故2013年GFSI将营养问题作为关注重点,2014年加入了食品损失和肥胖两个指标。2014年全球食品安全指数报告指出,全球食品安全得到了改善,70%的国家的食品安全性有所提高但各有弱点,乌克兰政治动荡开始影响食品价格,大多数国家降低了食品占家庭消费的份额,低收入国家在营养标准和农业生产波动性方面排名较好。中国的食品安全指数在109个国家里排名42,在亚太地区列入良好食品安全环境一档。

在世界66亿多人口当中,有数以万计的人因缺乏食品而营养不良。按人口平均计算,不是世界粮食产量不够,而是食物分布不均以及不正确的饮食习惯造成的。目前,仍没有准确数字表明世界上究竟有多少人挨饿,也难以划清合理和不合理的营养界限。但是,在许多国家,饥饿已成为妨碍人们健康的主要因素之一。营养不良可以降低人们的抗病能力,导致多种慢性疾病的发生。专家们认为,婴儿断奶以后,如果缺乏含蛋白质的食物,可能会影响大脑的生长和发育。一般认为,营养不足主要是由于一些国家无能力生产足够的粮食以满足人口迅速增长的需要而引起的。所以,只有通过发展农业,提高粮食生产,才能从根本上解决营养不良问题。但是,也有许多营养不良问题与食物短缺无关,而是由于人们的错误饮食习惯造成的。例如,某些宗教和社会习俗的忌食现象都会严重影响人们合理地利用当地的一些食物,我们不应忽视这些文化因素。不仅在发展中国家,就是发达国家中这种因不良饮食习惯引起的营养不良现象也并非少见。认识到营养不良与文化的关系之后,许多国际组织和国家机构在强调增加粮食生产的同时,也十分重视改善人们的传统饮食习惯,以最大限度地利用好现有的营养条件。大量的事实证明,人们的饮食习惯是最顽固、最难改变的势力之一。改变人们的饮食习惯是一项十分艰巨的任务。因此,在从事一项饮食习惯改革计划中,必须把饮食习惯理解为一种社会习惯。探讨特定文化对日常饮食的影响是人类学家的任务之一。

四、营养与疾病及其干预策略

全球健康中营养缺乏的现状正在改变,与此同时,营养相关的慢性疾病及其相关危险因素,例如癌症、心血管疾病、糖尿病、肥胖和高血压是当今全球最关注的公共卫生问题。慢性病隐性发作、潜伏期长、无法自愈并逐渐导致发病。目前受膳食影响最多的三种慢性疾病分别是 2 型糖尿病、心血管疾病（缺血性心脏病和卒中）和癌症。另外，龋齿和骨质疏松是发展中国家关注的新兴的营养相关性疾病。

糖尿病是在发展中国家和发展中国家向工业化国家的移民中新兴的流行病，发病年龄多在 45~64岁，因其并发症的危险直接与糖尿病患者的存活时间成正比，包括失明、肾衰和心脏病等。肥胖可能是导致 2 型糖尿病代谢失衡的原因，有"节俭型基因假说"认为糖尿病是食品安全改善不可避免的结局，因为若干代进化、长期营养不良使个体选择将过多能量以脂肪形式储存起来，在食物供给充足时这种适应就产生了过多肥胖和 2 型糖尿病；"胎儿起源假说"认为胚胎期子宫不利环境导致个体脂肪自然增长，结果出生后程序化代谢改变，使得个体易于沉积脂肪，这也可以解释为疾病是对营养变迁的一种多基因的表型反应。

心血管疾病包括缺血性心脏病和脑血管疾病或卒中等，相关疾病的患病率都呈现出不同的上升趋势，发达国家缺血性心脏病死亡率超过发展中国家，中国卒中的死亡率最高，甚至超过发达国家。在发达国家，这些疾病可以通过膳食得到预防。

癌症的发病率与死亡率在全世界范围内仍在不断增加。WHO 评估发现发展中国家与发达国家在癌症发生部位有差别。中国胃癌、肺癌和肝癌死亡率高，在拉美乳腺癌和前列腺癌死亡率高。但癌症事件数据的筛查与监测并不覆盖全体，因为在癌症到晚期才能被发现并很少得到治愈的地区，死亡率几乎与发病率相等，而在可定期筛查、早期诊断和有效治疗的地区死亡率低于发病率。

对慢性病的代谢危险因素肥胖、高血压、高血脂等的干预控制非常关键。WTO 报道，肥胖在全世界范围内增长非常迅速，除了非洲撒哈拉地区几乎没有肥胖和超重，除此之外几乎所有地区都与美国同样面临肥胖这一公共卫生问题。在非常贫困的国家，肥胖集中在城市和受过良好教育的妇女。但随着经济发展，肥胖已不是上层经济地位的特征，转而成为贫困的标志。儿童超重肥胖问题值得关注，但呈现复杂的特点，某些地区尚无客观的数据。血压是冠心病和卒中的重要决定因素，对体脂非常敏感。WTO 国际健康项目调查数据显示了血压的地区差、性别差，发达国家高血压发病率高于发展中国家，城市高于农村，男性略高于女性。血脂水平对生活方式改变明显，高密度胆固醇（high-density lipoprotein，HDL）主要受体力活动影响，低密度胆固醇（low-density lipoprotein，LDL）对膳食中脂肪酸组成敏感。总胆固醇在发达国家和发展中国家之间差异巨大，预期城市化趋势、就业方式和活动模式的改变以及获取食物渠道变化会导致胆固醇水平改变。美国民众胆固醇水平不断下降，这反映了膳食结构的改变和有效药物治疗的加强。

营养的变迁、经济发展的变迁以及城市化进程都引起生活水平提高，营养缺乏率下降。然而膳食的改变，能量密度的升高，在外就餐次数的增加，当地和国际快餐业的发展，加之体能消耗减少、交通工具的便利以及城市污染等问题，慢性疾病的发生率、死亡率都显著增加。

食物平衡数据的积累、膳食调查的开展和食品安全计划的推广，这些都有助于在全世界范围内改善营养状况，控制慢性疾病的发展。全球性的体力活动减少、久坐行为、不锻炼不娱乐的现状也值得关注，并通过措施进行宣传与干预。随着这些健康策略的发展，膳食和生活方式改变，长寿将成为可能、健康的衰老将成为可能。

（李　岩）

第十章　医学人类学与流行病学

🌐 **学习目标**

掌握　流行病学概念特征;医学人类学与流行病学的共性与差异。
熟悉　健康状况分布的形式和常用方法;医学人类学与流行病学的合作现状。
了解　医学人类学与流行病学合作的展望;人类学与艾滋病研究。

　　流行病学(epidemiology)是人类与疾病斗争过程中逐渐形成和发展起来的,是对疾病的群体分布特征及决定因素的研究,是公共卫生领域的基础学科。医学人类学是近年发展较快的人类学分支之一,目的是考察人类行为及文化与疾病之间的相互影响。医学人类学与流行病学都探讨疾病的生物、社会与文化根源及分布,二者的合作对疾病预防研究非常重要。越来越多的公共卫生理论与方法关注跨学科的合作研究,为人类学与流行病学提供了交流与合作的平台。

第一节　流行病学概述

一、流行病学概念和特征

(一)流行病学的概念

　　流行病学是从宏观环境及群体现象的角度出发,通过采用统计学与概率论等方法,对人群疾病与健康状况的分布及其影响因素进行研究,并提出相应防治疾病及促进健康的策略和措施的科学。流行病学早期主要关注霍乱、天花、结核、梅毒等急性传染病,后来扩展到对非传染性疾病、慢性病、病因未明疾病,以及自杀、车祸、意外伤害等公共卫生事件的研究。

(二)流行病学的基本特征

　　1. 群体性　有别于将疾病视为个体现象而研究个体系统、器官、组织、分子的临床医学和侧重研究微观环境科学的微生物学和环境毒理学,流行病学在研究过程中更加强调群体性。流行病学以个体作为基本单位,研究疾病与健康状况在诸多个体组成的群体中的分布情况,以及群体的人口学特征(性别、年龄、职业、城乡等)及其所处宏观环境(社会文化、政治经济、自然生态)与疾病分布的联系。

　　2. 实用性　流行病学主要为解决公共卫生问题并满足卫生决策的需要服务,有很强的实用性。流行病学工作者常常不可能像实验室工作人员那样,去"安排"卫生事件或环境,更多的是充分利用现实可行的方法,去发现并解决现存的公共卫生问题。流行病学工作者的常规工作是从某一公共卫生问题在时间、空间与人群间的分布差异入手,找到影响该问题分布的相关因素,提出相应的可行策略,进而达到解决该问题的实践目的。

　　3. 概率论与数理统计学的特征　流行病学研究中很少使用绝对数来探讨疾病的各种分布情况,而更多地采用频率指标,强调概率,这主要是因为绝对数不能较好地显示人群发病的强度或死亡的危险度。此外,疾病分布本身要求用足够的数量来表示,因此流行病学的发展始终与数理统计学的发展紧密相伴。虽然近年来流行病学越来越多地涉及人类行为研究,加之地理全球定位系统(GPS)的发展,社会学、人类学等学科的定性研究方法纳入了流行病学的研究方法中,但是运用数学定量方法来处理卫生问题仍然是流行病学的突出特征和主要手段。

二、健康状况分布的形式和常用方法

流行病学建立在这样的观察基础之上:从个体层面看,疾病也许具有偶发性、随意性,但在群体层面,疾病的发生却有规律性、模式化的特点,流行病学的任务就是发现并解释这种规律。它具体包括三方面内容:首先,描述疾病在不同地区(空间)、时间与人群的分布特征,在流行病学中简称"三间"分布;其次,运用流行病学原理与方法,探讨"三间"分布现象的影响与决定因素,揭示疾病的危险因素或病因;最后,制订疾病预防控制对策与具体措施,以防治疾病、促进健康。

(一)人群分布

人群的年龄、性别、婚姻、族群或民族、社会经济状况、职业、信仰等特征属于变量,它们有时可成为导致一些疾病或健康问题的危险因素。

1. 年龄 一般情况下所有疾病的发病率与死亡率均显示出与年龄有关,这主要是由于不同年龄的人群间的免疫力存在一定的差异。一般来说,慢性病发病率随年龄增长而升高,而急性传染病的发病率则随年龄的增长而降低,很多急性疾病在儿童中的发病率最高。此外,死亡率也与年龄相关,在婴儿期死亡率相对较高,在5~14岁之间较低,15~19岁之间开始升高,之后持续上升。这些流行病的特点反映了与年龄差异相关的疾病与死亡易感性的生物学变数。当然,年龄并非单一的决定性因素,社会因素也同样对发病率和死亡率产生影响,比如由于营养、卫生、价值观念与医疗保健等方面的差异,不同群体在婴儿死亡率方面存在很大差异。

2. 性别 由于男女两性暴露或接触致病因素的机会不同,以及两性在解剖、生理特点及内分泌等生物因素上的差异,疾病在男女之间的发生也存在差异。在死亡年龄方面,女性寿命普遍高于男性。而不同性别的发病率则比较复杂,一般而言,在强调性别角色差异的情况下,文化能够影响到他们患病及对疾病的反应。

3. 职业 自19世纪以来,关于职业对疾病影响的研究已经成为流行病学文献的重要组成部分,当时社会病理学方面的研究表明,疾病的易感性随着生计方式的不同而变化。1854年约翰·斯诺(John Snow)在伦敦对霍乱流行进行的研究,是现代流行病学方法的先驱。斯诺从群体和环境的宏观角度,用对比研究方法,在地图上标画出霍乱在人群中的分布,发现霍乱在雷管厂的工人中发病率较高,而在酿酒厂的工人中较低,进而发现前者饮用来自街区水泵的水,而后者以啤酒代替饮用水,最终找到了霍乱的传播途径,解决了其暴发流行的预防与控制问题。

4. 经济地位与族群差异 大量的流行病学研究考察社会分层与族群差异对疾病流行与病因的影响,贫困与流行疾病的易感性已经成为社会医学、医学社会学的一个共识。流行病学在社会经济差异对退行性疾病的流行与病因学的影响方面的兴趣上升,如在当代社会,心脑血管疾病、肥胖等多与富裕群体相联系,而贫困人口则与营养不良引起的健康问题相联系。

族群在疾病发生率上的差异也受到流行病学的关注,一些研究探讨族群的生活方式与退行性疾病之间的关系。一项在夏威夷的研究发现,胃癌在日本人、肝癌在菲律宾男子、乳腺癌在白人妇女、肠癌在白人、鼻咽癌在中国人、子宫癌在夏威夷妇女中比例最高。当这样的差异存在时,就应该考虑族群与病因的关系。比如,子宫癌在犹太教、伊斯兰教及印度教妇女中的发生率都很低,很多学者认为这与这些群体中男子普遍实行割礼有关。在卫生条件有限的情况下,没有实行割礼的男子易在性接触时把包皮垢带入子宫,从而增加了女性子宫癌的患病风险。

(二)时间分布

研究疾病的时间分布是流行病学研究中最基本的一个方面。疾病的时间分布包括季节性、周期性与长期变动等。季节性指疾病每年在一定季节内呈现发病率升高的现象,如流行性感冒等很多传染病表现出显著的季节性特点,多集中在少数几个月内;还有一些疾病一年四季均发病,但仅在一定的月份发病率升高。周期性指疾病发生频率经过一个相当规律的时间间隔,呈现规律性变动的状况。长期趋势(长期变动)指在一个相当长的时间内(多为几年或几十年),观察探讨疾病的临床表现、发病率、死亡率的变化或它们同时发生的变化情况。

（三）地区分布

各种疾病,包括传染病、非传染病及原因未明的疾病均具有地区分布的特点。

1. 疾病在国家间与国家内的分布　疾病在不同国家间与在同一国家内的不同地区均有差别。以艾滋病为例,作为当前威胁人类健康的主要流行性疾病之一,全世界90%以上的艾滋病感染者分布在贫困国家和地区,而在国家内部,贫富差异也表现出类似的倾向,即在贫困人口中、贫困地区中发病率较高。

2. 社区差异　疾病的发生频率与社区环境的关系是流行病学的另一个关注点,其中城乡差异是重要的研究问题。疾病在城乡间的分布表现出巨大的差异,既与生活条件、卫生状况、交通条件、动植物分布等因素相关,也与生活方式和节奏、人口密度、人际互动等因素相关。一般而言,城市生活节奏快、竞争激烈,造成了普遍的精神压力大,以及高血压、抑郁等相关疾病的发病率相对高于农村地区的状况。

3. 地方性疾病　地方性疾病也称地方病(endemic disease),指限于某些特定地区内相对稳定并经常发生的疾病。判断一种疾病是否属于地方性疾病的依据是:该地区的所有居民、任何民族的发病率均较高;在其他地区居住的相似人群中该病的发病频率均较低,甚至不发病;迁入该地区的人经一段时间后,其发病率与当地居民一致;人群迁出该地区后,发病率下降或患病症状减轻或自愈;当地的易感动物也可能发生同样的疾病。结合上述判断依据,对疾病的人群、地区、时间分布进行综合描述。

（四）健康状况分布的常用方法

流行病学方法分为描述性研究、分析性研究(病例对照研究、队列研究)、实验性研究(临床试验、现场试验、社区试验)与理论性研究(数学模拟方法)四类。其中,病例对照研究、队列研究和随机对照试验研究,是现代流行病学研究的三大基本方法。

1. 描述性研究　描述性研究是最基本、最常用的流行病学研究方法。运用恰当的图表来描述疾病(死亡或其他卫生事件)与暴露因素(危险因素或可疑原因)在不同人群、时间及空间的分布以及两者可能的联系,是流行病学与统计学方法的基础。描述性研究的方法具体又包括临床病例观察与报告、暴发调查、公共卫生监督、普查、筛查、横断面研究、个案调查及患病率调查等方法。

2. 分析性研究　分析性研究中的病例对照研究和队列研究是最富有流行病学特色的研究方法,它们都是对比观察性研究,目的在于探索流行病的因果关系。

病例对照研究的基本原理是以确诊患有某特定疾病的病人作为"病例",以不患该病但具有可比性的个体作为"对照",测量并比较"病例组"与"对照组"中各因素的暴露比例,推断某暴露因素是否为该病的流行病学病因。

队列研究的基本原理:在一个特定人群中按其是否暴露于某因素或按其不同暴露水平,分成不同的组,并将其称为不同的"队列",追踪测量并比较各"队列"中疾病或死亡的发生比例,推断某暴露因素是否为该病的流行病学病因。按照研究工作是否有回顾性,队列研究又分为前瞻性(即时)队列、历史性队列和双向队列三类。但是从暴露到结局的方向而言,这三类都是前瞻性研究,旨在通过原因分组追踪探索结果。

3. 实验性研究　实验性研究是指在研究人员的控制下,对研究对象施加或消除某种影响,以观察此因素对研究对象的作用。20世纪后半期发展起来后,实验性研究逐渐与临床医学结合,形成了新的流行病学分支——临床流行病学和药物流行病学。实验性研究又分为临床试验、现场试验与社区干预试验。

临床试验是以病人为试验对象,是为考察一种或多种临床疗法以及药物对疾病转变的影响而进行的实验研究。在临床试验中须遵循随机和盲法(单盲、双盲及三盲)的试验原则来保证试验结果的科学性。

现场试验以一般人群为研究对象,受试者一般为未患某病的人,常用于生物制品的效果评价。与临床试验相同的是,现场试验也必须遵循随机和盲法的原则。

社区干预试验是一种选择不同社区,分别施以不同干预措施的试验。与现场试验不同的是社区干预试验不针对个人,不对受试社区中的人随机分组,只设立随机对照组。这种试验又称为流行病学准试验,例如为预防和控制艾滋病的流行,在不同社区开展的旨在改变人群不良行为的干预试验。

4. 理论性研究　流行病学的理论性研究又称为理论流行病学,是通过建立数学模型来模拟疾病发生或流行(传播)的过程,可用于探讨疾病发生(或流行)理论假说。但是到目前为止,流行病学数学模型的实际应用很有限,各种数学模型的预测结果与实际相距甚远。

第二节　医学人类学与流行病学的联系

流行病学是人类在与多种流行性疾病,特别是与传染病作斗争的实践中逐渐形成和发展起来的。由于该类疾病的发生和传播与自然环境、生物因素,以及生计方式、生活习俗、行为规则等社会文化因素密切相关,因此在流行病学的研究中更为强调整体观,而这与医学人类学的研究视角不谋而合。此外,医学人类学和流行病学各自学科研究的领域,也对两个学科的发展起到了相互补充作用。例如,在影响人群健康的各种社会因素中,文化因素的作用十分明显,人类学对于研究可以丰富和深化流行病学对行为、社会环境和疾病结局之间关系的理解。流行病学的相关理论和研究方法同样也在医学人类学和生物医学之间架起一座桥梁。

一、医学人类学与流行病学的共性与差异

医学人类学与流行病学之间既有共性,也具有差异。学科之间存在的共性为两个学科的相关研究人员开展合作奠定了基础,而学科之间存在的差异也能够在一定程度上促使彼此扩展研究思路和方法。

(一) 共性

第一,不同于临床医学和心理学的在个体层面探讨疾病与行为,医学人类学与流行病学是在群体层面开展研究。流行病学是对群体层面健康与疾病问题的分布及成因进行研究,而医学人类学是对各种族群文化及行为的整体研究。二者都能够同时考虑到生物、生态、政治经济、社会文化等诸多因素,对多种理论的取向兼收并蓄。因此,它们都具有跨学科的性质。

第二,医学人类学与流行病学都是整体性的学科。医学人类学从体质(生物)、文化、语言与考古学四个领域对人的生物性与文化性做整体考察。流行病学比较研究健康与疾病的变动范围,并采用包含生态学特征、生物学参数、人体素质及社会资源在内的整体论视角,因此在研究广度与范围上与医学人类学很相似。在考察疾病与健康状况的时候,流行病学很显然与体质人类学有着共同的基础,包括考虑到遗传学、生物过程与生物学测量;而当考虑风险因素(包括环境因素在内的暴露因素),以及与工作及家庭相关的变量时,流行病学又与文化人类学有共同的旨趣。流行病学似乎不关注与语言学及考古学相关的问题,但是其在诊断方案方面却需要来自语言学的分析,而在环境问题等领域,历史的、考古学的视角能够丰富流行病学研究。

第三,医学人类学家与流行病学家都寻求模式。医学人类学家试图发现人们在疾病与健康问题面前表现出的行为模式,尤其是行为背后的文化规则。而流行病学则研究疾病与健康问题的分布模式及其成因。这两种模式之间的重叠或交汇之处,便是两个学科的合作领域。

(二) 差异

研究方法是医学人类学与流行病学最显著的差异。虽然二者都关注现场调查,但流行病学在现场多用卫生统计等定量研究方法,而医学人类学更多采用的是定性的民族志方法。有时,医学人类学与流行病学的视角被二分成为定性解释与定量分析的研究模式。然而,深入考察就会发现两者是建立在差异上的互补关系。流行病学的定量测量最终必然转化为一个定性结论才能实现其应用价值,比如流行趋势如何、风险因素有哪些等;而医学人类学深入的实地调查也能够对定量数据进行检验,考察其信度。比如在性病、艾滋病防治领域,流行病学家或公共卫生专家常常用发放宣传教育材料、安全套以及清洁针具的数量等来说明其工作成效,并在这些工作与疾病流行趋势变化之间建立关联。而医学人类学的研究发现,以信息与理性说服为基础的降低风险行为策略存在种种局限,信息本身并不能够有效地改变风险行为。此外,接受安全套或清洁针具并不意味着有效使用它们,因为从接受到发生性行为或注射吸毒行为之间存在诸

多变数,只有实地地参与观察与深入访谈,才能够知道人们有没有使用或在多大程度上使用。

从研究取向上看,一些生物学取向的医学人类学家关注人的生物特征与文化适应性,而大多数流行病学的研究则强调对疾病的解释。在前者看来,流行病学也是一种文化。通过分析流行病学的范畴与假说,医学人类学家发现流行病学家就像针灸医生或按摩师一样,在一定的规则与期望之内工作。但由于缺乏跨文化工作体验与反省的传统,流行病学家很难认同或看到自身工作中的文化影响。他们认为自己的工作是客观科学的,这些工作基于病症因果关系的生物医学理论,并且能够在倡导经验主义检验与可验证假说的特定研究范围内自圆其说。因此,流行病学家很可能根据科学方法的规定而不是专业特性的相关文化规则描述其研究规则。

罗伯特·A·哈恩(Robert A. Hahn)认为,医学人类学与流行病学的认识论在根本上是互补的,两者的交流可以是批判或支持性、理论或应用性的。在研究设计与实施过程中,不同学科的差异与互补就可以显现出来。典型的流行病学研究常常由多学科的研究团队组成,其中包括医学专家、流行病学家、社会科学家、生物统计学家等,他们有不同的视角与方法。现在,更多的医学人类学家加入了这样的研究团队,并将自己的方法用于流行病学设计。比如,把定性的预备阶段加到流行病学研究中,以改进评价标准或获得评价标准。同样,流行病学方法也可以纳入医学人类学设计中,以提供验证理论或测量特定行为流行的机会。另外,除了互补的一面外,两个学科之间还存在一些根本性的差异。

首先,流行病学研究是为了回答一个特定的问题。为了回答这个问题,流行病学家会考虑到需要什么数据,并在此基础提出样本量与统计学的问题,回答研究问题的各种努力又会引起数据质量,包括信度与效度的问题。

虽然在流行病学研究中,医学人类学家也设计研究项目,确定研究问题,并描述研究设计,但流行病学家与医学人类学家对这一过程有不同的认识,一个具体的例子是资料收集的问题。在流行病学研究设计中,每一种方法要收集数据的目的与用途都很明确,而其他的资料收集方法都会被排除在研究设计之外,项目参与者要不断回到项目书中去确定所研究的问题,以免造成各种浪费。而医学人类学家的研究常常是探索性的,是为了验证假设。医学人类学家一般不愿仅仅因为与研究问题不相关就放弃一些资料的收集。对医学人类学家来说,以是否有助于回答研究问题来判断资料收集方法是一种狭隘的认识,而收集尽量多的资料并修正研究问题才是审慎的态度。由于参与观察等方法缺乏明确的目的性与效度,至少是一种不符合成本效益原则(cost-effective)的做法,因此很难被纳入流行病学严格的时间与项目框架中。

其次,流行病学虽然从群体层面研究疾病与健康的分布,但它只是把分体看成无差别个体的集合,从个体行为的角度认识风险与疾病的易感性。同时,它认为公共卫生现象具有普适性与客观性,在一个地方总结出的防治经验或模式,在其他地方同样适用、有效。而医学人类学家认为,任何行为的发生都有其社会文化背景,只有抓住支配行为的社会文化规则,才能够有效地防治疾病。因此,医学人类学寻求的不是普遍的防治模式,而是从文化多样性的角度探索具有文化适宜性的策略。

最后,流行病学认为只要设计一个确定的研究程序并在现场遵照该程序操作就可以回答研究问题,这种观念对医学人类学家来说很陌生。当医学人类学家考察流行病学数据,发现比率、优势比(odds ratio)以及复杂的标准化程序,他可能会对其定量的严密或研究的表面化感到吃惊,并对统计数据的结果表示怀疑。流行病学家也许对医学人类学资料的信度与深度感兴趣,但他们会问:这些资料具有普遍性吗? 个案具有说服力吗? 这些资料能够回答什么具体的研究问题? 因为流行病学所考虑的是整个人群、研究群体以及研究的样本。如果医学人类学家不能令人信服地表明自己的研究结果可以推广到一个群体,那么其价值与效度就值得怀疑。

二、医学人类学与流行病学的合作现状

医学人类学与流行病学之间的合作大多是"平行的",虽然不同研究人员在同一个项目中工作,但他们各自立足于自己的学科。此外还有一些其他的合作模式,比如一些学者在主要认同一个学科的同时从事跨学科合作,并在另一个学科做出了不俗的努力。

（一）跨学科交流的开展

医学人类学和流行病学最早诞生于 19 世纪中叶，并深受当时社会急剧变迁的背景环境所影响，工业生产促进了西方国家的城市化但导致了人们的工作与生活环境危机四伏，人类的健康状况受到了极大的威胁。在这一时代背景下，流行病学和医学人类学的研究人员均注意到了这种社会巨变对人类健康的冲击，并关注了同样的健康问题，但并没有开展跨学科的交流与合作。

当 20 世纪 60 年代流行病学家进入国际卫生领域，开始在陌生的文化背景中开展工作时，才真正意识到人的行为及其背后的文化是一个病因学变量。同一时期，由于人口流动及社会文化变迁速度的加快，在美国等西方国家有越来越多的医学人类学家得到资金支持，进入了医学与公共卫生领域，开展对慢性病等课题的跨学科研究。

20 世纪 70 年代，流行病学与医学人类学的合作研究与跨学科交流的步伐加快。医学人类学家考察了文化特有的综合征的分布，以及行为与寄生虫病流行的相关性。尽管他们也强调行为科学与流行病学的诸多差异，但对合作研究的呼声日趋高涨。之后的数十年间，外部的经济与政治力量继续影响跨学科研究工作。现在医学人类学家得以加入流行病学研究的队伍中，则是得益于国内外众多研究资金的支持，包括国内特定慢性病风险（心血管疾病、高血压、癌症、抽烟与酗酒等）研究资金、国际国内艾滋病与生殖健康研究资金以及国际儿童生存主题（腹泻、呼吸道感染及免疫等）资金。随着这些主题的改变，跨学科交流的关注点与广度也会发生变化。

（二）主要合作领域

医学人类学与流行病学都借用并重新界定了主要的社会与文化概念，包括文化变迁、社会分层与风险模仿等。他们之间的很多合作侧重方法上的交流，包括定量统计与深入访谈、参与观察等定性方法的结合、测量与分类过程。另一个跨学科交流领域是人类行为的描述与干预研究。此外，医学人类学家还用流行病的概念与方法进行社会分析。

1. 文化变迁与压力　流行病学研究中通常不考虑社会文化语境如何调解心理社会刺激与疾病之间的关系。尽管压力的测量一直被与多种疾病结果联系起来，但流行病学家很少关注文化在这一过程中的作用，而一些流行病学家使用的文化变迁与压力概念及界定也是早已被人类学家所抛弃的。人类学家对特定调解因素做了重要的研究，比如研究生活方式与抑郁症状及高血压之间关系。这些研究假设压力由语境决定，并提出社会支持与应对策略在社会群体之间的分布不平均。

2. 风险与脆弱性的性质　在现代西方文化中，危险与威胁越来越多地通过风险（risk）概念来表达。对于对流行病学感兴趣的人类学家来说，风险概念本身是一个值得分析的话题，这一兴趣部分来自医学文献中风险相关研究的大量增加，以及公众对风险、暴露与个人易感性等认识的改变。流行病学的工作模式是通过调查确定疾病的风险因素，并提倡通过健康教育干预和大众共享这一知识，增加人们的风险意识，进而为了健康而改变行为，降低风险与患病率，这似乎是一个合理的模式，但人类学家在艾滋病流行病学领域的研究发现，社会、文化、政治与经济状况把整个群体置身于更容易感染疾病的位置，教育是改变行为的必要条件，但不是充分条件。获得信息并不一定引起行为改变。

3. 方法论与测量　随着 20 世纪五六十年代国际卫生领域内跨文化研究资助的扩展，医学人类学开始涉足于跨文化健康研究。20 世纪八九十年代流行病学家也开始获得资助，进行多点（国家）临床试验、流行与干预研究，这使医学人类学家与流行病学家面临同样的研究问题，他们发表文章，探讨在不同文化中所使用访谈提纲的概念差异，并在方法上互相借鉴，以解决跨文化交流与研究中出现的问题。各种资料收集方法的有效性日益成为医学人类学与流行病学关注的焦点。在关于病人招募与随访以及跨文化比较的效度的流行病学文章中，我们可以看到人类学方法的使用。

当年，艾滋病防治是医学人类学家与流行病学家合作的重要领域，他们一起设计有效的干预项目，而民族志调查成为这种干预项目设计的重要组成部分。医学人类学家与其他领域的社会科学家批评一些流行病学家描述艾滋病性质的方式，以及对特定"风险"人群的组成与行为特征的刻画。

4. 病痛划分　三个病痛划分领域推动了医学人类学家与流行病学家的研究工作。

首先是民间病痛（folk illness）。流行病学对民间病痛的研究开始于 20 世纪 60 年代中期，10 年后变得很普遍。很多研究用社会调查方法来考察各种非生物医学类型疾病的流行情况,而医学人类学家则使用流行病学方法,将自己从传统诊断与治疗中抽象出来的症状进行列表,并对病痛进行归类。

其次是流行病学中的病痛建构(illness constructs in epidemiology)。对流行病学建构并具体化疾病与风险人群的方式进行批判,是医学人类学研究的另一主题。医学人类学家特别注意流行病学对疾病二分法(疾病/无病)的使用,认为这种二分法不仅使有关疾病风险的真相变得模糊——因为风险是增加的,而不是二分的——而且会误导那些可能面临潜在风险的人群,因为他们不属于某个疾病的"风险人群",因此相信自己对该病有免疫。

最后是民间分类与非专业流行病学(folk taxonomy and lay epidemiology)。医学人类学家对疾病分类的描述对于提高流行病学评估的准确性,以及预防或治疗方法的使用尤为重要。这一研究主要集中于腹泻,但也有季节与疟疾的关系,以及呼吸道感染的研究。

一些流行病学家也开始探讨同样的课题,他们称之为非专业流行病学或大众流行病学。像民间病痛分类学一样,大众流行病学描述一个群体的疾病相关概念,但它更多地用于考察发达国家的疾病类型,尤其是美国与英国。

5. 行为的描述与干预研究　在流行病学研究中,人类行为常被作为一个变量,通常是能够在宿主与疾病之间增加风险的因素。在建立其模型的过程中,一些流行病学家面临复杂的行为与认知问题。比如,"内生"概念的提出使流行病学模式能够考虑到,对健康状况与健康风险的意识本身会影响到行为。比如,生过孩子的妇女与没有生过孩子的妇女对分娩风险的认知是完全不同的。

人类学家与流行病学家之间进行合作,研究疾病传播与生产过程中的行为因素,他们对行为路径进行了精致的描述。医学人类学对确定传染病传播的行为路径时帮助很大,这些路径不容易被纳入流行病学的研究设计当中。

医学人类学与流行病学的大多数合作研究关注疾病的预防与控制。流行病学关注可测量的行为改变,它倾向于对涉及传染病传播与产生慢性病的行为与生活方式因素进行量化,因此有过分简单化的问题。医学人类学家把行为放在具体的社会文化语境中考虑,并描述具体文化的生活方式。比如,对不同族群背景女性性工作者流动的时间、空间规律及组织特点的深入挖掘,有助于我们设计更具有文化敏感性的教育与干预措施,在适当时间、适当地点、以适当方式开展工作,以提高工作的有效性。

6. 作为个体属性与群体属性的疾病　流行病学的生态学研究用群体层面变量之间的相互关系——比如,全国脂肪消费统计与全国癌症率之间的关系——取代了个体层面的风险测量。尽管流行病学家很早就不做这样的研究,认为它犯了推论的错误,但近年来,他们开始重新考虑生态学设计的用处。这些争论为医学人类学的参与提供了空间。流行病学的问题在于,如果我们只把社会群体看成是个体的集合,那么一些影响效果就无法测量。在预防设计中,这一点尤为重要。因为很多流行病学家与公共卫生专家对社会变迁过程及个体背后的文化语境不敏感,而过多地关注个体层面的变化。

(三) 合作范例——南非斐里拉社区卫生项目

20世纪30年代末,南非开始了一项构建国家卫生服务事业的实验,建立了斐里拉(Pholela)社区健康中心。斐里拉是一个农村小诊所,其临床医务人员、流行病学家与公共卫生工作者组成了一支多学科工作小组,开始了长达50年的社区医疗保健服务。

斐里拉项目之所以引人注目,在于率先利用社会科学与流行病学方法设计专门的用于评价社区健康状况的医疗保健服务项目,评价数据被用来开发评估旨在提高社区健康水平的多学科综合方法。他们主要关注儿童成长发育中的社会文化因素、性传播疾病的社会病因、营养与健康等,使社会文化要素与健康的关系成为该健康中心日常实践的主要要素。此外,该健康中心还关注社区的社会与文化生活,与属地的氏族长者讨论项目问题,咨询当地妇女组织、传教士、老师,了解当地的健康理念与习惯等,使其具有强烈的社会医学取向。

1944年,南非国家卫生事业委员会参照斐里拉,在各地设立了40多个健康中心,社区健康协会诞生。在医生S·卡尔克(S·Kark)及其妻子艾米丽·卡尔克(Emily Kark)的指导下,协会为新建健康中心培训职员,开展研究并提供家庭与社区医疗服务。卡尔克夫妇在工作的同时到牛津大学社会医学院学习流行病学,与当时一流的人类学家埃文斯·普里查德、迈耶·福特斯(Meyer Fortes)等交往密切,他们的社会流行病学思路受到这些人类学家的影响。

卡塞尔(Cassel)是南非医生,1948年加入斐里拉健康中心。卡塞尔对斐里拉社区的健康问题很了解,一直设法寻找防治疾病的措施与方法,却遭到来自传统疾病认知、医疗观念与实践的挑战,这使他对影响健康问题的社会文化因素产生了深厚的兴趣。在本杰明·保罗主编的《健康、文化与社区》(1955)一书的开篇章节中,他描述了斐里拉项目中文化理解的重要性。该章分析了祖鲁人对斐里拉医务人员的治病与预防措施的不同层次的抵触。医务人员竭力让当地人改变饮食观念,增加蔬菜、蛋类与牛奶的生产与消费,正确治疗肺结核,但这些努力却遭到了强烈的抵制。医务人员在调研的基础上制订了合理的工作目标,即了解哪些文化习俗容易改变,以集中精力改变能够改变的要素。同时,项目过程一直关注健康水平提高的量化指标,特别是婴儿死亡率、传染病发生率与营养不良的患病率。

1954年,卡塞尔离开南非,加入北卡罗来纳大学公共卫生学院,并在该校建立起一支社会科学与流行病学密切合作的研究队伍。他们不仅考察社会文化对健康的影响,而且考察社会文化变迁与适应等过程的健康影响问题。在一篇社会流行病学方面的文章中,卡塞尔的研究团队明确将文化系统与社会系统区别开来。其论文认可格尔茨的观点,认为文化是"人们诠释自己的体验并引导自己的行动所依据的意义结构",而将社会结构或社会定义为"规范群体生活的方式,人际间持续规范的社会关系"。这些区别被用于区分文化准则与社会组织,有助于我们对文化流行病学与社会流行病学的进一步区分。

三、医学人类学与流行病学合作的展望

自21世纪初国内一些医学人类学家参与艾滋病相关研究与工作以来,中国医学人类学家与流行病学家有了越来越多的接触与交流,但两个学科专业术语的差异、学科定位的不同,以及长期的隔绝状态造成了沟通的困难。

2008年5月,"促进艾滋病性病领域人文社会科学与公共卫生的合作国际研讨会"在广西柳州举行,已经有多年合作经验的一些社会科学家与流行病学专家坐在了一起,专门就多学科合作的事宜进行了讨论。一位在公共卫生领域具有很强的人文社会科学倾向的流行病学家在总结过去几年社会科学参与艾滋病防治的经验时,对社会科学提出了尖锐的批评,公开表示,包括人类学家在内的社会科学家不仅没有帮助公共卫生专家解决问题,反而提出了更多问题,而这些问题是公共卫生与流行病学专家无法解决的,比如,贫困问题、社会转型与经济不平等问题,而人类学家总结出的地方性防治经验也由于无法在其他地方推广而失去了意义。

这些批评意见表明,包括医学人类学家在内的社会科学家至今没有与流行病学专家进行有效的沟通与交流,他们对对方的学科性质、特点与方法等没有一个基本的认识,两种学科之间也存在一些深刻的差异。比如,流行病学家希望寻找具有普遍意义的风险因素与变量,却发现医学人类学家提出的文化概念含义很模糊,有时指生计方式,有时指信仰,有时又指生活习俗。在这种情况下,流行病学家很难把它作为像性别或职业一样的变量加以分析与测量。不仅如此,流行病学家追求科学通则,认为在一种文化中有效的措施必须在所有场景中有效才具有意义,而医学人类学家恰恰持特殊论而非普遍论的观点,认为不仅对健康与疾病的认知有文化差异,而且防治策略也必须对地方文化敏感,具有文化适宜性,这样才能取得良好的效果。

显然,医学人类学家与流行病学家需要进行必要的理论及方法培训,使两个学科的学者对彼此有一个基本的认识与了解,充分认识到各自学科的优势与弱点,在此基础上才能够进行更有成效的沟通和更有建设性的交流与合作。

除了学科差异造成的分歧外,对各自学科角色地位的定位也是一个显著的问题。在中国,医学等自然科学学科是卫生部门、疾病控制系统的主导话语体系,这些领域的官员与专家一致认为,社会科学家受雇于公共卫生部门,就要帮助这些部门解决问题。而社会科学家认为,自己所要解决的是艾滋病、公共卫生问题,而不是卫生部门的问题,这是完全不同的两回事。由于涉及权力、资金问题,不同学科之间的平等对话与通力合作尚待时日。

第三节　人类学与艾滋病研究

艾滋病是 20 世纪 80 年代初发现的一种病死率极高的传染性疾病,与吸毒、不安全性行为、输血等高危行为密切相关。在发现艾滋病以来的 30 多年间,医学领域围绕艾滋病病因、致病机制、实验室诊断、抗病毒治疗等领域开展了大量研究,取得了重大进展;公共卫生领域从改变行为着手,进行艾滋病预防与控制;人类学的研究则加深了人们对社会文化及政治经济因素在塑造与艾滋病传播及预防相关行为中的重要性的认识。

一、艾滋病的流行病学特征

(一) 艾滋病的流行现状

艾滋病最早在美国和法国等欧洲国家发现,后来发现在非洲流行得更为严重。随着研究的深入,人们发现艾滋病事实上可能最先在非洲流行,然后传播到欧美,再扩散到亚洲。据世界卫生组织统计,截至 2013 年年底,全球约有 3500 万名艾滋病病毒感染者,其中 320 万人是儿童。2013 年全球新增艾滋病病毒感染者约 210 万人,其中超过 24 万人是儿童。

艾滋病的全球分布有很大的地区差异,流行趋势也各异。全球 3500 万艾滋病病毒感染者中,75% 的艾滋病病毒感染者主要集中在 15 个国家,其中撒哈拉沙漠以南非洲感染者最多,有 2470 万;亚洲太平洋地区约 480 万感染者位居其次;美洲地区有 320 万;欧洲有 210 万。

与其他大洲相比,亚洲及太平洋地区 HIV 的感染率较低,全球人口感染率低于 1%。但亚洲拥有全球 60% 的人口,该地区艾滋病流行的增长幅度将给全球艾滋病流行带来巨大的影响。近年来,东亚、南亚和东南亚地区的艾滋病流行呈不断上升的趋势。2014 年,亚洲地区有 500 万 HIV 感染者,其中新发感染 38 万。东南亚是亚洲艾滋病高流行地区,无保护商业性行为、男男性行为、不安全注射吸毒以及几种行为的共存状态,是艾滋病流行的主要危险因素。

(二) 艾滋病的流行病学与医学特征

艾滋病病毒进入人体后,开始侵犯人体免疫系统,使人的抵抗力逐渐下降,数年后完全失去抵抗力,出现很难治愈的多种机会性感染,病死率极高。

人感染艾滋病病毒后,通常经过急性感染期、无症状感染期、发病期和治疗期四个阶段。

急性感染期指感染艾滋病病毒后的 2~4 周。在这一阶段,感染者体内会出现较高的病毒载量,而且有部分人可能出现一些非特异性的临床症状和体征,体内 HIV 抗体尚未产生,感染者传播能力相对较强,是最危险的传染源。

急性感染期后,进入无症状感染期,这时人体产生了艾滋病病毒抗体,感染者体内的病毒载量开始下降到一个相对较低的水平,感染者的传播能力较弱。但由于这一时期时间长,体内病毒载量变化较大,其传播的危险性仍然较大。

进入发病期后,人体内的病毒载量处于很高水平,但由于感染者的活动能力被极大地削弱,其传播能力也相应降低。

艾滋病病毒感染者和艾滋病病人经过有效治疗后,其体内的病毒载量被控制在较低的水平,感染者和病人的传播能力相对较低。但如果治疗失败或产生治疗耐药性,感染者和病人体内的病毒载量会迅速上升。

艾滋病病毒主要存在于感染者的血液、精液、阴道分泌物、淋巴液、乳汁等体液中,主要通过性接触、血液(包括静脉输注被艾滋病病毒污染的血液、血液成分、血液制品及毒品)和母婴三种途径传播。

性传播是艾滋病病毒最常见的传播方式,也是艾滋病病毒在全球范围内最主要的传播途径。在没有保护措施的情况下,与感染艾滋病病毒的同性或异性发生有体液交换的性交,就会导致艾滋病病毒的传播。由于肛交很容易造成直肠、肛门的破损,因此是最容易传播艾滋病病毒的性交方式;而异性间经阴茎、阴道性交是最普遍的艾滋病病毒性交传播方式。目前,全球 2/3 以上的感染者是通过性接触感染的。艾滋病的性传播受多种因素的影响,包括性行为方式、性伴侣数量、安全套的使用等。

血液传播是艾滋病病毒效率最高的传播方式,输入含有艾滋病病毒的血液的人几乎 100% 会被感染。艾滋病病毒通过血液传播的主要方式有:输用带有艾滋病病毒的血液或血制品,使用被带病毒的血液污染的针头、注射器或其他可以刺伤皮肤的器具。

感染了艾滋病病毒的母亲在其婴儿出生前、出生时和出生后都有可能把病毒传播给婴儿。目前认为,母婴传播的发生概率为 20%~50%,传播方式主要有三种:孕妇通过胎盘物质交换将艾滋病病毒传给胎儿;在分娩过程中,胎儿在通过孕妇产道时接触大量艾滋病病毒时感染;通过哺乳感染。

到目前为止,世界上还没有研制出有效的艾滋病疫苗。公共卫生领域认为,艾滋病感染主要由行为因素决定,集中于几种传播途径,因此只要采取有效措施控制或改变艾滋病病毒经血液、性接触和母婴传播的行为,就可以预防艾滋病。

预防艾滋病的策略主要有两大类。一类是一般性的预防措施,主要是针对一般人群,例如,普及艾滋病防治知识,提高人们的防范意识和能力,减少社会歧视,营造有利于防治艾滋病各项措施落实的良好环境。另一类是具有针对性的预防措施,比如,加强血液及血制品供应安全管理和监督,杜绝艾滋病病毒经临床采供血或血液制品传播;针对吸毒人群开展美沙酮维持治疗和针具交换工作,减少艾滋病在该人群中经共用注射器或用具而传播;在商业性工作者或感染者中推广安全套,减少艾滋病病毒经性接触传播;在艾滋病流行地区对孕产妇开展艾滋病病毒筛查,并为感染了艾滋病病毒的孕妇提供抗病毒治疗和人工喂养,减少母婴传播。

二、人类学视野下的艾滋病研究

在发现艾滋病的早期,艾滋病研究及干预的主导范式主要是以强烈的生物医学和大量的个人主义偏见为特征。20 世纪 80 年代晚期人们开始认识到,广泛的文化因素对于充分理解艾滋病的社会因素至关重要。而且,传统的行为调查方法在公共卫生领域的局限性愈发明显,受到阐释人类学的影响,人类学家开始把注意力转向那些可以被理解为在不同的社会语境中形塑或建构行为的广泛的社会表象和文化意义上。研究者越来越多地关注对行为的文化意义的解释,以整体地认识在不同的社会文化语境中艾滋病的传播情况,并设计更具有文化适应性的预防项目。

20 世纪 90 年代,大多数研究将关注点从对性、吸毒等行为本身的关注,转向行为发生的文化情境以及组织这些行为的文化象征、意义和规则上。研究重点被放在分析不同的社会、文化之中建构和定义风险行为的本土文化类别和分类体系上,特别强调风险行为建构中的跨文化多样性。通过更多地关注当地人的主位视角,也就是从生物医学科学的"经验远离"转向特定文化成员用来理解和阐释他们日常生活的"经验相近"的概念和类别。

人类学的研究主题包括艾滋病的社会生产与文化意义、预防干预策略、医学多元与寻求治疗的行为等方面。

1. 艾滋病的社会生产与文化意义　生物医学至今是艾滋病的主导性话语,它从病毒在个体之间传播的角度认识艾滋病。与资本主义经济关于健康来自个体所选择生活方式的假设一样,生物医学使人们忽视了行为与社会状况之间的联系,以及社区对其成员生活的行为的塑造。流行病学家关注个体的高危行为,声称自己持价值中立的客观态度,并把社会调查作为唯一的"科学"方法。包括人类学家在内的社会科学家则认为,艾滋病是受到社会环境因素影响的,一个人或社区的政治地位、经济状况、历史遭遇及地理环境等决定了其感染风险。

世界范围内,艾滋病被赋予了各种不同的意义,人们对艾滋病普遍的反应是道德化与污名化(stigmatizing),政治化的现象也很普遍。最初,艾滋病在很多国家的社会精英中被发现,被认为是"富贵病",之后很快传到贫困者中,目前主要是在欠发达国家的贫困人口及边缘人群中传播,成为与贫困密切相关的疾病。

然而,公共卫生领域却忽视了艾滋病传播背后深刻的社会经济背景,仅从个体行为的层面认识艾滋病,把具有吸毒、多性伴等行为的人界定为"高危"人群与重点干预对象,使他们而不是社会制度承担了艾滋病流行的责任。由于被认为威胁到他人的安全,吸毒者、商业性服务者、贫困人口等被进一步污名化,并遭到社会排斥与歧视。

2. 行为干预研究 20世纪80年代中期,公共卫生领域形成了艾滋病干预的主导性策略:宣传教育与行为干预。它以社会心理学、健康教育、流行病学等学科的理论视角及方法为基础,认为人们对艾滋病的知识决定了对艾滋病的态度,进而决定了相关行为。因此,通过传播科学的艾滋病知识,就可以改变人们的高危行为。健康教育也被称为行为改变交流(behavior change communication),反映了强烈的认知-行为取向。

然而人类学家研究发现,人们的行为常常受困于各种结构性因素与语境的限制,艾滋病知识的增加并不一定产生保护性行为,因此知识-态度-实践(knowledge, attitude, and practices, KAP)的预防干预策略有一定的局限性。少数人类学家尝试把文化、信仰等因素纳入干预策略,以提高干预措施的有效性。

3. 医学多元与治疗 针对艾滋病病毒的抗反转录病毒药物(antiretroviral, ARV)的研究经历了多个阶段,直到20世纪90年代中期,在发现HIV蛋白酶抵制剂的基础上,抗HIV的治疗才有了重大突破,即出现了高效抗反转录病毒治疗。到2008年,获美国食品药品监督管理局(FDA)批准用于治疗艾滋病的药物共有7大类30种,此外尚有许多药物处于临床试验阶段,并显示了良好的抗病毒活性。

虽然药物的研制有了重大进展,但对于生活在亚非等地的大多数艾滋病人而言,这些药物既缺乏可及性,又过于昂贵。面对严峻的疾病现实及其灾难性后果,非洲的艾滋病人及其家庭不得不求助于各种医学资源与医学专业人士,传统治疗者承担了生物医学所无法履行的关怀职责,很多病人往来于包括生物医学在内的各种医学体系之间,很难得到满意的治疗关怀。在亚洲,医学多元的传统也使人们在生物医学治疗失败、泄露了病人隐私或导致对病人歧视的情况下寻求各种传统医学的治疗。

4. 民族志研究 早期的人类学艾滋病相关研究多是应用性研究,在行为层面探讨针对特定人群的干预策略,其成果多是专题论文,以编著或期刊论文的形式呈现。到了20世纪90年代,艾滋病的民族志研究逐渐涌现,越来越多的人类学家开始进行过程民族志的研究,他们将个体的生活与全球结构、过程联系起来,展示这些因素如何在艾滋病传播过程中发生作用,并让易感人群发出自己的声音。

1992年,美国加利福尼亚大学出版社出版的《艾滋病与怪罪:海地与地理的责怪》是人类学艾滋病研究的开创性作品。1983年到1990年间,作者法默在海地的一个农村诊所参与临床工作的同时,对该诊所服务的一个山村进行了长期的人类学田野研究,在此基础上完成了《艾滋病与怪罪:海地与地理的责怪》一书。该著作融解释人类学理论、田野工作方法,以及历史、流行病学及政治经济分析为一炉,将艾滋病在海地得以肆虐的原因放在政治经济和社会文化的横向与纵向时空维度加以考察,向读者展示了海地艾滋病肆虐,以及相应的个人、家庭、社区和整个海地社会苦痛的临床和历史证据,成为迄今影响最为深远的艾滋病民族志。

继法默的作品之后,民族志方法被越来越多地用于艾滋病研究。人类学家使用民族志基于不同的目的,比如描述性研究,在展示艾滋病相关风险行为细节的同时,为制订适宜的干预策略或改进干预项目提供了依据;研究吸毒者等一般不容易接触到的人群,探讨他们的亚文化特征;发现与风险行为及求医行为相关的因素;探讨某一群体如何认识并应对艾滋病等。也有研究出于纯应用目的,是为了对艾滋病干预项目进行评估。

艾滋病研究也刺激人类学家利用其他学科的研究方法,或开发新的研究工具,以适应研究主题和目的的需要。快速评估技术就是新开发的一种研究工具。它是在时间与资源有限的情况下所使用的一系列演绎法工具,人类学家最早将其概念化,目的是突破传统民族志方法的局限性,更快地帮助研究者获得与研究主题相关的资料。后来,流行病学、社会学、经济学等学科的一些方法也不断被吸纳进来,丰富了这种方法的工具箱。目前,这种方法被很多领域的专家广泛采用,特别是用于艾滋病项目的评估。根据评估对象的不同,快速评估技术又细化为健康需求评估、项目影响评估、项目效果评估及政策影响评估等。

三、中国人类学与艾滋病防治

自1985年报告首例HIV感染者以来,艾滋病在中国的流行形势越来越严峻。截至2009年9月30

日,中国内地历史累计报告 HIV 感染者 31.6 万例。据中国原卫生部、世界卫生组织与联合国艾滋病规划署联合估计,中国到 2011 年底有存活的 HIV 感染者和艾滋病病人约 78 万人,全人群感染率平均为 0.058%;2011 年新发生 HIV 感染约 4.8 万例,因艾滋病死亡约 2.8 万人。就感染率而言,中国目前尚处在艾滋病低流行水平,但由于中国人口基数大,HIV 感染者绝对数很大,艾滋病防治形势严峻。

以 2001 年清华大学人类学家景军促成中英性病艾滋病防治合作项目发起召开第一届"社会科学与艾滋病防治"国际研讨会为标志,包括人类学家在内的中国人文社会科学家开始参与艾滋病防治工作。之后 10 多年来,人类学家的工作领域遍及理论研究、干预策略探讨、政策倡导与领导层开发、评估研究等诸多领域,在艾滋病领域产生了积极影响。

(一)基础研究

中国人类学家在艾滋病领域首先开展的是一些基础性研究,包括影响艾滋病传播与流行的政治经济动力与社会文化因素,艾滋病的社会应对,以及特定群体的易感性等。

1. 艾滋病的社会病因学　在潘绥铭及其同事看来,中国之所以出现艾滋病的流行,更多地缘于社会因素,是某些社会问题引发的,而不是艾滋病病毒自然传播的结果。他们用西南某地盲目发展经济的例子表明,社会问题导致了性病的传播而不是相反;又用中原农民卖血的例子证明,艾滋病是农村贫困的产物。

景军关于中国艾滋病风险的分析进一步论证了艾滋病的政治经济学。在《泰坦尼克定律:中国艾滋病风险分析》一文中,他将泰坦尼克号沉船事件所说明的社会等级、风险差异与伤害程度之间的关联称为"泰坦尼克定律",并以此作为艾滋病在中国流行风险的分析框架,表明空间差异、民族差异、性别差异、年龄差异、贫富差异等与艾滋病风险的关系,以及社会阶层、经济状况等差异如何最终决定了风险程度与伤害程度的差异。

翁乃群较早考察了艾滋病在中国的社会文化建构过程,探讨艾滋病社会文化意义的生产,后来其研究整合政治经济与社会文化两种视角,细腻地描述了艾滋病在中国传播、蔓延的政治经济与社会文化背景,并在此基础上提出,艾滋病的蔓延暗示了社会的不平等以及社会变迁与社会文化制度不协调。

邵京则认为,单单是贫困很难导致大规模的卖血行为。他将经济全球化、医疗市场化、血液经济及农民的卖血行为联系起来,生动地展现了艾滋病在中原地区蔓延的社会经济背景。在改革开放过程中,不同的人拿截然不同的资源来参与并得益于不断增长的经济。最大的得益者带到市场的是权力、技术、资金和社会关系,大多数人没有这样的资本,他们只能将体力、时间甚至身体作为资源进入这个经济。

除中原地区外,艾滋病高发的另一个区域是云南、广西、四川、新疆等西南部边远少数民族聚居区。张玉萍从"文化生存"的角度探讨了少数民族在艾滋病流行时面临的风险与易感性,指出贫困、就业难、教育程度低、社会排斥与歧视等是其易感的根源。特定族群对于毒品的文化分类也是导致毒品在这些群体中传播的内在原因,因为这些群体允许男人享受某些"刺激物"。庄孔韶、富晓星认为,艾滋病在少数民族地区的流行既有其社会文化根源,也有政治经济原因(贫困、边缘化)。靠近"金三角""金新月"等毒品生产地区,种植与吸食鸦片的传统、分食习俗、婚前性自由、对安全套的排斥,这些使静脉注射吸毒和无保护性行为在少数民族地区普遍存在,增加了其易感性。

2. 艾滋病的社会应对　艾滋病的流行引起了强烈的社会反响,突出地表现为人们对 HIV 感染者的排斥与歧视,来自流行病学、伦理学、社会学等领域的学者都极为关注这一问题,在艾滋病歧视的根源、表现、分类及影响等方面进行了深入考察。流行病学家的研究多采纳心理-认知的理论框架,认为人们对艾滋病的歧视是由无知引起的恐惧与道德化造成的,低艾滋病知晓率造成了对 HIV 感染者的错误态度,因此进行健康教育、传播科学知识是消除歧视的关键。人类学研究则认为,艾滋病是被社会文化建构的,其意义缘于对社会文化意义的生产和被道德化的结果。现有研究大多关注个体层面的歧视现象而忽略了制度、结构层面的歧视,后者形成了支配公众舆论的主导性话语,并造成了卫生资源的分配不公,这是公共卫生首先应该解决的。

(二)应用性研究与工作

在进行基础研究的同时,一些人类学家积极参与艾滋病干预模式探索、政策倡导、经验总结等工作,为遏制艾滋病的传播作出了切实的贡献。

1. 本土干预模式的探索与发现 在女性性工作者中推广安全套、在静脉注射吸毒人群中进行清洁针具交换和美沙酮维持治疗,这是过去近30年间艾滋病领域所总结出的最佳实践,也是世界卫生组织与联合国艾滋病规划署在全球推广的经验。由于地区差异及文化因素的影响,这些实践的效果在很多地方不尽如人意。对地区与民族文化的敏感使人类学家不仅对艾滋病问题有着不同于流行病学、医学专家的看法,也促使他们积极探索适合地方文化的干预策略。

发现云南宁蒗彝族利用家支力量与传统仪式进行民间戒毒的做法后,庄孔韶以反学院派专题研究彝族家支组织及其仪式过程的单一的文化诠释做法,完成了多篇学术论文和研究报告,使之成为动用各种文化力量战胜人类生物性成瘾的范例。之后,他们又以"作为文化的组织"的组织人类学原则为理论支撑,开始对另一个重点人群——女性性工作者进行研究。在庄孔韶看来,抓住了组织流动特点,也就抓住了干预的关键。他们对比考察了内陆型与跨境性、汉族与黎族等不同类型女性性工作者的组织流动特点,并获得了一些极具应用价值的发现。刘谦在关注低交易价格商业性行为的组织特点的同时,将公共卫生领域一度作为遏制艾滋病经性传播的法宝,但又将卫生领域所长期忽视的"自律"问题再次提上了日程。

与庄孔韶"理论先行"的思路相反,景军一直尝试在具体的干预实践中探索有效的预防策略。先后受联合国教科文组织、强生公司等机构资助,以景军为首的清华大学艾滋病政策研究所与地方卫生机构、大专院校、非政府组织等联手,在四川成都、资阳、康定,云南昆明、普洱、玉溪等地的流动人口中,尤其是在不同行业的流动女工中开展了较长时间的艾滋病防治工作,总结出了适于不同人群生活语境及亚文化特点的防治策略。

先后受中英性病艾滋病防治合作项目与联合国儿童基金会资助,侯远高等探讨了四川凉山彝族地区毒品问题及艾滋病防治模式,考察了云南、广西、新疆等省(区)少数民族青少年的艾滋病易感因素。在实地调查的基础上,他们提出了弱势群体参与艾滋病防治的重要性,动员社区参与抗击毒品与艾滋病的工作,并对政府的艾滋病防治提出建议。

2. 政策倡导与领导层开发 2002年,在中英性病艾滋病防治合作项目的支持下,景军组织数名人类学在读博士生编写了《艾滋病政策倡导手册》,探讨艾滋病政策倡导中的过程、技巧与方法,作为政策倡导培训之用。同年,他与哈佛大学人类学家约翰·高芙曼(John Kaufman)在《科学》杂志上联名发表了《中国艾滋病:即刻行动起来》一文,呼吁中国政府动员各种社会资源遏制艾滋病的迅速扩散。此后,他与靳薇促成哈佛大学肯尼迪学院与中央党校举办了多项艾滋病高官培训班,积极开展政策倡导与领导层开发工作,先后组织并参与了云南、四川等省的"艾滋病防治高官培训班",对于营造良好的艾滋病防治政策环境与社会氛围起到了积极的推动作用。靳薇还组织相关专家编写了《艾滋病防治政策干部读本》,以加强中高层干部防治艾滋病的意识。

3. 评估研究 评估研究是人类学家在艾滋病领域另一项最常见的应用性工作。2003年,受中英性病艾滋病防治合作项目的委托,景军、庄孔韶带领数名人类学研究生到云南、四川开展了项目的中期评估工作,在对项目工作人员、利益相关者、一般大众等深入访谈与现场考察的基础上,对各项目点的工作进行了快速评估与经验总结,并开发出了一套快速评估工具,得到了中英性病艾滋病防治合作项目的高度评价。之后,他们较多地参与了各种艾滋病项目的督导评估工作。

(三)影视人类学应用实践

影视人类学(visual anthropology)是以影像和影视手段表现人类学原理,记录、展示和诠释一个族群的文化或尝试建立跨文化比较的学科。有别于文字撰写,影视方法通过镜头建构的图像提供了对文化更直观的解读。2002年开始,以庄孔韶为首的中国人民大学人类学研究所影视组在田野调查与文献回顾的基础上,拍摄了影视人类学片《虎日》,记录云南宁蒗彝族家支头人为了解决毒品与艾滋病问题动员传统文化资源——"虎日"仪式,向毒品与艾滋病宣战的过程,成为影视人类学切入应用性工作的经典之作,也是人类学参与艾滋病防治的前沿性成果。该片被原卫生部评为艾滋病防治最佳实践片,进行示范推广,开创了影视人类学应用的新方向。

　　2004年，人类学影视组受到美国国立卫生研究的资助并拍摄了公共卫生政论片《回声》，以影像的形式展示了艾滋病易感人群的生存状况，以及社会各界对感染者的态度与看法，对于进行社会动员与反歧视具有重要的意义。之后，中英性病艾滋病防治合作项目办公室又委托该影视组摄制了系列经验片《女性性工作者性病艾滋病综合干预实践》《男男性接触者性病艾滋病综合干预实践》《HIV/AIDS病人综合关怀经验》，以艾滋病易感人群为分类依据，总结并提升了群体组织、行为、文化特征及有效应对艾滋病的地方实践。

（王　全）

第十一章　跨文化医学体系比较

🌐 **学习目标**

掌握　医学体系的概念及分类;传统医学体系与现代医学体系的比较;不同健康保健模式的特点;跨文化医学体系对健康保健的影响。

熟悉　传统医学体系与现代医学体系的基本概念、分类和主要内容,以及跨文化健康保健体系。

了解　不同医学体系的融合。

第一节　医学体系的文化意义

一、医学体系的概念

医学体系是人们在不同的民族性(文化、宗教、风俗、习惯等)、地域性(民族居住地域的自然条件、气候类型、植物区系、自然资源等)和传统性(民族历史、人文条件等)的背景下,在与大自然的和谐共生中形成并积累的与健康和疾病相关的理论体系和实践体系。按照发展过程划分,将医学体系分为传统医学体系与现代医学体系两大类。一般情况下,医学体系的建设和发展过程与特定的文化和环境密切相关,而解决健康问题的过程又深受医学体系的影响,例如人们日常的求医行为大多基于个人、家庭及社区的健康与疾病认知,并考虑经济、可及性等诸多因素的影响。

二、医学体系的分类

(一)传统医学体系

传统医学是指在现代医学以前,维护健康以及预防、诊断、改善或治疗身心疾病过程中,以不同文化所特有的信念、信仰和经验为基础的多种医疗知识与方法体系。世界卫生组织对传统医学的定义是:"利用基于植物、动物、矿物的药物、精神疗法、肢体疗法和实践中的一种或者多种方法来进行治疗、诊断和防止疾病或者维持健康的医学。"典型的传统医学体系有包括中国传统医学体系(包括针灸)在内的东亚传统医学、印度的阿育吠陀(Ayurveda)医学、南非的穆替医学、西非的依发医学、希腊和阿拉伯的尤纳尼医学等。至今,亚洲、非洲、拉丁美洲的一些国家仍以传统医学作为医疗保健的主要力量,目前,非洲仍有近80%的人使用传统医学。

1. 中国传统医学　中国传统医学是中华民族在长期的医疗、生活实践中,不断积累、反复总结而逐渐形成的具有独特理论风格的医学体系,是中国各民族医学的统称,主要包括汉族医学、藏族医学、蒙古族医学、维吾尔族医学、壮族医学等民族医学。中国传统医学是世界上影响最大的医学体系之一。

中国传统医学根据传统文化理念对疾病做实际观察,以分析研究疾病的现象与本质,其对疾病的认识过程反映了经典的中国哲学思想。中国传统医学对疾病起因的探索及医治的原则,主要依据"易经"的哲学思想,即从宇宙的自然规律角度来表达疾病的因果关系。为此,中国传统医学形成了以阴阳五行为主要依据的病理学说,以外因"六淫"、内因"七情"等为疾病起因的病因学说。五行学说认为生和克的相互作用、相互影响、彼此协调关系,是保证人体内部器官运行相互平衡的依据,一旦这种正常的平衡关系遭到破坏,就会出现一脏有病,危及其他脏器受害的现象。中国传统医学对人的生老病死,乃至疾病的诊断、治疗过程,都可以用阴阳观点加以解释。正如《内经·阴阳应象大论》所言:"阴阳法则是贯通天地自然的普遍规律,是一切运动变化的根源,是生长衰老的原因,是人们认识和把握万物的根本方法和准绳。"

2. 印度传统医学　印度传统医学主要包括阿育吠陀(Ayurveda)、尤纳尼(Unani)、西达(Siddha)、瑜伽(Yoga)和自然疗法。阿育吠陀是印度传统医学的主要部分,起源于印度圣者的静坐冥想,它认为宇宙中包括人体在内的万物都是由土、水、火、气和空间(大气)五种基本元素组成,其医学理念是保持人体内部的平衡,注重人与自然的和谐共存。阿育吠陀的健康概念认为人不仅要远离病痛疾苦,而且还要保持心灵与精神的幸福与充实。它的治疗方法包括:激发人体自身的自然治愈能力、独处和饮食调理,以及利用天然草药等。虽然几经时代的变迁,阿育吠陀却以其方便、有效、安全、可靠的特点在印度积淀了深厚的文化根基,至今它仍被视作一种常用的医疗手段,在印度民间被广泛传播及使用。

尤纳尼(Unani)医学起源于希腊,通过阿拉伯医生 Rhazes(公元 850—925)和 Avicenna(公元 980—1037)等人的努力,在吸收埃及、叙利亚、伊拉克、印度、中国、波斯湾等其他国家传统医学的基础上发展而来。尤纳尼医学在治疗中强调要充分发挥人的自愈能力,并帮助人体发展这种能力来克服机体的失调状态,因而尤纳尼医生推荐通过预防接种和免疫来防止疾病。目前,尤纳尼医学仍在印度、巴基斯坦等国应用。

西达(Siddha)是印度最古老的医学体系之一,发展于印度南部泰米尔纳德邦。西达医学体系和阿育吠陀医学体系非常相似,治疗的基础是三元素/三体液理论,认为三种体液失衡则会引发疾病。西达医学开创了一套被称作"kayakalpa"的长寿理论,与现代医学中的老年医学很相近。另外,西达医学会利用黄金和汞炼制药物祈求返老还童,它所用的药物中有大量有毒物质,其中包括汞、硫黄、砷等矿物药以及植物毒素等。

瑜伽(Yoga)医学体系与阿育吠陀同样古老,它强调通过保持和恢复人体健康而防治疾病。催眠是瑜伽的一个重要组成部分,除此还包括正确呼吸、合理的饮食制度、体内外卫生、生活的节律性、自我控制等内容。

自然疗法强调对简单的自然规律进行应用,这些规律体现于普通社会条件和日常生活习惯之中,如通过水疗、冷冻疗法、泥疗、按摩等方法达到保健的作用。

3. 西方传统医学　西方传统医学由古希腊的希波克拉底(Hippocrates)医学、古罗马的盖仑[克劳迪亚斯-盖伦(Claudius·Galenus,公元 129—199 年)]医学和阿拉伯医学三大部分构成。西医鼻祖希波克拉底及其学派深受先哲们的影响,其在《人与自然》一书中提出了四体液学说,认为自然界中万物之源的水、火、土、气的元素和人体的黏液、血液、黄胆汁、黑胆汁相应,人的健康、疾病和性格是由四种体液数量、比例的变化所决定的,并且认为引起体液失衡的原因主要有先天、环境及营养失调等。

古罗马的盖仑医学不仅是实证和解剖医学的先驱,亦是宏观医学的继承者和发展者。盖伦是古罗马时期最著名最有影响的医学大师,他被认为是仅次于希波克拉底的第二个医学权威,是著名的医生、动物解剖学家和哲学家。其最重要成就是建立了血液的运动理论和对三种灵魂学说的发展。盖伦医学不论是对西方中世纪的教会医学,还是对兴自中亚的阿拉伯医学,都产生了深刻的影响。

阿拉伯医学是在阿拉伯哲学的指导下,在充分继承了古希腊、古罗马医学以及东方医学的基础上,结合阿拉伯人自身丰富的临床实践总结升华而成的,但西方仍习惯性地称阿拉伯医学为"古希腊-伊斯兰医学"(Graeco-Islamic Medicine)。阿拉伯医学兴起于公元 7 世纪,隆盛于 9~10 世纪,它保存和发扬了古希腊和古罗马的医学遗产,不仅使古希腊和古罗马医学的大量原著得以流传,而且使包括中国、印度在内的科学发明与医药知识传到欧洲,影响了当时欧洲医学的发展。阿拉伯医学在生理学、解剖学、外科学、儿科学和药物学方面都有突出的成就,并建立了一些化学的基本原则,发现了许多对人类有用的物质和医疗上有用的化合物,还设计并改进了很多实验操作方法,如蒸馏、升华、结晶、过滤等。除药物外,烧灼疗法、灌肠疗法与外科结扎术在治疗中也经常被使用。可以说阿拉伯医学的形成与发展在西方传统医学中具有承上启下的作用,在东西方医药交流史上占有重要位置。

总之,传统医学体系都起源于不同民族自身的文化,其共性的哲学思想是要求人们把健康和疾病的关系与人类生存的自然环境和生活环境联系起来进行观察与分析。而这些自然哲学的思想和理论体系,也有力地推动了后来的医学发展。

(二)现代医学体系

不同于传统医学体系,现代医学体系是以物理、化学、生物学等为基础发展起来的科学体系,公元6世纪文艺复兴以后,随着西方的资产阶级革命和科学技术革命的进行,西方医学进入全新的发展阶段,逐渐分化为基础医学、临床医学,近年来,预防医学也逐渐成为新的医学体系分支。维萨里(Andreas Vesalius)的解剖学、哈维(William Harvey)的实验生理学、莫尔加尼(Giovanne Battista Morgagni)的器官病理学、魏尔啸(Rudolf Virchow)的细胞病理学以及巴斯德(Louis Pasteur)和科赫(Robert Koch)的病原微生物学等,构筑起了近代西方医学的新体系。随着欧洲文明向世界各地的扩展,西方医学逐步流传到世界各国,它不断吸收各国医学家研究的新成果和科学技术的新成就,日益成为具有世界性和现代意义的医学体系。现代医学体系主要包括基础医学、临床医学和预防医学三个部分。

1. 基础医学 基础医学也称临床前科学,是与临床医学和预防医学实践有关的医学基础理论诸学科的总称。是研究正常和疾病状态下的人体组成、形态结构、功能活动及其变化规律的学科。涉及这些知识的有关医学基础理论学科包括人体解剖学、组织学、胚胎学、生理学、生物化学、生物物理学、分子生物学、免疫学、微生物学、寄生虫学、病理生理学、医学遗传学、药理学等。基础医学利用实验方法,特别是利用实验动物进行离体或在体器官和组织的研究,并将其结果应用于人体,由此对人体的呼吸、消化、循环、神经等各种功能进行较深入的研究。电子新技术的陆续发展,一方面使其研究水平可深入到细胞层面乃至细胞内部;另一方面心电、脑电等新技术可无损害地观察人体的多种生理活动,这些研究均极大地推动了医学的发展。

2. 临床医学 临床医学根据病人的临床表现,从系统角度研究疾病的病因、发病机制和病理过程,从而对疾病做出诊断,通过预防和治疗手段控制疾病、减轻病人痛苦、恢复病人健康、保护人的生活和劳动能力。目前,学科、专科和全科既是临床医学的基本形式,也是其应用过程的主要实践领域。

(1)学科:临床医学的学科体系是在医学发展和临床实践中逐渐形成的,至今尚无统一的分科原则,大都是约定俗成。

按人体解剖学或生理系统,分为眼科学、耳鼻喉科学、口腔科学、神经病学、皮肤病学、代谢与内分泌学等。

按疾病种类,分为传染病学、寄生虫病学、结核病学、精神病学、职业病学、代谢病学、遗传病学、肿瘤学、免疫病学等,这种学科分类可综合医学各学科知识和技术,有利于集中攻克该科疾病。

按临床诊断手段,分为病理诊断学、实验诊断学、心电诊断学、超声诊断学、放射诊断学等(现将放射线和超声等影像诊断技术联合成影像诊断学)。随着医学科技发展和诊断新技术应用,新的诊断学科将会增多。

按临床治疗手段,分为以药物治疗为主的内科学,以手术治疗为主的外科学,以物理因子(热、光、电、磁、声等)治疗为主的理疗学,此外,还有激光治疗学、移植治疗学、营养治疗学和心理治疗学等。随着治疗新理论、新方法发展,会有更多的新学科产生。

按临床治疗对象,分为妇产科学、男性科学、儿科学和老年病学等,这种分科对病人选择较方便,其学科体系的发展、研究也更深入。

(2)专科:在现代医学分科发展的基础上,临床医学的学科分化越来越精细,学科专业化程度日益深化。据统计,医学体系中仅新兴学科和边缘学科就已达300个,这是医学和临床医学发展的重要标志。一般来说,内科学、外科学、妇产科学和儿科学是临床医学的四大主干学科。

内科学,分为呼吸病学、心血管病学、消化病学、心脏病学、血液病学、免疫与风湿病学、代谢与内分泌病学等;外科学,分为普通外科学、骨科学、胸心血管外科学、神经外科学、整复外科学、烧伤外科学、野战外科学等;妇产科学,分为普通妇产科学、妇科肿瘤学、女性生殖内分泌学、计划生育科学、妇女保健学等;儿科学,分为呼吸、消化、循环、神经、血液、肾脏、内分泌、遗传代谢、免疫及新生儿医学等。此外还有传染病和急救医学等,虽然在分类上与内科相似,但在研究内容和内在规律等方面差别颇大,不能被混淆或替代。临床学科在不断分化的同时,也重新组合形成新的学科或学科群,如放射学、超声学等组成了医学影像学,消化内科学、腹部外科学、相关的病理学、影像学等联合组成了消化病学科群,开展合作科学研究和临床诊治决策会诊等都将有利于提高临床医学学科研究与诊疗水平。

(3)全科医学:全科医学,主要指由全科医生所从事的医学实践活动,是在20世纪60年代兴起的综合性临床医学学科,它以独特的医学观、方法论以及系统的学科理论,来弥补高度专科化的生物医学不足,更能适应生物-心理-社会的医学新模式。

全科医学的"全"包含四个方面:主动服务社区全体居民;整合各临床专科的基本服务,兼顾生物、心理和社会全方位服务;结合个人、家庭和社会全面服务的内容形成预防、治疗、保健、康复、健康教育、计划生育一体化服务;以个人为中心、家庭为单位、社区为范围的系统化服务,同时也是一种方便、及时、周到、经济有效的基本医疗保健服务。

全科医学服务的六项基本内容为:预防——尤其是针对病因学的早期预防;治疗——发展具有综合性、连续性、协调性和可及性的医学治疗;康复——注重生理、心理和社会适应性功能恢复;保健——保护亚健康向健康转化;健康教育——向全体人群进行以健康促进为目标的教育;计划生育——调节人口数量、提高人口质量。

3. 预防医学　预防医学是医学的一门应用学科,它以个体和确定的群体为服务对象,目的是保障、促进和维护健康,预防疾病、失能和早逝。预防医学侧重于保障、促进与维护大众、特定群体及个人的健康,主要任务包括预防传染病、疾病、残疾、癌症、其他身体组织变异与过早死亡的发生。预防医学工作涉及多个科学领域,包括社会学、心理学、管理学、医学与公共卫生等科学领域。预防医学专业的内容包括医学统计学、流行病学、环境医学、社会医学、行为科学与健康促进、卫生管理学(包括卫生系统功能、卫生决策和资源配置、筹集资金和健康措施评价等)。

现代医学强调预防为主的思想,了解健康和健康问题在人群的分布情况,分析自然环境、社会环境和人的行为及生物遗传因素对人群健康和疾病作用的规律,找出对人群健康影响的主要致病因素,制订防治对策,并通过现场预防服务和社区预防服务,达到促进个体和群体健康、预防疾病、防治伤残和早逝的目的。

(三)跨文化医学体系

跨文化医学研究是伴随人类的文化传播活动而兴起的,人类进行跨文化传播活动的历史源远流长,跨文化医学体系是在不同文化背景下的医学模式与知识体系的相互交流、传播中逐步形成,是医学文化要素对不同群体、国家乃至人类共同体不断影响及其在全球社会中迁移、扩散、变动的结果。不同民族医学体系的大规模传播与交流起源于地理大发现时期,这种传播过程使医学多元化成为一种普遍的文化现象。在医学体系传播与交流的过程中,生物医学作为现代医学体系的代表,随着殖民扩张、海外贸易、传教等过程逐渐遍及世界各地,成为在不同社会文化中占主导地位的专业医学体系。在一些国家,传统医学完全被现代医学所取代;有些国家则是现代医学与传统医学并存。

在实践层面,不同文化的医学体系要达到真正融合还面临许多难以突破的障碍,特别是在现代医学与传统医学并存的一些国家中,医疗服务的提供模式大多采用按照学科或医院属性服务提供、跨医学体系结合服务提供及跨医学体系综合服务提供三类。

按照学科或医院属性进行服务提供一般有两种情况,一种是指按照医学体系划定学科,另一种是指按照医院所提供的服务属性划定医院,这两种情况分别使用相应的医学服务技术提供医疗卫生服务。提供传统医学服务和提供现代医学服务的医学专业技术人员所掌握的系统性知识不一样,前者掌握的医学知识多是源于自己经历的专业培养或者基于师带徒、自学等的治疗经验积累,而后者的医学知识则源自于医学科学的系统培养。

跨医学体系结合服务提供包括以满足病人医疗服务诉求为目的的混合服务提供和跨体系医疗技术方法的结合服务提供两种情况。前者的服务提供类似于非洲与欧洲的一些国家,非洲国家的居民在患病时的求医问药过程通常是先在其亲友、邻居等"非专业推荐系统"的建议下,自己进行药物治疗,无效的情况下再去医院接受专业治疗。如果医生治疗无效,最后还会再去求助于占卜、巫术等民间医学。在欧洲,人们患病后一般先去咨询生物医学医生,随后采用传统医学的替代性治疗方法或者自助用药疗法。后者的服务提供类似于中国,中国的许多医务人员经常采用"中西医结合"的方法来应对疾病或健康问题,这些跨医学体系结合的方法和技术在治疗某些疾病方面的疗效经常胜过单一医学体系医疗的效果,但也不尽如此,也有些不科学的结合会导致重复医疗和资源浪费的现象。

跨医学体系综合服务提供是根据病人和疾病的医疗服务需求对不同医学方法统一安排服务提供的一种制度安排。例如在中国 20 世纪 60 年代的"赤脚医生"制度,为解决广大农村缺医少药的问题,数百万赤脚医生为六亿农民提供最基本的医疗卫生服务就是将中国传统医学的针灸、中草药与西医技术、西药整合在一起,使不同的医学技术方法,按照一定的原则服务提供。在《赤脚医生手册》中,指导赤脚医生在治疗常见疾病的过程中原则上要采取以下步骤:首先用针灸,其次用中草药,然后用西药;如果仍不见效,最后将病人转诊到综合医院。这些医疗措施是在充分考虑当时农村地区不同医疗资源的分布,以及经济、政治和文化上的接受性等因素后的结果。目前,中国的传统医学在基层医疗保健体系中仍起着重要的作用,而西医在高层医疗机构的服务中仍占主导。现实中,中国传统医学与西医两个医学体系的整合仅在实践层面,在理论和理念层面上的融合尚存在很大的障碍。

三、医学体系的跨文化融合

(一)医学体系融合的跨文化障碍

医学体系文化是人们在医学社会实践中依据传统的文化思想逐步形成并积极追求的精神层面的内容,包括从健康理念到医学社会实践的医学保健行为动力。医学体系文化的影响主要是指与医学社会活动有关的一切非物质要素,例如医学文化、健康保健观、医学伦理以及职业道德观等。不同医学体系在医疗实践中的疗效及其发展过程形成的文化思想对医学体系的融合有很大的障碍。韩国、中国与日本等国家都经历了从传统医学向现代医学转变的困境。随着社会和科学的进步,促进政治、经济与社会等变化的社会动力基础与政府认同等因素也会对医学体系的融合产生一定影响。不同医学体系学术思想的分歧会对政府的相关政策产生影响进而影响医学体系的融合。西方一些国家也逐渐接受和认可其他民族的传统医学,例如增加中医的执业许可和执业范围等。从医学体系的发生发展过程来看,不同医学体系的融合和交互发展是一种复杂的文化现象,需要从文化思想和科学原理层面来探索医学体系融合的动因。

中西医结合是中国自新中国成立以来在卫生工作方针中积极推行的一项措施。新中国成立后,为了处理好中西医、中西医学实践之间的关系,毛主席号召中西医结合,以中西并重的方针发展中国的医药卫生事业,并采取了一系列措施,使中西医结合在 20 世纪 60~80 年代取得了蓬勃发展。虽然中西医结合实践为中国人民的健康事业作出了巨大贡献,但是,目前尚未探索出一种能够以融合为目标的中西医结合模式。融合困难的主要原因是中西医产生与发展的科学原理有着本质的不同,这种理论和思想层面的差异导致了中西医学在解决健康问题的认识论与方法论方面存在较大差别。

中国传统医学对健康问题的解决是建立在哲学观的基础上,承认心物一元论以及物质和能量的一体互动关系。并运用辩证法的原理来解释疾病的病理过程,用动态、变化、联系的观点来分析疾病的发生与发展,从而达到治本为主、标本兼治的目标。西医学则是以解剖学和生理病理学为基础,是建立在唯物主义观基础上的现代医学科学体系。科学体系原理与认识论上的差异成为导致中国传统医学和西医难以从根本上融合的一大障碍。

(二)医学体系融合的实践障碍

即便是在对传统医学保护和发展较好的国家(如印度),西医和传统医学也往往是两个完全独立的体系。在一些发展中国家以现代医学体系为主的综合医院中,较少设有传统医学科室。绝大多数西医医生都没有接受过传统医学的训练,也不能够依据传统医学理论开具传统医学药物的处方。接受传统医学教育的医生一般也不使用西医疗法,也不会用西医学理论开具西药处方。实践中,虽然西医医师和传统医学的医师都有可能使用彼此的一些诊疗疾病方法,但从医疗服务融合的角度,传统和现代两类医学体系在实践中仍泾渭分明,并没有融合的迹象。总体而言,两类医学体系若要实现真正意义上的融合,还有很长的路要走。传统医学与现代医学实践中融合的主要障碍有以下几方面:

1. 学术名称的标准化　不同的医学体系对疾病的名称有不同的学术称谓。在中国的临床工作中,往往是在西医诊断基本明确的前提下再进行中国传统医学辨证施治,这是目前中西医结合中经常采用的模式。中国传统医学诊断的证型与西医的疾病分型或分期之间虽然有一定的关系,但并无对应关系。比如,中国传统医学的"肾虚证"与西医的肾脏疾病就是两个完全不同的疾病类型概念。中国传统医学肾虚是指肾气虚弱的意思,是肾脏精气阴阳不足所产生的诸如精神疲乏、头晕耳鸣、健忘脱发、腰脊酸痛、遗精阳痿、男子不育、女子不孕、更年期综合征等多种病症的一个综合概念;西医的肾病主要是指肾脏的结构或是功能上出现病理改变,如肾炎、肾衰等属于西医的肾病。

2. 评价体系的客观化　临床工作中,经常运用一些客观指标对疾病的诊断和治疗效果做出评价。以中国传统医学为代表,中国传统医学的辨证施治指标多建立在对疾病症状的综合判断和主观推理上,难以从辨证施治的角度对疾病的诊断标准和疗效指标做出具体评价,往往是将相关症状转化成西医名称时才能根据西医指标体系进行有效地评价。而西医则不然,对疾病的诊治多建立在症状、体征和各种检验、检查的客观指标之上,能够从客观角度通过对各类指标的分析来诊疗疾病。为此,传统医学对疾病诊疗的客观评价与西医之间还存在很大的隔阂,缺乏标准化和科学化的评价体系是制约医学体系在实践中融合的一大障碍。

3. 疾病动物模型化　传统医学体系是建立在实践性基础上的经验科学,在研究方法上与现代医学的科学途径不同。远有"神农尝百草"的传说,近有李时珍经"日尝百草数次中毒"而成《本草纲目》的故事。虽然这种"以身试药"的研究方法对医学事业的历史发展起到了积极的推进作用,但在现代科学条件下已无仿效价值。在研究疾病发生机制或开发药物方面,按照现代医学伦理学要求均需经历借助动物模型的"替身试药"阶段,在中国传统医药研究方面也不例外。据《现代医学实验动物学》《比较医学》等系统阐述医学动物模型制作理论和方法的著作分析,建立单纯的西医疾病模型相对容易,而要建立符合中国传统医学理论的"证"模型方法目前尚无成功案例。而现代医学则可以对某些具体的疾病症状进行模拟或者直接通过研究提供确切数据。

（三）不同医学体系融合的构想

无论哪类医学体系都是以疾病和健康的相互作用关系作为研究的重点的,虽然不同的医学体系之间对这种关系的研究存在分歧,但目标却是一致的。因而,与其说目前存在着多元性的医学体系,不如说已形成了一个统一、广阔的疾病控制领域。在解决健康问题的实践中,不同知识背景的医务工作者虽然都有自己的治疗办法,但他们可以构成一个共同的信息库,为病人的求医问药发挥作用。为此,医学体系也不再是一个封闭的系统,而是一个开放、动态、发展的辩证过程。如果把这种观点作为医学体系理论融合的基本假设,就可以把各类医学体系融合成一个解决人类健康问题的宏观系统。实质上,随着现代医学跨学科、跨体系的发展,在疾病的治疗和预防过程中,"体系"概念的界限越来越模糊。比如,现代医学科学已根据自身对人类健康问题认识的弊端对医学服务模式进行了修正和完善,根据人与自然、社会等的关系将对疾病控制一元化的服务观修改为多元化的服务观,这在一定程度上是借鉴了传统医学体系对疾病认识的哲学观。传统医学也是如此,由于传统医学对人类健康问题认识的客观性证据存在短板,它正在努力地将对健康问题的模糊认识进行明确化,运用现代科学手段从理论和技术上逐步破解传统的理论和方法,实现传统理论的科学化、现代化。这些都是不同医学体系正在悄然进行逐步融合的现实。

不同的医学体系根植于不同的文化,但对健康问题控制的目标却是统一的。从医学体系之间融合障碍的本质来看,医学体系之间的融合困难缘于文化,即医学体系之间的融合既是一个理论问题,也是一个观念问题。鉴于此,我们可以假设,如果用一种统一的观念系统来融合不同文化间的差异,就可以逐步从理论上实现不同医学体系之间的有机融合。随着社会发展和科学的进步,各国政府和民众对健康的重视程度越来越高,我们可以通过规范健康问题控制的理念系统,如通过建立"健康文化观"来统一医学体系的设计,通过对不同医学体系的去伪存真、去粗取精,逐步实现医学体系的有机融合,这将成为大卫生观念下医学体系建设与发展的重要趋向。

四、健康保健体系

从医学体系融合的角度,各国和各级政府可以借鉴不同医学体系在疾病治疗与预防保健方面的优势,来完善居民的健康保健体系。一个完备的现代健康保健体系应有明确的职能分工与合作,使不同专业人员、不同医学技术和方法都有发挥其自身作用的最佳场所。不同医学体系有机融合的目的就是使健康保健体系的功能达到最优状态。

随着各类医学体系之间的有机融合和医学多元化发展趋向,民众在就医方面拥有更多的信息和选择,在健康保健和医疗选择上,民众除和全科医生沟通外,可能还会与很多健康保健医生、医疗专科医生进行互动。这种综合使用多维健康服务的现象会促使健康保健体系把不同医学体系之间的关系融合得更加紧密,使居民健康保健体系成为一个在大保健观主导下的服务互联系统。从居民健康保健体系建设发展的角度来看,医学体系的有机融合还将逐步影响到居民的医学观和健康保障观。

（一）健康保健体系的医学观

健康保健体系的医学观要求从医学角度来认识居民的健康问题,对正常状态的健康和异常状态的疾病有一个充分的认识。保证健康是根本,控制疾病是手段,是健康保健体系构建科学的医学观的主要目的。跨文化医学体系的融合能够有力地推进健康保健体系医学观的完善和发展,使医学服务体系更加完善和科学有效。健康保健体系的医学观对各临床学科医生的服务质量要求会越来越高,遵循健康保健的理念和目标,要求临床医生在服务病人的过程中,多关注病人的健康与健康影响因素,在提供解决健康问题的咨询服务的前提下,使用适当的医疗手段控制疾病的发生与发展。

（二）健康保健体系的健康保障观

健康保健体系的健康保障观是指从保障角度来维护居民的健康。无论是管理学、经济学或是医学的视角,居民健康保健体系都是最重要的保障领域之一。因此,健康保健体系的健康保障观要求各国和各级政府要把居民健康保健体系的建设作为首要任务来抓。跨文化医学体系融合的不仅仅是专业理论和专业技术,更重要的是跨医学体系的健康保障理念,这一理念要求各级政府必须改变"重医轻防"的措施,注重健康保健体系的建设,通过促进居民健康保健体系的完善来推动医疗服务体系的建设。

第二节　跨文化医学体系对健康保健的影响

通过对跨文化医学体系的研究,可以发现传统医学体系和现代医学体系都有其自身的优势和缺点,不同的传统医学体系由于文化背景差异,对疾病的认识观和对健康的保健观不同,对疾病病因的解释和疾病的医疗手段、保健模式也存在一些分歧。现代医学体系则建立在唯物主义观的基础上,对疾病的发生发展过程都有清晰的认识,不存在文化上的差异,这也是现代医学体系在全球范围内能够被充分接受并快速发展的根本所在。跨文化医学体系的研究目的就是通过对不同医学体系的认识来促进体系间的融合,通过融合过程去其糟粕,取其精华,优化现行的健康保健体系和医疗服务体系。跨文化医学体系是一个跨文化传播和融合的过程,需要不断地消化吸收。为此,跨文化医学体系融合的路程还会很漫长,而其融合过程则会对完善健康保健措施产生一定的影响。

一、跨文化医学体系对健康保健理念的影响

（一）传统医学体系的健康保健理念

传统医学体系主要有三大类,即中国传统医学体系、印度传统医学体系和阿拉伯传统医学体系,这些医学体系实质上是建立在民族文化基础上的医学服务模式。这些传统民族医学的共同特点是历史悠久、理论精深,各有特色又自成体系,为保障各民族的繁衍昌盛作出了伟大贡献。印度传统医学体系强调整体治疗,视身、心、灵为一个整体,人类通过与自然界和谐共存而达到肉体、心灵和情绪上的健康。

阿拉伯医学体系在病理上以古希腊医学的"四体液"理论为纲,认为人们患病是因人体四液的配合关系发生紊乱所致,治疗就是要恢复四液之间的平衡;在治疗上以"寒、热、燥、湿"四性为纬,阐发疾病的病因学、生理学、病理学、治疗学,并与哲学和心理学相融,集心理精神疗法、饮食疗法、禁食疗法、洗浴疗法、烧灼和放血疗法、熏香疗法、草药的药物疗法等各类特色疗法于一体,根据病人的不同情况给予有效的对症治疗。

中国传统医学模式是起源于易经的哲学医学模式。运用阴阳五行、藏象气血、四诊八纲、经络、六淫、七情等解释疾病现象;研究方法多采取观察法、直接领悟和取象比类等;特点是注重天人相应、形神合一的整体研究和对宏观整体状态进行评定,重视人的自稳态能力,强调质变,定性而不定量;讲究"因人""因地""因时"的辨证论治,这也是中国传统医学的精粹所在。在疾病分类上,中国传统医学注重以量来区分身体器官的机制反应,例如,"受风"并不意味着是经络中在走风,而是我们的身体长期在风吹之后所留下的身体机制反应。在诊断手法上,采用"望、闻、问、切"的方法,获得临床资料,以辨证理论得出病人的疾病诊断结论。在治疗上,中国传统医学认为人体是一个有机体,治病不能只从局部出发,而应该从整体出发;另外,机体和自然界是一个统一的整体,治疗疾病时必须考虑到季节、气候等自然环境的差异。

中国传统医学始终以病症诊治和解决患者实际问题为中心,集中古代纵横向所有的智慧,并借助于古代朴素唯物主义哲学,建立起以"阴阳五行学说""脏腑学说""体液学说""气质学说""物质学说"等理论为核心的医学理论体系。在这个体系中充满了技术科学和经验科学,由于这种指导思想的一个共同特点是普遍用形象化的、具体的物体或运动形式来描绘和解释现实世界,而不是将自然界的多样性统一抽象为客观的物质性,因而思辨性强但精确性低,易产生歧义和混淆,加上在医疗中注重个人主观经验,造成了中国传统医学看病具有个性化,这种个性化又导致了难以重复。另外,整体观的思维模式也使得当一些局部疾病发生实质性脏器严重损害时,无法单纯采用中国传统医学进行有效施救,从而影响施治效果。

(二)现代医学体系的健康保健理念

现代医学体系是建立在生物科学基础上的医学服务模式,是运用生物科学理论反映病因、宿主和自然环境变化规律的医学知识体系和实践活动。现代医学体系的特点是从纯生物科学角度考虑生态平衡,疾病的病因是微生物,微生物的宿主是动物或人,通过观察宿主的生理和病理变化来判断疾病的危害。现代医学在逻辑思维方面注重追求建立严密的概率公理化系统,用形式逻辑的推理方法来认识自然,认为每一种疾病都必须并且可以在器官、组织或细胞甚至分子水平上找到可以测量的形态学或化学改变,从而确定生物的或理化的特定病因,解释病人的症状和体征,并且能够找到针对性的治疗手段来恢复病人的健康。

20世纪50年代出现的超声成像技术,70年代出现的断层成像(CT)技术,以及80年代出现的磁共振成像技术,使医用影像学为人体检查提供了新的装备。生物电技术在心电、脑电、肌电检测上的运用,放射性同位素的运用,各种化学分析检测仪器与技术的运用,使西医对人体活动的许多因子有了定量的检测数据。各种人造器官(人造肾、起搏器、人造心脏等)与器官移植、干细胞培养、基因工程等,使现代医学从现代高科技的发展中获得了许多新的手段与工具,使得现代医学更加如虎添翼。

但是,随着疾病谱的变化和医学科学的发展,现代医学逐渐暴露出其局限性。它过于侧重人的生物性,而忽视了人的心理、感情、行为、社会、环境等方面的因素。过于侧重人体的局部直至微观机制,而忽视了人体的整体相关性与宏观调理。现代医学对形态结构的偏重容易使人们习惯以静态的观点看待生命活动,忽略功能活动的相对性及生命过程的动态性,其诊疗疾病的过程容易忽略机体内在的系统性、联系性及社会、心理等诸多特性。现代医学把人从社会群体的环境中孤立出来,将人视为以结构、功能和信息统一的生命整体,忽视了人的社会性、复杂的心理活动及主体意识,并不能有效解释和解决当今人类健康所面临的所有问题。例如在现代疾病谱中占主要地位的慢性非传染性疾病的发生和发展除受到生物因素的影响外,还受到很多其他重要的社会环境因素、个人行为生活方式及心理因素的影响。即便是以生物因素为主的传染性疾病,在流行与防治上也不单纯是受生物因素的影响,同样要受到人的社会活动、人际交流和生活集聚的影响,以及心理和社会等诸多因素的制约。正是由于现代医学暴露在整体医学观下的种种弊端,才促成了现代生物医学模式的转化,逐步形成了生物-心理-社会医学模式。

虽然各类医学体系的起源和理念不同,但它们解决人类健康问题和健康保健的目的是一致的,传统医学体系与现代医学体系的差异主要体现在对健康与疾病关系的认识理念上:①传统医学体系重视人与自然环境的统一,强调天人相应,注意节气变化,用药多为天然的植物、动物或矿物。现代医学多注重人体自身,如何战胜病原体,用药多为人工合成的化学药物。②传统医学体系把人看成一个整体,是一个模糊的复杂的系统,采用综合的方法进行治疗。现代医学则把人看成是由各个系统、器官、组织、细胞构成的复合体,随着技术的发展,越分细越、越单一、越精确。③传统医学体系理论重模糊,重复杂性,亦此亦彼,中药讲究君、臣、佐、使的配伍,讲究四气五味、升降沉浮,若干味中药混成一体,重内在联系,讲究复杂性。现代医学理论重清晰,重判断明确,非此即彼,西药有效成分单一,效用专一,含量精确。④传统医学体系以经验为主,通过望、问、闻、切等经验来了解病人,重视病人的特殊性,采取因人因时因地而异的方法,既可同病异治,也可异病同治,因此缺少统一标准。现代医学以具体证据为主,通过各种仪器观察、生理生化指标检测,从精确的数据中按统一标准,判断病症,对症下药,重视疾病的普遍性。⑤传统医学体系注重保健养生,讲究身心和谐,讲究杂食与食药同源。现代医学强调有病治病,重肌体变化,轻心理、感情变化,保健方式单纯,运动就是运动,饮食也较单一。

中国是两类医学体系并存的医疗服务模式,在两类医学体系中,现代医学体系的发展趋向是从分科过细转向综合,从线性转向非线性,从简单性转向复杂性,从治标转向治本,这些发展趋向正是传统医学体系解决健康问题的优势所在,也是两类医学体系逐步融合的良好开端。传统医学也要在继承经典的基础上,借鉴现代医学的微观技术和方法,汲取现代科学思想与手段来推动学科体系的创新发展。

二、跨文化医学体系对健康保健实践的影响

(一) 传统医学体系对健康保健实践的影响

不同类型的医学体系所形成的医学服务模式对健康保健实践的作用与影响不同,这种影响主要取决于医学体系的健康保健理念和医学服务模式。

从世界各国的医学体系对健康保健实践过程的影响来看,几乎所有的传统医学都非常注重健康保健的作用。印度传统医学主要是通过恢复和加强机体自身功能的排毒疗法、药物、合理饮食、运动和养生法等手段消除引起机体功能失衡的因素,预防或减少将来疾病的发生。阿拉伯医学在外科学、儿科学、传染病及疑难杂症方面积累了丰富的预防保健和临床治疗经验。阿拉伯帝国非常重视眼科疾病,在12~14世纪间,阿拉伯帝国范围内出现了许多眼科学著作。在北美,随着回归自然的愿望日益高涨,人们开始逐渐抵触化学合成药品,转而崇尚天然的治疗方法及保健用品。在以治疗为目的的患者所罹患的疾病中,情志病最常见,如抑郁、焦虑症、紧张症及失眠症等,此外,还包括过敏症、更年期综合征、糖尿病、肥胖症、慢性痛症、损伤扭伤等。患者往往因西医治疗效果不甚理想,而求助于传统医学。

中国传统医学是一门源于临床实践的科学,讲究"道法自然",没有标准化的框架,许多对疾病控制的保健措施是在对数以亿计的人身上直接进行观察和实验而获得,并经历了几千年实践的检验而发展起来的,其临床实践主要体现在以下几个方面:

1. **无损伤性治疗** 在中国传统医学理论的指导下,产生了一系列有效疗法,如中药的内服、外敷、熏、浴、针灸、推拿、食疗等,这些基本上都属于无损伤性或损伤性很小的医疗方法。比如,胆道疾患的中药内治、耳穴贴治、针刺等;各种肿瘤内服扶正祛邪药物或药物外敷,一般都能起到增强体内抗病力和延长存活率的效果。即使是疮疡痈疽等疾患,中国传统医学也采用内服解毒、消肿、透脓等方法,同时辅以最简单的小手术和敷贴渗药等手段,使损伤被控制到最小程度。中国传统医学所用的药物大都是采自植物、动物及部分矿物的天然药物。这些药物含有多种有效成分,具有多方面的生理效应,通过恰当的加工炮制,既能增长药效又能把毒副作用减少到最低程度。中药药性一般比较平和,与化学合成药物相比,毒副作用要少得多。

2. **辨证施治,重视个性化诊疗模式** 针对不同个体进行精准的辨证论治,是中国传统医学取得疗

效的制胜法宝。辨证论治是中国传统医学处理人体疾病信息时所采用的科学方法,是中国传统医学的精髓和实质。在临床上,对患者的个体化诊疗主要体现为:每一个患者的治疗方案都是针对其个体而制订的;对同一患者,根据其病情的不断变化情况随症改变用药,而不是一味固守原方。将病因治疗与对症治疗相结合,整体调节与局部对症相结合,这些都说明了中国传统医学诊疗疾病是针对具体个体并且随个体变化而变化的。例如,在五十年代中国曾有两次乙脑流行,第一次流行用白虎汤获得良效,第二年又流行时则用芳香化浊法取效,芳香化浊法与白虎汤是截然相反的方法,原因是因为这年夏季雨水很多,同前年气候干燥迥然有别,这就是因时因地制宜。六朝时代名医姚僧垣曾先后治疗梁朝的两个皇帝,两者都是涉及使用大黄的病症。姚僧垣认为其中一位皇帝年高体弱,大黄不可滥用,果然皇帝在采用了其他医生的建议而使用了大黄后一病不起;而在多数御医认为另一个皇帝位高威重,不能轻用大黄时,僧垣则认为病人脉象洪实,坚持用大黄,最终药到病除,这就是因人制宜。同一种病在不同时间、地点和不同人身上,治法应有区别,叫作"同病异治",而对不同的疾病,中国传统医学又常用同一种方法治疗,叫作"异病同治",这种以人为本、灵活科学的诊疗模式是中国传统医学思维体系和诊治模式的显著特质之一。

3. 注重整体调节 中国传统医学的一大特点为具有"整体观念"。它认为任何疾病的发生都不单纯是由一个因素所导致,所以在治疗上也不单纯是针对某一靶器官、靶细胞或某一单纯原发病因发挥作用,而是在整体观念指导下,注重综合治疗与调节,调和阴阳、以平为期。这种综合调节不仅有利于对多因素所致的重大疾病以及疑难病症进行治疗,更可以从根本上改善机体的状态。中国传统医学药的治疗理念着眼于整体调节,在提高患者和正常人群的生活质量,以及对人群的保健方面均发挥着不可或缺的重要作用。

4. 注重平衡调节 中国传统医学在促进患者康复方面的作用是很明显的,中国传统医学的干预不仅可以促进机体功能恢复和改善机体不平衡状态,更能降低重大疾病突发事件的发生率。近年来,妇科恶性肿瘤发生率逐年上升,手术疗法已成为重要手段之一,但由于患者术后恢复慢、并发症多,常常出现矢气不转、小腹疼、潮热盗汗、神疲乏力等症,影响了机体的康复及后续治疗的实施。而在术后西医常规处理的基础上尽早采用中国传统医学的辨证干预,采取不同的阶段性治疗方法,则可有效提高机体免疫力、恢复脏腑功能、促进手术创口愈合、减少术后并发症的发生。

中国传统医学在发展过程中受到历史条件的制约,导致其在临床实践方面存在一些不足。比如,作为经验医学,中国传统医学的诊断结果不基于实验室检测和特殊仪器检查,在对疾病诊断的定位、定量方面显得相对不足;相对现代医学,中国传统医学从诊断分析到疗效评价都缺乏客观的定量标准,缺乏系统的、具体明确的临床实验及动物实验的设计和研究,也难以进行严格的质量控制,这些都影响了学科体系的发展。

(二)现代医学体系对健康保健实践的影响

随着科学技术的深入化和细致化发展,现代医学技术逐渐呈现出纵向和横向的深化发展态势。医学技术在实践中的应用涉及医学的各个学科和分支,贯穿了医疗活动的整个过程,从信息技术中的分诊系统和网上预约及 HIS 系统(Hospital Information System,医院信息系统)到物理学、化学中的 X 线、CT、磁共振、血培养等检查检验技术,再到临床检测、呼吸机、起搏器等临床设备等一系列的科技应用涉及了医学活动的各个方面,医学技术发展和应用的范围不断扩大,医学技术化程度不断加深。

作为当今医学的主流,现代医学有其不可替代的优势。首先,现代医学与其他医学相比,不仅能够更加直观地建立微观与宏观、内在与外在之间的关系,还能够前所未有地对临床技术发展提出明确任务,使得对各种相关因素的干预、管理等工作更具针对性、可重复性、可监测性与可评价性。其次,现代医学的方法学与目前自然科学其他相关专业相一致并具同步性,不仅能够相互促进、共同发展,不断形成新的技术,并且能够不断更新、融入新的方法、形成新的结论,从而直接改善和大幅提高人类生命及生活的质量。第三,现代医学在历史上曾取得一系列辉煌的成就,奠定了医学实验研究的基础,促进了对人体生理活动及疾病的定量研究,并推动了特异性诊断及疗法的发展,克服了临床手术的疼痛、感染和失血三大难关,大大提高了手术的成功率。在很长一段时间内,现代医学在提高疾病治愈率、延长人均期望寿命等方面都发挥了重要作用。

随着疾病谱的变化和医学科学的发展,现代医学逐渐暴露出其片面性与局限性,并对现代人类的健康保健产生了一些影响。首先,现代医学在发展方向上缺乏整体性。现代医学更加重视分科的精细与研究的深入,导致医学工作者们常常忽视人体结构和功能的统一性,仅在自己分科狭小的、局限的领域内片面地追求纵深的认识,而缺乏横向的联系,并没有把各自的研究领域完全融入人体这个统一体中。这种分科研究的结果根本不能全面完整地认识人,不能完全处理好人的整体和局部的对立统一关系。其次,它缺乏对人与社会、人与环境之间相互关系的研究。例如,人们的心理疾病日渐增多,如失眠、头痛、注意力不集中等症状,西医往往是借助于现代仪器和药物以尽快改善睡眠、稳定情绪等,但没有从根本上改变患者的心理状态。中国传统医学则以五行相生相克原理为指导,采用心理疗法,治疗因情志过极、脏腑功能紊乱而产生的神志病症,往往会起到更好的长期效果。

三、跨文化医学体系对健康保健功能的影响

(一)传统医学体系对健康保健功能的影响

从健康保健功能学的角度,传统医学体系对健康保健功能的影响主要包括预防保健、医疗保健和康复保健三个方面。传统医学对健康的整体观思想基本能够体现这些功能。中国传统医学、印度阿育吠陀等传统医学的顺势疗法经常通过对如气候的变化、饮食习惯、人的情绪变化等因素的分析来研究由自然环境的变化或人的生活方式改变所造成的健康问题,为医学体系的健康保健功能的完善提供有益的思想。

不论是原始的招魂、占卜、驱邪术,还是体液病理学、阿育吠陀医学、顺势疗法、中国传统医学,所有民族都有治疗疾病的技术、药物、仪式或程序,以及负责治疗的职业化或半职业化人员,无论这些人员是萨满、江湖游医、中医医生还是西医医生,无论治疗采取宗教仪式、占卜、吃药还是手术的形式,都对人类健康保健的功能产生着一定的影响。

以中国传统医学为例,"治未病"一词出自《黄帝内经》,体现了中国传统医学重要的防治思想,在此后的漫长历史中,中国传统医学一直把"治未病"作为医疗卫生实践的理想境界。中国传统医学"治未病"的治疗观,以扶助正气、增强体质为核心的健身、防病、治疗思想,以对外适应自然变化,对内促进机体抗病能力、自我愈合、自我康复能力来治未病的治疗原则,强调从功能的、整体的变化把握生命与健康,重视未病先防、有病早治、已病防变、病后调护,不仅符合人的生命活动规律,甚至可以成为降低现代社会疑难杂症发病率的重要方法。现代文明带来的环境污染、快节奏生活、不良生活习惯,使得现代病种种类繁多,病因复杂。"治未病"理论同样对很多"现代文明病"有指导意义。如心脑血管病、自身免疫性疾病、呼吸系统病、营养过剩等代谢紊乱性疾病已成人类健康的最大杀手,这类疾病目前尚无特效药,因而,对于这些慢性疾病应该在处于健康或亚健康状态时就采取未病先防的措施,避免其形成严重的疾病后果。通过"治未病"的思想,降低疾病的发病率来延年益寿,是21世纪中国传统医学现代化发展的优势。

中国传统医学预防疾病方面的不足主要表现为治未病诊疗评价体系不完善,即没有衡量机体的标准,也没有符合科学标准的疗效评价,效果和疗效无法得到国际医学界的认可。比如按照现代科学标准,复方药中的某一味药可能属于有毒物质,在临床上是禁止使用的,但传统医学理论上则是允许的(如砒霜等)。

(二)现代医学体系对健康保健功能的影响

现代医学体系对健康保健功能有明确的职能分工,世界各个国家和地区基本上都建起了以现代科学体系为内容的预防保健体系、医疗保健体系和康复保健体系。

在预防保健体系建设方面,现代医学体系针对危及人类生命安全和健康的急、慢性传染病、营养不良性疾病、自然疫源性疾病、地球生物化学性疾病等提供预防控制措施。目前,伴随着社会经济发展和科技进步等条件的变化,慢性病等相关疾病已成为预防保健措施建设的主要内容,预防保健的功能也由"生物医学模式"向"生物-心理-社会医学模式"转化。

在医疗保健体系建设方面,现代医学体系的临床诊断、治疗的精细化程度极高,已经具有极明确的科学标准。而随着现代科学技术的进步和分子生物学的进一步发展,现代医学对个体的分析研究也更为精细。例如,人类基因组全序列的测定,将为生物学和医学提供准确全面的数据,并为遗传性疾病的早期诊断和基因治疗提供重要手段。致病基因的定位,还有助于加深对基因产物的性质及其在细胞中的作用的相关研究。现代医学在重大疾病发病机制及防治原则方面也作出了贡献。例如,近年来随着生物科学、医学基础科学及社会医学的发展,心脑血管病的病因和防治研究有了很大进展。动脉粥样硬化、心肌和血管等研究已深入到细胞、亚细胞和分子水平。细胞生物学理论和研究方法,对动脉硬化的机制、跨膜动作电位和药物作用的研究提供了科学依据和研究方法。这些临床方面的精细化服务发展,有力地提升了现代医学体系的健康保健功能。

现代医学体系过度依赖现代科学手段使其在健康保健功能上也在一些问题,比如,现代医学依靠理化手段预防治疗疾病的措施也同时影响了人们在面对"亚健康"状态时主体作用的发挥,从而也带来一些不良的后果;特别是当一个人同时患有多种疾病时,如果按照现代医学理论来治疗这些疾病,往往会导致治疗手段叠加、用药量大、医疗手段冲突等不良反应。

现代医学体系在健康保健中的功能也随着人类防治疾病的需要和医学模式的改进而日臻完善,借鉴传统医学模式的理念,拓展现代医学模式的功能,既是完善现代医学体系功能的需要,也是融合不同医学体系的需要。

第三节　跨文化健康保健体系的比较

随着人们对健康保健作用认识的逐渐深化,构建科学、有效的健康保健服务体系的重要性日益凸显。从各国对健康保健体系的构建情况来看,许多国家都从自身国情出发形成了不同的健康保健体系或服务运行模式。同时,伴随着各种医学体系在世界范围内的传播、接受和使用,如何在健康保健体系构建中做到扬长避短,在很大程度上取决于各国所采用的医疗体系的科学性。借鉴跨文化医学体系的理念,促进健康保健体系的完善,是各国健康保健体系建设研究的新方向。

一、国内外健康保健体系的现状

根据政府和私人在医疗卫生服务体系中的作用、范围和具体实现形式,世界各国医疗卫生体系模式大体可以分为如下类型:以英国为代表的政府主导型、以美国为代表的市场主导型、以德国为代表的社会保险型、以新加坡为代表的公私互补均衡型。

(一)以美国为代表的市场主导型健康保健体系

美国健康保健体系是由多个机构和个人组成的复杂的系统,包括教育科研机构、医疗用品供应商、保险公司、付款者、卫生保健服务提供者及有关政府机构等。美国的健康保健体系是典型的自由企业型体制(free enterprise system),即以市场机制为基础运行私营医疗保险计划,并且依靠市场机制调整卫生服务价格及供求关系。在所有发达的工业化国家中,美国是唯一主要依赖私人部门筹集卫生经费、购买和提供卫生服务的国家。美国的健康保健体系拥有:①完备的法律规范与行业法规:美国与健康保健服务有关的法律法规不仅涉及该领域的人力资源配置,还涉及人才的教育与培养。此外,美国社会工作协会也制订了一系列伦理守则,并设置有与之相关的专业资格执照。同时,相关行业协会也有关于健康保健服务的相关规定。②完善的医疗人员培养认定体系:在美国,健康保健服务领域提供服务的专业技术人员不仅包括医生、护士,还包括其他职业人员,他们利用社会福利理论、心理理论、生态系统理论、危机介入理论以及社会支持网络理论,协助患者及其家属解决与疾病相关的经济、社会、家庭、生活等问题,以提高医疗效果。③政府与社会的充分支持:目前,美国卫生保健服务所包含的机构已经相当广泛,包括医疗机构、长期护理机构、社区卫生保健、家庭卫生保健、地方卫生部门与其他卫生保健机构等。美国健康保健服务的发展离不开政府与社会的支持。在政策支持方面,联邦与地方政府、某些行业协会对卫生保健服务人员配置的规定大大促进了其在相关领域的发展;在资金投入方面,除政府投资外,各种社会组织如慈善机构等的捐赠也是资金的重要来源。

美国健康保健体系虽然在很多具体的管理方法、医疗标准、法律监管、产业发展等方面都有严格的和行之有效的机制,但也存在诸多弊端:①卫生支出大幅增加:过去几十年来,美国的卫生支出大幅攀升,从1960年的人均148美元增加到2011年的8508美元,增幅达58倍;2010年美国的卫生支出为2.6万亿美元,占当年美国GDP的17.8%;根据2011年经济合作与发展组织(Organization for Economic Cooperation and Development,OECD)的资料,美国的年人均卫生支出是OECD国家的2.5倍。②卫生领域公平性差,医疗服务利用不足与利用过度并存:美国是世界发达国家中唯一没有实现全民医保覆盖的国家。2012年美国仍有约16%的人口没有医疗保险,其中9.4%的儿童没有任何保险。另外,美国存在严重的过度医疗现象,现代医学技术的滥用致使医疗费用不断上涨。③健康的成本高、效益较差,健康水平低于大多数发达国家:2011年,在34个OECD国家中,美国的个人年均卫生支出最高,达8508美元,但是居民人均期望寿命仅为78.7岁,居倒数第九位;美国的妇女健康和儿童健康水平等多项指标也均落后于大多数发达国家。

(二) 以英国为代表的政府主导型健康保健体系

英国国民卫生服务体系(National Health Service,NHS)建立于1948年,迄今已经走过六十年的历史。NHS国家健康保健体系为公众提供基本免费的治疗,并基于患者的临床需要,而不是患者的支付能力。政府负担绝大部分医疗费用,负责医疗资金的统筹安排,作为英国的一个重要福利制度,NHS的核心原则是:不论收入多少,人人都可以享受统一标准的医疗服务。在英国,无论哪一个政党想要上台,都必须向公众展示包含NHS管理策略的战略提案,否则不能当选。NHS实行三层管理,即各级公立医院、各类诊所、社区医疗中心和养老院等医疗机构的组合构成了英国健康保健体系的基本单位。社区基础医疗系统——社区医疗中心或社区诊所——为当地居民提供24小时医疗服务及最基本的保健。一般常见病患者就医必须先到基层医疗机构就诊,然后根据病情的需要,由医师决定是否将把患者转诊到上一级医院。NHS体系在很长一段时间里发挥了重要作用,能够提供英国国民日常所需的医疗服务,满足大多数患者的需要。

虽然医疗服务的公平性有保障,但是全民免费的医疗制度以及公立医院的完全垄断,也带来了诸多弊端。不仅使英国政府背上了沉重的财政负担,也导致医疗卫生服务提供过程中出现资金不足、缺乏激励机制、服务效率低下、服务质量降低、浪费严重、民众满意度下降等问题。与此同时,价格失灵造成资源配置的调节滞后,不能及时响应顾客需求,导致就诊等待时间加长,这也成为一种对大多数人的变相的不公平。从1991年开始,为了有效改变NHS所暴露出的上述弊端,英国开始了对NHS展开自建立以来最为系统化的改革:在转变政府卫生部门职能的同时,将市场竞争机制引入医疗服务领域,建立医院托拉斯,加强全科医生制度建设,加强质量监管等。

(三) 以德国为代表的社会保险型健康保健体系

德国是世界上最早建立社会保障制度的国家,它一直坚持推行强制性的、以社会健康保险为主、商业保险为辅的健康保险制度。该体系于1883年建立,在随后的几十年中,很多国家以之为标杆,设计本国的健康保健体系。德国健康保健体系中提供者和购买者的分离比较清晰,两者是合同关系。德国的社会医疗保险制度的主要特点是从解决居民的医疗卫生服务需求入手,通过社会共同筹资、建立风险分担制度,提高国民医疗卫生服务的公平性和可及性。总体上体现"高收入帮助低收入,富人帮助穷人,团结互助、社会共济、体现公平"的社会医疗保险宗旨。

德国健康保健体系的主要问题是医疗费用的增长过快。20世纪80年代末以来,德国医疗保险系统出现医疗保险费用过高、上涨过猛,国家负担沉重等突出问题,尽管其卫生体系的公平性较好,但是费用还是较高。为此,其改革重点是通过改革合同关系,通过将购买者的角色由被动的支付者变为寻找成本有效服务的主动谈判者来加强成本控制。另外,德国也相继于1989年、1993年、2004年对其医疗保险制度进行了大刀阔斧的改革,通过改革在医疗保险制度内引入市场竞争机制,增强透明度,提高医疗服务的效率和质量。

(四) 以新加坡为代表的公私互补均衡型健康保健体系

新加坡的健康保健体系从英国沿袭而来,是公私功能互补型的健康保健体系的代表。新加坡的健康保健体系由公立和私立两个系统组成,医疗服务提供的分工比较明确,初级卫生保健主要由私立医院、开业医师、公立医院及联合诊所提供,而住院服务则主要由公立医院提供。在医疗服务递送体系方面,新加坡也实行严格的双向转诊制度,病人首先在社区医院就诊,如果社区医院没有能力治疗,再转到大型的综合医院,病人去公办医院就诊必须由综合诊所转诊。新加坡的卫生管理以市场经济为主导,并辅以谨慎的政府宏观调控。利用市场经济来配置稀缺卫生资源的做法有效地防止了平均主义带来的弊端。新加坡是目前世界上卫生工作最好的国家之一。新加坡的年平均经济增长率为8%,卫生保健费用约占全国国内生产总值的3%,其中,公共支出1%,个人支出约2%。其健康保健体系分为极具特色的三部分:强制储蓄、费用低廉的大病医疗保险和州政府为穷人设立的医疗保健基金。

随着政策的实施,新加坡也面临着诸如卫生人力资源不足、人口老龄化、医疗服务的日益商业化等系列挑战:①老年人医疗费用上升将加快:目前新加坡65岁以上的老人占全部人口比例不到7%,而到2020年时该比例将上升到14%。②医疗质量问题:相比较而言,新加坡的卫生监督与质量保证的发展不尽如人意。③卫生人力挑战:针对公立医院卫生人力资源短缺的问题,新加坡出台了应急计划:自1997年开始对医学院实行扩招,每年招生量达到180人,同时降低外籍医生申请执业的条件。

(五)中国以基本医疗卫生制度建设为目标的全民健康保健体系

中国的医药卫生体制的改革目标是通过建立国家的基本医疗卫生制度来实现全民健康保健。目前,改革正处在深化突破的阶段,除存在的体制机制问题外,还有功能和效率等问题。中国新一轮医疗卫生体制改革于2009年开始启动,这轮医改的宗旨是通过强基层、保基本、建机制的措施建立起覆盖城乡居民的基本医疗卫生制度,这一制度建设会完善覆盖城乡居民的基本医疗卫生服务制度,加强覆盖城乡居民的基本公共卫生制度的落实,强化覆盖城乡居民的基本医疗保险制度的建设,并有力地推行覆盖城乡居民的基本药物制度的实施。通过构建以基本医疗卫生制度为目标的全民健康保健模式,使全体居民都能够享有基本医疗卫生保健服务,从而实现人人健康。

二、健康保健体系的创新

世界卫生组织在1946年将健康定义为:健康不仅仅是没有赢弱和疾病,更是指生理、心理和社会适应方面的完美状态。1988年,国际心理卫生协会年会认为健康的定义还必须包括提高道德品质。因此,健康应是身体、心理、社会适应和道德品质的良好状态。健康保健体系的建设是以健康服务保障为目标的系统措施,在系统建设的基础上应重点关注以下两方面的创新。

(一)将跨文化医学体系的理念融于健康保健体系

在世界各国构建的各类健康保健体系中,医疗卫生服务过度依托生物医学技术和药物的现象比较普遍,政府将更多的财力、物力、人力花费在医院、急救服务和药物等疾病治疗方面,而对公共卫生设施、预防教育、环境卫生、消除与现代生活有关的压力等方面则重视不够,致使传统医学体系为内容的服务技术与方法得不到充分的发展。新中国成立以后,中国传统医学获得了与西医平等的发展地位,但在现代的健康保健体系中,中国传统医学一直被视作西医医疗服务的补充。从政府行为上看,政府更加重视发展以西医为基础的西医医院和综合性医院;从居民的求医行为来看,人们更加愿意去西医医院,更加愿意采用生物医学的技术和药物来治疗疾病。20世纪70年代后期,世界卫生组织也意识到这一现象的不合理性,提倡在健康保健服务中应用一些经济有效的传统医学服务技术与方法。中国为改变这一现实,在健康保健体系建设中提出尽可能应用传统医学体系的服务技术与方法,许多地方政府在政策上强化对传统医学服务方法和技术的服务补偿,有的地方政府通过在居民医疗保险政策中提高报销比例来体现传统医学服务方法和技术的应用。跨文化医学体系的应用创新将成为推进健康保健体系建设的主要内容。

(二)构建以健康服务为导向的健康保健体系

以居民健康服务为导向的健康保健体系是指以政府为主导,由医务工作者、病人、家属、社区共同参与其中,通过调动社会各界的力量,预防疾病的发生,保障人民的健康。20世纪前半叶,世界各个国家的医院由于具有强大的科技力量与专业医疗护理队伍,在卫生保健体系中扮演着重要角色。但从20世纪 70 年代后期开始,健康保健体系开始从以医院治疗为主的服务体系建设向以社区预防为主的模式转变。在英国,健康保健体系很好地实施了社区首诊和分级诊疗制度,病人与社区医生签订委托协议关系,充分发挥了社区全科医生为健康保驾护航的作用,培养了居民的自我保健和社区保健意识。在中国,优质医疗资源多集中在大城市和大型的公立医院,现代健康保健和疾病控制理念所倡导的健康保健体系还存在很多需要解决的体制与机制问题,离实现以健康服务为导向的健康保健服务目标还有一定的距离。目前中国正在推行的覆盖城乡居民基本医疗卫生制度的建设目标正在使这一差距逐步缩小,在深化医药卫生体制改革过程中进行体制与机制创新可以加速这一发展的进程。

三、健康保健体系的发展趋势

健康保健体系的发展正从以疾病为主导向以健康为主导转变,人们正逐渐形成预防为主、促进健康的健康保健理念。

(一) 健康文化的理念逐步形成

健康文化是以协调人与自然和疾病斗争为核心,在防治疾病、维护和增进健康的实践过程中所形成的精神成果与物质成果的总和。健康文化的内容十分广泛,涉及个人、家庭及社会生活的方方面面,主要包括健康观念、健康行为和健康制度三个方面。中国自古就有非常良好的健康理念,《黄帝内经》曰:"圣人不治已病治未病,不治已乱治未乱,此之谓也。"治未病的理念,突出地体现了中国传统医学的整体观念和防重于治思想,后逐渐发展为"防重于治"的医学思想。中国在新中国成立后提出并坚持至今的"预防为主"的卫生工作方针,就是对这一传统医学思想的当代发展。改革开放以来,中国经济取得了长足的发展,人们对健康文化生活提出了新的、更高的要求,越来越多的人关注健康、崇尚健康、追求健康。除中国传统医学中所倡导的健康观念外,现代医学体系中的很多健康意识和行为也被广泛认同。比如:中国营养学会根据中国国情制订了膳食指南,包括:食物多样、粗细搭配、清淡少盐、多食蔬菜水果、常吃奶鱼禽蛋、饮酒限量等。这些方面既符合现代医学中的膳食科学,也是中国传统饮食文化所提倡的。新中国成立以来,中国在健康制度建设方面做了大量工作,无论是医疗管理、卫生防疫,还是公共卫生安全、食品安全,都制定了相关的法规制度。这些法律法规的颁布实施,成为约束和规范健康行为的重要原则,对健康文化的形成起到了重要的作用。

(二) 预防为主将成为健康保健的重点

生物医学模式忽视了人的社会性和心理、社会因素对健康和疾病的影响,这一缺陷限制了它对健康和疾病的观察视野,妨碍了其对健康和疾病受到生物、心理和社会因素综合作用的全面认识。而现代医学模式从医学的整体性出发,分析了生物、心理和社会因素对健康和疾病的综合作用。随着国民经济的迅猛发展,人民生活水平的日益提高,民众对健康的需求也越来越高,不仅仅是治疗疾病的需求,还有保持健全的身心状态和社会适应能力的需求。这就要求健康保健体系必须从民众对健康的需求出发,重视社会变革等各方面因素对健康带来的影响,切实做好预防保健工作,保障广大人民群众的身心健康。

(三) 防治结合将成为健康保健服务的主要模式

传统医学体系的实践来自民间,服务模式根植于民众,无论在田间地头、家庭,还是工作单位都可随时随地使用一些简单的医疗技术和方法来为病伤患者服务。现代医学体系的研究源自实验室,对医疗条件要求极其严格,医疗服务的技术和方法必须在医院这一场所才能够使用。当医疗服务发展进入医院时代之后,传统医学体系的服务技术和方法由于跟不上时代的发展和经济效益较差而被逐渐冷落。医院的建设与发展大大地促进了医疗服务技术水平的提高和医疗机构的规模化发展,自然也就形成了医院在健康保健体系中所扮演的重要角色。随着医院的发展,居民健康服务的主要场所也自然而然地转变为医院,全球性的医疗费用快速增长成为各国政府需要解决的主要矛盾,居民看病贵和看病难的问题也成了世界上多数国家的普遍困扰。20 世纪后期,许多国家把健康保健体系的重点转向社区预防或基层卫生医疗机构,并且在医疗卫生服务转变为以病人为中心的同时,社区卫生服务的重点也逐渐转变为以居民健康为中心。这种观念的转变不仅是医学模式转变的结果,更是各国政府健康保健服务观念转变的结果。近几年来,中国政府通过一些有效措施来夯实基层医疗卫生服务体系,推进全科医生制度建设,落实基本医疗卫生制度。从各种迹象可以看出,防治结合将成为各国健康保健体系建设所采取的主要服务模式。

四、跨文化健康保健体系构建的原则

跨文化健康保健体系是指运用跨文化医学体系的理念,构建能够提供多元化健康服务的模式。随着居民物质文化生活水平的提高,健康保健体系在满足国民基本健康和医疗服务需求的同时,还应兼顾到多元化、多层次、个性化的服务需求,因此,跨文化健康保健体系的构建原则也应兼顾到多元化。

1. 以人为本,保证健康权益原则　健康权是公民的一项基本权利,是世界各国贯彻以人为本的基本措施之一。许多国家将公民的健康权写进了宪法,从法律的角度确立了居民健康保健的地位。世界卫生组织在《2000 年人人健康全球策略提要》中提出:"健康是一项基本人权,是全世界第一目标","人民有权利也有义务单独地和集体参加他们的卫生保健计划和实施工作"。由此可见,坚持以人为本、保障居民的健康权益是一个国家健康保健体系建设的最基本原则。

2. 预防为主,系统控制原则　健康保健体系构建的主要目标之一是从根本上控制疾病的发生与发展,首要原则必须坚持"预防为主"。在健康保健服务体系建设的过程中,要借鉴传统医学中疾病控制的预防保健理念,注重对健康促进的措施进行完善,逐步建立起全民健康的良好意识和行为。贯彻"三早预防"措施,坚持对影响居民的健康问题采用"系统控制"的原则。在健康保健体系建设中,坚持预防为主的思想会促进跨文化医学体系的融合,同时也会大大促进健康保健服务技术和方法的有机结合。

3. 需求导向,多元化提供原则　社会总是在不断创新的过程中发展,人的需求也会在发展中不断地变化。健康问题是人们在解决温饱之后必须要关注的重点,而且健康需求也随着时代的变化而变化。健康保健体系的建设也应该充分考虑居民健康保健需求的变化,提供有效的健康保健技术与方法。跨文化医学体系的服务方法和技术会从多元化角度来运筹服务内容,从而满足居民不同层次健康保健的需求。为此,坚持居民健康需求为导向,构建与健康文化相适应的健康保健体系,是为居民提供多元化健康保健服务的主要原则。

（尹爱田）

第十二章 医学人类学与全球健康

🌐 **学习目标**

掌握 全球健康、全球健康治理的内涵；医学人类学在全球健康治理和研究中的作用及医学人类学参与全球健康治理的实践。

熟悉 全球化背景下的健康挑战；全球健康治理的基本要素；中国面临的全球健康问题及医学人类学在应对我国全球健康实践中的作用。

了解 全球化进程以及全球化健康治理对中国的挑战与战略。

进入 21 世纪以来，随着世界经济的发展和科学技术的突飞猛进，全球化程度日益加深，世界各国、各地区在经济、政治、文化和社会等各领域的相互联系日益紧密。全球化给增进人类健康带来机遇的同时也带来了重大的挑战，如：人口数量的增长，气候环境的恶化，疾病谱的变化以及新型传染病的不断出现等，加上不同地区居民的健康状况及医疗保健资源的获取程度存在着明显的差异，全球健康问题已经成为社会焦点，如何进行有效的全球健康治理也为各国政府和广大学者所关注。医学人类学重视从时间、空间维度以及生物和社会文化视角来研究人类个体、群体发展演变中的疾病、健康问题，关注人类健康与疾病产生的社会根源与后果，力求在应用层面找出解决问题的方案。医学人类学的思想和理论为全球健康治理的框架设计和实践应用提供了全新的视角。本章从全球化及健康挑战入手，介绍了全球健康及全球健康治理的内涵和现状；通过阐述医学人类学的全球健康实践，分析了医学人类学在全球健康治理中的作用；并从我国面临的全球健康问题出发，分析和阐述了我国医学人类学的全球健康实践及挑战。

第一节 全球化及健康挑战

一、全球化概述

全球化（globalization）是当今世界正在进行的客观历史进程，国与国之间在政治、经济、社会等领域互相依存，全球联系不断增强。

（一）全球化的定义

1985 年美国经济学家西奥多·莱维特（Theodore Levitt）在《市场全球化》中最先提出了"全球化"一词。他指出全球化主要是针对生产、分配、消费等经济领域的全球化。因此在后来人们谈论到全球化时，原意是指经济全球化。然而全球化的概念并非如此单一，经济全球化仅仅是全球化这一概念中的重要内容，或者说是全球化最原始的表现方式。除经济领域外，其他领域的学者也从不同角度对全球化这一概念进行了诠释。著名传播学者马歇尔·麦克卢汉（Marshall McLuhan）在《传播的探索》中提出了"地球村"的概念，他从信息通讯角度指出全球化就是信息克服空间障碍在全世界的自由传递。英国学者安东尼·吉登斯（Anthony Giddens）从体制角度把全球化看作现代各项制度在全球的扩张，是国家间不同政治力量获得更大国家利益的有效途径。约翰·汤林森（John Tomlinson）认为，"全球化是多方位的，最好理解为经济、政治、文化、技术等领域同时进行的、复杂的相关过程，并达到如何的程度"。彭树智则从文明及文化的角度出发，强调全球化是一个不同文明多维度交往的过程。

因此,尽管全球化至今尚未有一个统一且权威的定义解释,但总结起来,全球化大体上包括经济全球化、政治全球化及文化全球化几个方面。经济全球化主要涉及产品全球化、贸易全球化及资本全球化;政治全球化包括一些跨国政治组织的建立,这些组织的存在使各国在不牺牲国家主权的同时能采取一致行动;文化全球化是指商品和图像信息在全球的流动,促进全球文化的沟通和交流。全球化是当今世界正在进行的客观历史进程,它以经济全球化为主体,以信息化、网络化为手段,将国家、民族、组织、个人等社会单位在政治、经济、文化、社会、科技等各方面紧密地联系在一起,推动社会的发展。

(二)全球化的进程

全球化提出的时间虽然不长,但作为一种客观的历史进程,它早已存在,可以概括为三阶段。第一阶段从15世纪航海大发现到19世纪70年代大英帝国的建立。以英国为首的欧洲各国在全球范围内进行疯狂的殖民扩张,摧毁了亚洲、美洲的古代文明中心,同时将西方制度文化带入这些地区。第二阶段从1880年到1972年,世界经历了由欧洲中心向美国中心的转变,全球化进程取得了巨大的进展。尤其在经济全球化方面,大量跨国公司和经济联合体的涌现极大地推动了全球市场的整合;同时,通讯和运输技术的飞速进步,使产品与信息在全球的自由流通成为可能,世界经济逐步迈向体系化。以美国为代表的政治经济制度和文化价值观念也逐渐为其他国家所效仿。第三阶段从20世纪70年代一直到现在,伴随着以信息技术为主要标志的第三次科技革命,人员、货物、资本、技术以及思想文化跨国越界流动,全球联系不断增强,国与国在政治、经济贸易上互相依存,全球意识增强。

(三)全球化的特征

1. 从内容看,全球化的发展呈全面性。全球化由传统的、单一的经济全球化向文化全球化、政治全球化、科技全球化等方面扩展,呈现出国家间的政治互动频繁、文化交流频繁等特点。随着全球化进程的不断推进,世界政治、经济和文化格局都经历了根本性变化,和平与发展、共荣共通的发展趋势日益显现。

2. 从进程上看,全球化呈现出显著的不平衡性。虽然在全球化不断推进的过程中,几乎所有国家都不可避免地被纳入到全球一体化的政治经济体系中,各国之间的关系也从原来的相对独立变成相互依赖,但各个国家与地区的全球化速度与程度却不尽相同,世界范围内的全球化发展呈现了显著的不平衡性。

3. 从受益的程度看,全球化受益呈非均衡性。全球化表面上似乎是公民福利水平的提高及全球财富的增长,事实上并非仅限于此。全球化发展至今,在很大程度上是市场经济在全球范围的扩张,而且当前全球化多由欧美发达国家主导,在全球化政治、经济及文化体系的构建中发达国家处于明显有利地位,成为经济全球化的最大受益者。

4. 从影响看,全球化的影响呈不确定性。全球化是当今世界发展的必然趋势,身处其中的各个国家都难免受其影响。如前所述,发达国家在全球化进程中成为最大的受益者,而对于大多数发展中国家而言,全球化更像是一把"双刃剑",既有全球化带来的经济发展、文化传播等正面效应,也难免带来新的经济危机、社会动荡等负面影响。

二、全球化趋势下的健康挑战

对于健康,世界卫生组织(WHO)提出的概念是:健康不仅仅是没有疾病或虚弱,而是一种身体、心理和社会的完好状态。一般而言,健康问题主要指健康危险因素得不到有效控制或无法保障基本的健康权利。

进入21世纪,随着全球化程度的日益加深,无论是传染病、非传染病以及大众健康的其他威胁都逐渐成为全球性问题。如2003年重症急性呼吸综合征(SARS)袭击中国,2009年甲型H1N1流感袭击墨西哥,都是先在周边国家或地区扩散,之后很快侵袭了其他国家和地区。因全球化催生或加速的宏观变迁,包括工业化、城市化、贫富分化、环境污染、全球气候变暖等,也直接或间接影响到不同国家和地区人民的健康和生活。全球化趋势下的健康挑战具体表现在:

(一)传染性疾病带来的挑战

第二次世界大战后,由于微生物学、流行病学等学科的飞速发展,公共卫生制度的逐步完善,曾经在人类历史上肆虐一时的鼠疫、天花、肺结核等急性传染性疾病已得到有效控制。但这并不意味着人类已经远离这些传染病的困扰,相反,在全球化进程不断推进的21世纪,传染性疾病极有可能卷土重来。

首先,传染性疾病在发达国家虽然已经得到了较好的控制,但在发展中国家仍是危害人群健康的重要因素。据统计,全球每年死于传染性疾病的人口数占总死亡人口数的1/4左右。目前,世界卫生组织已将艾滋病、腹泻、肺结核、疟疾和呼吸道疾病列为5种主要的传染性疾病。发展中国家每年死于这5种传染性疾病的人口比例是发达国家的13倍。其次,全球化的加速使世界各国联系更为密切,发展中国家的传染病也随着商品和人员的跨国界流动传播到发达国家。世界卫生组织报告2010年全世界存活HIV携带者及艾滋病患者共3400万,新感染270万,全年死亡180万人,每天有超过7000人新发感染,全世界各地区均有流行。2014年3月22日几内亚卫生部门向世界卫生组织报告在几内亚东南部丛林地区暴发埃博拉病毒感染以来,疫情迅速扩散至西非其他国家,随后在西班牙、美国、德国也发现病例,全球各地纷纷拉响防御警报。

(二)慢性非传染性疾病带来的挑战

世界卫生组织将慢性非传染性疾病定义为进行性的、不能自然痊愈且很少能够完全治愈的一类疾病,通常由不良生活与行为方式以及环境因素共同引起。全球化背景下的社会经济变化改变了许多地方传统的行为生活方式,伴随老龄化和生活方式的转变,高血压、糖尿病、肥胖、心脑血管等慢性非传染性疾病原来被认为是发达国家的独有现象,现在也普遍出现在很多发展中国家。世界卫生组织报告非传染性疾病每年使3600多万人失去生命,心血管疾病引起的非传染性疾病死亡人数最多,每年造成1730万人死亡,其次是癌症(760万人)、呼吸系统疾病(420万人)以及糖尿病(130万人)。1990年全球疾病负担13.6亿伤残调整生命年(disability-adjusted life year,DALY)。2012年发表的全球疾病负担研究报告表明恶性肿瘤、心脏疾病等慢性非传染性疾病已发展为全球的主要死亡原因。

残疾调整生命年是指从发病到死亡所损失的全部健康生命年。某一人群的DALY即将该人群的死亡损失健康生命年和伤残损失健康生命年进行综合计算,再以生命年的年龄相对值(年龄权数)和时间相对值(贴现率)作加权调整。与发病率、死亡率、患病率、残疾率只从某方面说明疾病对人群健康影响的意义不同,DALY能从总体上说明由于疾病引起或产生现有人群健康状况与理想健康状况之间的差距(损失的健康生命年),用这个差距定量说明对人群健康的影响。

(三)环境恶化带来的挑战

1. 全球气候变暖 进入20世纪80年代,全球气温明显上升,主要原因是矿物燃料(如煤、石油等)的大量使用。全球变暖会导致全球降水量重新分配、冰川和冻土消融、海平面上升等问题,不但既破坏自然生态系统的平衡,而且会威胁人类的食物供应和居住环境。同时气候变暖有利于啮齿动物、昆虫等生长繁殖,一些虫媒疾病(如疟疾、乙型脑炎、出血热等)的发病率将会增加。

2. 臭氧层破坏 在地球大气层近地面20~30km的平流层里存在着一个臭氧层,臭氧含量约占这一高度气体总量的十万分之一。臭氧层能吸收太阳光中99%以上的有害紫外辐射。冰箱、空调等设备中的制冷剂——氟氯烃类化合物会破坏臭氧层,太阳紫外线将长驱直入,不同程度地增加人类皮肤癌、白内障等疾病的发病率。

3. 酸雨 酸雨的形成是一个复杂的大气化学和大气物理过程,是由于工业高度发展而出现的副产物。酸雨除对水生、陆生生态系统造成危害外,还会直接危害人类健康。酸雨可使儿童免疫功能下降;同时,含酸性物质的空气会使人的呼吸道疾病加重,增加哮喘和支气管炎等疾病的发病率;此外,酸雨中还含有甲醛、丙烯酸等成分,对人体及眼睛有强烈刺激作用。

4. 生物多样性锐减 生物多样性(biodiversity)是指一定范围内多种多样活的有机体(动物、植物、微生物)有规律地结合所构成稳定的复杂生态综合体,是生物及其与环境形成的生态复合体以及与此相关的各种生态过程的总和,包括物种多样性、遗传多样性及生态系统多样性。对人类来说,生物多样性不仅具有直接使用价值,而且具有间接使用价值和重要潜在开发价值。然而,随着人类活动(无节制采伐、掠夺性开采和过度捕捞等)对生物影响的加剧,物种灭绝的速度不断加快,大量基因丧失,不同类型的生态系统面积锐减,威胁人类的生存。

(四)不良生活方式带来的挑战

不良生活方式包括忽视运动、饮食不节制、吸烟酗酒等,会造成高血压、心脑血管疾病、糖尿病等慢性疾病,损害人体健康。吸烟、酗酒是不良生活方式的突出表现。根据联合国报告,每年近 600 万人因为烟草失去生命,其中有 500 多万人缘于直接使用烟草,有 60 多万人属于接触二手烟雾的非吸烟者。如不采取紧急行动,到 2030 年时,每年的死亡数字可上升到 800 万人以上。同时,与烟草相关的经济费用同样具有破坏性:一方面,治疗因烟草所引起的疾病需要耗费极高的公共卫生费用;另一方面,烟草引起的疾病使生产劳动能力降低。此外,烟草也使某些家庭的贫穷加剧。一些中低收入国家的贫困家庭中,烟草支出占家庭总支出的 10% 以上,意味着这些家庭用于衣食住行和教育卫生的费用更为短缺。少量饮酒对人体有一定好处,但随着社会节奏的加快,生活压力的增加,不少人养成了过量饮酒的生活方式。这不仅会增加酒精性肝硬化的风险,还会影响心脏的正常运转,降低人体免疫力,甚至危及生命。

在全球化的趋势下,西方的生活方式对发展中国家的人群健康产生了不小的威胁。西方生活方式的特点为摄入大量脂肪、精制碳水化合物和动物蛋白质等高热量膳食和缺少体力活动,这导致超重和肥胖以前所未有的规模流行开来。西方生活方式除了使心血管病、高血压和糖尿病发病率升高外,还可导致与发达国家相似的癌症发病危险增高。当前的趋势表明,很多实现工业化的国家将步发达国家的后尘,按西方生活方式生活,发生与该生活方式相关的疾病和死亡。这些处于转变过程中的国家,常常会有双重疾病负担:一种是传统因素(如感染和高盐摄入)引发的疾病,另一种是西方生活方式引发的疾病。很多发展中国家国民向往西方的生活方式,但却得了"富裕病",这是他们始料不及的。

(五)全球化带来的健康风险和健康福利的不均等性

全球化带来的健康风险和健康福利在不同国家和社会群体中的分布是不均等的。发展中国家的穷人和弱势群体不仅缺乏安全的饮用水、充足的食物营养、卫生的居住条件和良好的职业环境,而且在教育和信息方面的获得均十分有限。因而,他们不得不分担因全球化增大的健康风险,却难以与其他社会阶层同等分享健康产业创新带来的福利。尤其是在公共医疗系统投资不足和社会医疗保障薄弱甚至缺失的情况下,穷人和弱势群体对基本医疗服务的利用更是困难重重。另外在开放经济环境下,跨境、跨国人口流动是不可避免的现象。研究表明跨国流动人群以青壮年为主,未婚者居多,跨国流动时间较长,缺乏健康知识和自我保护意识,是艾滋病的易感人群和重要的传播者。这些人群安全套使用率和 HIV/AIDS 知晓率都较低,易发生不安全性行为、多性伴等可能感染和传播艾滋病的危险行为。

第二节 医学人类学与全球健康实践

一、全球健康

随着世界经济的发展和科学技术的突飞猛进,人类居住的环境和生活方式也发生了巨大的变革,特别是近 50 年来,全球正经历着前所未有的变化。人口数量的增长,气候环境的恶化,人类疾病谱的变化以及新型传染病的不断出现,加上不同地区居民的健康状况及医疗保健资源的获取程度存在着明显的差异,全球健康(global health)已经成为大家关注的焦点。

(一)全球健康的定义

全球健康学是致力于改善全人类的健康水平,实现全球人人公平享有健康的一门学科、研究和实践,其研究的健康问题超越国界和政府,需要涉及人类健康及其影响因素和解决办法的全球各方力量采取行动。其重点研究的是全球疾病负担及其影响因素和分布、全球化带来的健康问题,以及全球治理的变化。研究方法是综合了以人群为基础的预防学科与个体水平的临床医学,并涉及卫生领域学科之间,以及与卫生领域学科之外的多学科参与和合作。

全球健康的定义,综合起来有以下三个特点。首先,全球健康的最终目的是提升人类的总体健康水平。其次,全球健康强调整体性、多元化。虽然发展中国家的公共健康问题仍是全球健康的重要方面,但随着城市化进程的不断发展,由自然和社会环境急剧变化带来的全球健康问题已然成为跨民族跨国界的全球性问题。全球健康的干预活动也不再仅仅局限于由发达国家向发展中国家的单边援助,也不仅限于双边活动,而更强调全球所有国家共同参与、相互影响的多边关系,体现全球健康的整体性和多元性。最后,全球健康的研究强调跨学科合作。不同于国际卫生局限于公共卫生学科,全球健康把公共卫生之外的众多学科,如社会学、经济学、国际关系学、心理学、人类学、环境科学、生物医学等都纳入到研究体系中,强调多学科的交叉合作。

(二) 全球健康的研究内容

全球健康不仅涵盖了医学与卫生界最关心的问题和发展动态,更涉及全球化、国际关系与外交、卫生公平性、卫生体系及其他社会科学的领域。其研究内容主要包括以下方面:

1. 健康不公平　虽然世界卫生组织强调"健康是人类的基本权利,无关种族、宗教、政治信仰、经济或社会地位",但事实上不同人群的健康不公平现象一直存在。有资料显示,美国的黑人比白人更易患卒中、高血压、心力衰竭和糖尿病等疾病;美国和英国的已婚男性比未婚男性的健康状况更佳,寿命更长;2005 年出生于塞拉利昂的婴儿期望寿命为 38 岁,而同时出生于日本的婴儿期望寿命却达到了 82岁。这些健康不平等现象并非与生俱来,而是由社会、政治、经济等环境差异造成。因此,探索国与国之间或国家内部不同地区之间、不同经济社会地位人群的健康不公平状况及其影响因素,对改善人类总体健康水平意义重大。

2. 环境因素对健康的影响　人类活动、经济发展及城市化进程使人类赖以生存的环境发生明显的变化,如大气污染、水污染、土壤污染等,给人类健康带来极大的威胁。据世界卫生组织近期的一项研究显示,约 24%的全球疾病负担可以归因于环境因素。许多环境风险因素如卫生设施、室内和室外空气污染、噪音、化学品、水资源管理、辐射和职业暴露等不同程度的改善,可以降低甚至消除疾病风险。例如,水资源管理可以显著减少疟疾的发病率,室内空气污染的减少可以降低呼吸道感染的发生率。此外,一些活动永久性破坏环境或大量使用不可再生的自然资源则可能会造成长期的环境健康风险,影响人类健康。因此,认识全球和各国自然和生态环境的变化,研究各国各地区应对环境变化的策略,有益于改善人类健康水平。

3. 人口老龄化与健康的关系　随着科学技术的不断发展,医疗水平的日益进步,人类期望寿命的不断延长,而同时人口出生率却呈下降趋势,多数发达国家已不可避免地进入了老龄化社会,发展中国家也正在或即将进入老龄化社会。人口老龄化已经成为全球必须面对的共同人口问题。老龄化人口的增加,势必使疾病谱发生巨大改变,慢性支气管炎、糖尿病、高血压、心脑血管疾病等慢性非传染性疾病及由此而产生的疾病负担大量增加。同时,老龄人口的大量增加,不可避免会产生更多对老年人长期照料等方面的问题。因此,认识慢性非传染性疾病的危险因素及应对方式,研究针对老龄人口的生活照料、医疗保险等方面的问题是全球需共同面对的重要课题。

4. 突发事件与健康的关系　突发事件包括洪水、地震、龙卷风、泥石流等自然灾害,核泄漏等重大公共卫生事件以及突然暴发的 AIDS/HIV、甲型流感、血吸虫病和结核病等急性传染病等,这些事件的发生无疑会对人类健康产生重大的影响。因此,我们需要不断研究和完善新发或再现急性传染病的预防技术及诊疗体系;不断提高常见自然灾害和重大公共卫生事件的预测预警技术,提升政府和相关部门的紧急救援效率,确保突发事件发生后能有效开展医疗卫生服务和应急救援工作。

二、医学人类学参与全球健康治理的实践

20 世纪 80 年代以来,经济全球化对人类社会产生了空前的影响。从医学与公共卫生的角度来看,经济和文化的全球化使传统的医疗与卫生保健也加入了全球性产业的行列,但在带来诸多便利的同时,也不可避免带来了公共卫生问题的全球化。如艾滋病等传染性疾病伴随跨国公司、跨国旅游等渠道加速了跨国界的流行,某些地区臭氧层破坏引起气候变化,造成全球环境恶化等。这些全球化背景下产生的新问题需要人们运用全球化视角加以分析和解决。此外,随着全球化进程的不断推进,经济、政治和

文化的全球化活动对全球健康必将产生越来越深远的影响,一国的公共卫生活动和政策与国际相关政策的联系也会越来越紧密。全球健康治理成为解决全球公共健康问题的一种全新途径和机制。

（一）全球健康治理的内涵

1. "治理"的含义　"治理(governance)"一词来源于古希腊文"掌舵(kybenan)"与拉丁文"引导或操纵(kybernets)"。在公共管理领域,治理的概念是20世纪90年代在全球范围逐步兴起的。根据"全球治理委员会"的定义:治理是个人和制度、公共和私营部门管理其共同事务的各种方法的综合。它是一个持续的过程,其中,冲突或多元利益能够相互调适并能采取合作行动,它既包括正式的制度安排也包括非正式的制度安排。"治理"不同于"管理"或"统治",虽然都指有目的的行为,以目标为导向的活动,有规则的系统,但"管理"或"统治"主张靠正式授权的活动,靠警察等强制力量以确保正式政策的实施;而"治理"是指一种由共同的目标所支持的一系列活动,这个目标可能并非来自合法的以及正式规定的职责,而且它也不一定需要强制力量去克服挑战和获得遵从。换言之,治理是比管理或统治更具包容性的现象。

2. "全球治理"的含义　随着全球化的广度和深度不断扩大,经济发展不平衡、环境破坏、气候变暖、跨国犯罪、恐怖主义等问题已然影响到全人类的共同利益,而要在全球范围内有效解决上述诸多问题是任何一个国家或地区都无法独立完成的。因此,基于全球化视角的全球治理(global governance)就成为人类应对上述全球问题的必然选择。20世纪90年代初期,美国学者詹姆斯·N. 罗西瑙(James N. Rosenau)最先提出了全球治理的概念,他认为,"从个人到全球各个层次的组织之间的互动,形成了某种规则体系,在这种规则指导下,能够实现全球治理的目标"。全球治理委员会也强调通过"实践性、市民性、规范性"的全球治理,来解决困惑人类的全球贫困和环境问题。全球治理的核心要素包括五个方面:一是全球治理的价值。即在全球范围内所要达到的理想目标,应当是超越国家、种族、宗教、意识形态、经济发展水平之上的全人类的普世价值。二是全球治理的规制。即维护国际社会正常秩序,实现人类普世价值的规则体系。三是全球治理的主体。目前全球治理的主体主要有以下三类:政府或正式的政府组织,正式的国际组织如联合国、世界银行和世界卫生组织以及一些非正式的全球公民社会组织。四是全球治理的客体。指已经影响或者将要影响全人类的、很难依靠单个国家得以解决的跨国性问题,主要包括全球安全、生态环境、国际经济、跨国犯罪、基本人权等。五是全球治理的效果。涉及对全球治理绩效的评估,集中体现为国际规制的有效性,具体包括国际规制的透明度、完善性、适应性、政府能力、权力分配、相互依存和知识基础等。有学者把上述五个核心要素转化成五个问题,即为什么治理、如何治理、谁治理、治理什么、治理得怎样。

3. "全球健康治理"的含义　在全球化的冲击下,公共健康问题也早已由单纯的某个国家的国内事件演变成为全球公共健康挑战,再加上随着全球一体化的发展趋势,单个国家对自身经济、人口流动等进行掌控调制的能力降低,效果减退,国家的公共健康问题也受到直接或者间接的影响。仅着眼于自身国家卫生体系的建立完善,埋头解决本国公共健康问题的国内卫生治理以及强调边境、国境,依赖于几个主权国家的相互合作和国际组织的国际卫生治理,已经无法有效应对全球化所带来的机遇和挑战。由此,全球健康治理作为全球治理的重要组成部分已成为解决全球公共健康问题的一种全新途径和机制。全球健康治理是在公共卫生问题日益全球化、全球健康状况差距逐渐增大、全球卫生投入不足且分配严重不均、各国公共卫生治理效率低下等背景下提出的,目的就是要构建全球健康治理的机制,提高全球健康治理的效率,促进全球健康的平等,增强各国公共卫生治理的能力,最终完成在全世界范围内实现"人人享有健康"的目标。全球健康治理的主体包括立足于健康决定因素和健康结局而设立的专业全球健康治理机构,以及其他任何能在改善健康决定因素上有所作为的机构。其内容涵盖以认识并改善健康决定因素为目标的一切措施和行为,如疾病防治、食品药品安全监督、烟草控制、妇幼保健、环境治理等。世界卫生组织在对全球健康治理模式论述中,阐明全球健康治理有三个基本要素。第一要素就是对如何看待健康以及促进健康进行"解辖域化",因此需要在解决问题的过程中跨越或乃至忽视地理性国界。第二要素是需要从多部门、多角度来解读和着手决定健康的关键因素。第三个要素则是需要涵盖范围更加广阔的正式的、非正式的行为体。

（二）医学人类学参与全球健康治理的实践

随着全球健康问题多样化特征的日益突出及医学人类学的发展，20世纪后期，医学人类学家逐渐把目光转向了对全球范围内重大公共卫生问题的理论与对策研究。医学人类学关注人类健康与疾病产生的社会根源与后果，不同文化对疾病的表述及不同地区和文化人群对疾病做出的不同反应等，具有多样性、包容性、并存性等特点，力求在应用层面找出解决问题的方案，共同设计健康问题的解决途径，形成合理的健康治理体系。医学人类学的思想和理论已经充分运用到全球健康治理的实践中。

1. 全球公共卫生政策的制定体现主权国家确定优先问题的策略　全球化的不断深入随之带来了公共卫生领域的诸多问题，如经济贸易全球化带来的毒品、艾滋病、急性传染病等的跨国传播，科学技术的进步及城市化带来的人口老龄化等。但每个全球健康问题在不同地区和人群的分布和表现是各不相同的。比如，当前发达国家面临的主要公共卫生问题有人口老龄化及由此带来的糖尿病、心血管疾病、癌症等慢性非传染性疾病及由此产生的诸多社会问题；而在发展中国家，当前面临的重要公共卫生问题则为营养不良、艾滋病等传染病的流行等。因此，在制定全球公共卫生政策时应充分考虑国家、地区和人群间的差异。

人口问题就是很好的例子，在全球整体人口快速增长的背景下，不同国家间的人口增长却存在很大的差异。在低收入国家普遍存在人口增长过快，导致贫困的加剧、污染的加重、人力资源的浪费以及学校等公共设施的超负荷。如撒哈拉以南非洲和印度地区，持续快速的人口增长使国内的资源处于极度匮乏状态。人们缺少粮食，营养匮乏，抵抗力下降，传染病的发生率居高不下；学校等公共资源的缺乏又使人们普遍缺乏教育。这些地区人口负荷太重，很难在短期内摆脱贫困的处境，需要积极采取措施控制人口增长以缓解环境恶化和资源紧张等问题，从而逐渐摆脱贫困。相反，在一些经济发达的国家，却正受到人口下降过快的困扰，如日本。目前日本面临的最大挑战就是人口问题。根据世界银行的数据，2010年日本的生育率总和为1.39%，远远低于公认的最低替代率2.1%。若日本一直维持目前的低出生率，预计到2050年其人口总数将只有2004年的一半，却需负担5万以上的百岁老人，老龄化问题更加突出。不仅日本，如果按照目前的趋势推断，新加坡、智利以及大部分欧洲国家在不久的将来也将面临日本的处境。这些国家的共同问题即是人口缺乏，特别是劳动人口的缺乏。因此，上述国家正试图通过各种政策刺激包括鼓励生育、研究移民政策、改进退休机制等增加本国人口特别是劳动力人口，以解决老龄化带来的一系列问题。

由此可见，在全球公共卫生问题上，不能简单地一概而论。同一问题在不同国家的表现和要求往往是截然不同甚至是互相矛盾的，因此，解决相关问题的策略也应当立足于本国实际。

2. 全球健康实践探索不同人群对健康的不同反应及其文化背景　医学人类学关注跨文化精神病学、艾滋病、酗酒与吸毒、性别与生殖健康、癌症等健康与疾病问题，考察它们产生的社会根源与后果，不同文化对疾病的表述，以及人们对疾病做出反应的地方文化背景，并寻求在应用层面上找出解决方案。

（1）跨文化精神病学（cross-cultural psychiatry）：跨文化精神病学，或文化精神病学是精神病学中有关精神障碍的文化语境和解决精神科服务的民族多样性挑战的一个分支。早期的精神科医生或人类学家往往主张普遍适用性的西方精神诊断类别，而文化精神病学则着眼于精神疾病的分类是否适用于不同的文化或民族。目前从事跨文化精神病学研究的学者主要分为两类：精神病学家和人类学家。他们用不同的视角审视精神病学。精神病学家更关注疾病本身的诊断和治疗问题，而人类学家则更关注不同文化对疾病诊断和治疗的影响。跨文化精神疾病学研究表明，文化与精神健康的关系界定了特定社会的"正常"与"不正常"状态，它是精神疾病病因的组成部分，并且会影响该疾病的治疗以及他人对患者的态度。也就是说，不同的文化对同样的精神健康问题会有不同的界定与态度。

近年来，探讨不同文化背景下影响精神病人求医行为的社会文化因素并在此基础上提出干预策略，成为跨文化精神病学的重要研究方向。

中西文化对"神经衰弱"的不同理解是跨文化精神病学研究很好的例子。"神经衰弱"是起源于美国的疾病名称。该疾病的诊断曾广泛使用于第一次世界大战，但在战后却迅速下降，在20世纪30年代大幅度减少。在1940年到1950年间,神经衰弱作为一种受人尊敬和科学合理的疾病单元的受欢迎程度大幅下降。在1994年出版的美国《精神疾病诊断与统计手册》第4版(DSM-4)中,神经衰弱只是作为与文化相关的综合征的一个例子,放在未分化的躯体形式障碍目录下。而该疾病概念在传入中国社会近百年的时间中,成为一个被中国精神科医生和普通百姓普遍使用的概念。在20世纪80年代,在一般精神科的门诊中,有将近80%~90%的病患被诊断为神经衰弱。在现行的中国精神疾病诊断标准(CCMD-3)中,神经衰弱(43.5)列于神经症(43)编码下。Kleinnman于20世纪80年代对湖南地区进行过一次著名的关于神经衰弱的研究。Kleinnman从湖南医学院第二附属医院神经科门诊诊断情况的统计发现,很少有病人被诊断为抑郁症。而按照《精神疾病诊断与统计手册》新版的标准,大多数被诊断为神经衰弱的患者可以被诊断为抑郁症。Kleinnman分析了出现这种情况的原因,认为诊断为神经衰弱一方面与中国传统文化中"气虚"的概念吻合,容易为人们所接受,另一方面与精神疾病在中国的污名化(stigmatization)状况有关。

(2)HIV/AIDS:HIV/AIDS是当前影响人类健康的主要传染性疾病之一,全世界疫情最严重的地区为撒哈拉以南的非洲,其次为南亚和东南亚地区。其中撒哈拉以南非洲地区的人口约为全球总人口的10%,却有超过全球60%的艾滋病病毒感染者。2010年的数据显示,该地区艾滋病患者的总人数高达2290万,约占全球总感染人数的68%。当年全球新增艾滋病感染者中,有70%也来自该地区。近年来,南亚和东南亚的艾滋病流行也日趋严重。尤其是印度,其HIV感染者约占了整个亚洲感染人数的2/3,中国的感染者也不在少数。而就国家内部而言,贫困地区的感染率明显高于相对富裕地区。

艾滋病与其他传染性疾病相比较,传染性更大、潜伏期更长、至今尚无根治办法,由于其传播方式与特定的行为方式相关,如吸毒、性行为等,使艾滋病的防治成为一个社会性问题。艾滋病在发展中国家的加速流行更使学者们把关注的目光投向贫困、政治经济不平等及由此引起的商业性行为、吸毒等行为与艾滋病的关系问题。早期的人类学研究主要关注艾滋病相关的吸毒和性行为等问题,如美国的艾滋病患者常常与男男同性恋及吸毒联系在一起。到了20世纪80年代中期,随着人类学和艾滋病研究的不断深入,贫困、政治经济不平等、社会文化变迁等社会因素与艾滋病的关系受到关注。到了20世纪90年代,人类学家更是把艾滋病的流行放在与地方社会文化进程和全球政治经济大背景中加以分析,在发掘与艾滋病流行相关的地方文化特殊性的同时,探讨了疾病发生的社会文化规律。人类学家对艾滋病疫情的关注以及他们所从事的理论与应用研究,成为艾滋病研究与政策倡导中一股强大的新生力量,对艾滋病防治作出了突出的贡献。

(3)药物、烟酒等成瘾品的研究:人类学早期对成瘾品的相关研究主要以副产品的形式,出现在拉美、非洲小型社会及北美印第安部落的整体民族志中,目的是为了加深人们对人类经验的跨文化认识。20世纪70年代,成瘾品的滥用造成了一系列严重的健康和社会后果,引起了国际社会的普遍关注,人类学的相关研究也随之专门化,逐渐发展成为医学人类学的一个独立领域。

人类学家从一开始就较为关注烟酒在社会关系中的作用。野生烟草最早出现在南美秘鲁、玻利维亚和阿根廷等地,此后逐渐向北传到了加勒比地区,为印第安人所使用。印第安人吸食烟草既有宗教原因,也有世俗原因。地方治疗师在治疗仪式中借助烟草进入一种意识改变状态,以与神灵交流;而不同部落的首领或成员一起吸食烟草,则表示他们开始建立或继续结成同盟,或达成了一项协议。因此,烟草深深植根于印第安的地方文化中。与吸烟行为类似,人类的饮酒行为同样有着很长的历史传统与社会根源。20世纪40年代,鲁斯·本泽尔(Ruth Bunzel)通过美洲两个不同社会饮酒行为的比较研究发现,饮酒行为往往与大的社会文化语境联系在一起,如在墨西哥村落,饮酒有助于改善和维系村落社会关系,而在另一些地区,饮酒则被认为对释放压力有积极意义。

20世纪80年代以来,在应对艾滋病流行的过程中,人类学家把研究毒品的重点转向了其社会文化语境。研究发现,毒品使用往往有着深层次的社会文化背景。如,早期的牙买加工人相信吸食大麻可以使他们的工作变得更加愉快,从而更努力地工作。同时,吸毒在一些地区或人群中是一种身份认同的重要手段。因此,用"当地人的观点"描述和分析吸毒者的行为,是医学人类学的重要手段,也是制订和设计相关干预手段的重要基础。

3. 实施国际健康援助时应充分考虑受援国家和地区的社会文化　20 世纪 50 年代西方国家启动了对欠发达国家的发展援助,当时的发展援助项目建立在这样几个假设基础之上:首先,健康状况差、医疗卫生条件落后是欠发达国家"落后"的主要原因;其次,西方生物学体系的临床实践与组织形式是最先进的医疗卫生服务模式,移植这些实践与体系,就可以改善欠发达国家人口的健康状况,进而改变其落后面貌;最后,发展中国家的人们很快认识到采用新医疗卫生实践的好处,并放弃原有的实践。因此,早期项目人员把自己的工作看得很简单,认为移植美国的医疗模式就可以达到目的。然而在实践过程中却发现,美国解决问题的方法在其他国家不一定行得通。以营养为例,美国国家调查委员会以美国人所消费的食物为依据,撰写了推荐食谱,详细说明应摄入的热量、维生素与矿物质。国际营养计划以此为依据,设想取消发展中国家原有的食物,代之以美国的饮食模式,以改进这些国家的食品与营养状况。但是,由于热带地区的人不习惯食用奶制品,从美国、加拿大运送到印度与非洲的奶粉引起了当地居民严重的腹泻与过敏反应,继而遭到抵制,被大批扔掉,或用来喂动物、做肥料,甚至用来铺飞机场跑道。

20 世纪 50 年代早期,诸如上述缺乏文化敏感性项目的失败使国际卫生专家认识到,生物医学与卫生体系的移植既是技术过程,更是一个社会文化过程。人们的文化与价值观极大影响着其对变革的态度,为了有效开展项目,必须要认识当地关于疾病与健康的理论、信仰与实践。因此,到 20 世纪 50 年代后期,人类学家开始受援助机构的雇佣,研究在非西方背景下推行公共卫生项目时遇到的"文化阻力",这种应用研究强调在制订与实施公共卫生项目的过程中,应该增强其文化敏感性。人类学家认为,传统社区的公共卫生问题植根于其社会文化之中,如果能够发现阻碍人们接受卫生项目的文化、社会与心理"障碍",就可以以符合文化期望的方式设计并实施卫生项目,并为人们所接受。最早的范例之一是人类学家在拉美国家的研究。该研究发现当地大多数人认识到开水可以消除肠道疾病,但却不喝开水。通过认真考察,人类学家发现妇女没有时间去拾柴禾烧水。一旦发现了症结所在,就可以对妇女的时间做重新安排,以腾出时间拾柴禾烧开水。

三、医学人类学在全球健康治理中的作用

医学人类学是人类学的一个分支,它主要关注生病行为,以社会心理反应为重心。它以独特的人类学视角和研究方法审视患病、健康、治疗、社会制度以及文化之间的复杂关系,从而更加强调医学从业者对生命本身的尊重和关怀。医学人类学是社会和文化人类学理论与心理学、公共卫生和社会医学实践的完美结合,是联结社会科学和医学领域最重要的桥梁。它涵盖了民族医学、流行病学、人类学等多个学科,为改善人类健康提供了崭新的视角,为全球健康治疗发挥了重要的作用。

(一) 医学人类学坚持的整体论拓展了全球健康治理的思路和视野

整体论强调任何一个生物或文化现象都不是孤立的,它始终与若干生物或文化现象之间存在联系。这些现象相互影响并相互制约,共同形成有机的生物和文化宏观整体。根据整体论的要求,人们要获得有关现象的科学结论,必须放眼于该现象有关的所有元素及彼此的联系。例如,要了解血吸虫病在某一地区人群中的发病率明显高于其他人群的原因,我们不能把目光局限于血吸虫病的诊断手段是否合理、药物治疗是否及时、灭螺技术有否跟进、粪便处理是否合理等直接影响因素。我们应该跳出框框,更多地把目光投向该人群的经济状况、文化程度、社会地位、政治状况、医疗条件,甚至宗教信仰等社会文化因素,以获取该人群的整体信息。在此基础上进行全方位的健康治理,才能取得良好的效果。

人类学强调对事物具体的、系统的观察,对于理解艾滋病防治的复杂性也有重要的作用。例如,在美国,大多数注射毒品的人都知道共用注射器的危险。在问卷调查中,他们大多声称从不共用针筒。然而,通过仔细地观察注射行为,民族志者得知有多种方法可使艾滋病病毒在无须直接共用针具的情况下传播开来。比如,对美国的吸毒者而言,用针尖去把海洛因搅拌在水中,然后两个或更多的人共享该溶液是普遍现象。如果用来搅拌的针被艾滋病病毒携带者使用过,那么其他注射者被感染的可能性就很高。没有对行为的实际观察,这样的信息是很难获得的。

(二) 医学人类学强调的文化相对论为全球健康治理的地域特殊性提供了理论依据和实践指导

文化相对论(cultural relativism)是医学人类学领域的一个重要概念,它主张每一种文化都有其独创

性的价值,且每种文化的价值都是相对的、平等的。文化相对论认为,一种文化观念只有在其自身的文化环境里才可能被完整准确地理解,提倡运用社区的术语、观点和思维方式去研究社区的文化观念。如自然论医学体系是一种平衡论的模式。它认为,如果身体内的寒热、阴阳、体液等元素在自然及社会环境中保持基本的平衡状态,人就能保持健康,一旦这些要素失去平衡,就会引起疾病。而这种病因观在古希腊、印度和中国分别有不同的表达形式。如古希腊的体液病理学说认为,人体与生命的基本元素由四种主要体液组成,即血液、黏液、黑胆汁、黄胆汁。当这四种体液在体内保持平衡时,身体就处于健康状态;四种体液不平衡时,就会患病。印度的生命吠陀理论则认为,人体有三种体液:黏液、胆汁与空气。当这三种体液平衡时,人体就能保持健康;一旦一种或数种体液功能不正常时,人就会得病。而传统中医则是在中国传统宇宙观的基础上形成,深受道家与儒家思想的影响,主要以阴阳五行观念解释疾病的病因与治疗。

文化相对主义方法也是人类学训练的一个基础,解释了为什么美国人类学家在所谓的"减少伤害"(harm reduction)运动中发挥积极的作用。"减少伤害"运动试图通过鼓励人们在参与潜在有危害的活动的同时采取措施减少健康风险,以避免对自己造成伤害。"减少伤害"运动并非采取道德教化的方式去敦促人们彻底除去这些危害,而是认识到人们可能不愿意或没有能力去断然戒免一些危险行为(如戒毒),应鼓励人们去逐步减少危险。比如,减少艾滋病危险的策略包括为性服务者提供避孕套,为静脉吸毒者提供清洁的注射器。尽管不再从事性服务和戒掉吸毒是让人渴望的目标,但是"减少伤害"运动的目的是在高危人群能做到改变自己行为之前帮助他们保护自己的健康。因此,"减少伤害"之与文化相对主义紧密联系就在于它接受高危人群面对的困难,对于他们采取无论断的态度。

(三)医学人类学独特的群体、社会和文化视角为健康治理的群体性困境提供了新的防治思路

疾病尤其是传染性疾病的流行往往呈现地区性、人群性的聚集现象,认识这种聚集现象产生的原因是健康治理的基础。医学人类学运用其有别于一般临床和公共卫生的视角,从群体、社会和文化的角度阐述疾病的流行模式、人群特征、发病原因等因素,摆脱了临床医学病因学的局限性,为健康治理提供了新的思路。比如,血吸虫病的发病与水源密不可分,传统的血吸虫病防治多着眼于已有水资源的灭螺行动。医学人类学家的研究却发现血吸虫病的快速蔓延,与人类大量建造堤坝、人工湖、水库和农业灌溉系统等行为密切相关。如血吸虫病传播最严重的地方之一埃及,主要是由于 20 世纪建造的结构复杂的阿斯旺坝所致。在苏丹,血吸虫病的循环出现也是在灌溉棉田工程计划开始的几年内。埃及阴部血吸虫病(genital schistosomiasis)在北非妇女中的流行也受其社会习俗的影响,伊斯兰教妇女洗澡和如厕等活动往往在衣袍的笼罩下,难以注意到阴部血吸虫病引起的血尿。而受过阴唇环割术(genital mutilation)的妇女,即使发现血尿,更难以确定血的来源。上述发现都为血吸虫病的防治提供了新的思路。

四、医学人类学在全球健康研究中的作用

医学人类学的兴起,使一些关注人类健康问题的人类学家或一些受过人类学训练的卫生保健人员能够从人类学的视角去探索不同文化背景下的人群所面临的种种健康问题,为全球健康问题的研究提供了全新的视角。就整体而言,人类学的公共卫生研究是应用性的,人类学家要回答并解决的问题是"如何改变这种状况"。但医学人类学的研究也注重理论框架,为全球健康研究提供了新的理论指导。

(一)人类学坚持的整体论,为研究、探讨和解释全球健康问题提供了新的视角

由于疾病及健康既与人的体质、遗传、基因、自然环境等自然-生物因素有关,也与生活习俗、社会环境、政治经济状况等社会文化因素有关。因此,人类学的公共卫生研究自觉地继承了对人进行生物体质与文化两方面研究的整体论视角,成为最能够体现人类学特色的分支学科。人类学家在研究中既考虑疾病与健康问题产生的生态、文化、社会行为、政治经济等因素,也考虑疾病控制过程中的生物、社会与文化因素,以及它们之间的互动关系。

根据人类学研究的这种理论观,在研究全球健康问题时首先要注重环境因素的影响,关注疾病与健康问题的地理空间分布,处于恶劣环境中与外界隔绝群体的健康问题,以及环境变迁、生计改变对人群

健康的影响等问题。其次,全球健康问题也不能抛开对政治经济学的研究。政治经济学从全球政治经济、国家的政治与阶级结构,制度层面的卫生保健,社区层面的民间信仰与行动,个体的病患经历、行为、意义,以及生理学与环境因素相互作用的角度认识与健康、疾病及治疗相关的问题。基于该理论的视角,发展中国家的健康问题不仅仅是生态或社会文化模式的反映,与世界政治经济体系也密不可分。健康与疾病具有政治性,经济、政治、性别等的不平等决定了健康、疾病、工作条件与生活状况,以及卫生保健的分布情况,特定群体与社区的卫生状况与其所处的宏观政治经济背景是密切相关的。可见,上述基于整体论的研究思路与理论为我们研究全球健康问题提供了全面的视角。

(二) 医学人类学强调的文化相对论为全球健康研究的顺利开展提供了新的思路

文化相对论是人类学研究的重要理论。它重视社会文化包括宗教、信仰、风俗习惯等在疾病防治中的作用,强调疾病的不同文化基础,以及在此基础上的不同医疗保健行为。准确认识这种差异对于推进地方性的卫生决策和策略有着积极的意义。

该理论重视跨文化比较,偏好定性研究,擅长从"本地人的观点出发"看问题与民族志描述。在参与国际卫生项目的早期,医学人类学家认同卫生领域同行的假设,认为地方性社会文化因素是阻碍公共卫生实践与项目开展的主要原因。因此,他们以帮助公共卫生专家发现这些地方性社会文化因素为己任。随着参与的深入,人类学家认识到使项目符合目标人群的社会文化的必要性与重要性,并开始立足于"本地人的观点",试图从研究对象而不是从医生或卫生行政人员的视角看待所研究的问题。20 世纪 50 年代墨西哥印第安人地区实施的消除疟疾项目就是个很好的例子。当时,一些医疗工作者在实施该项目时遭到了当地村民的强烈反对,甚至扬言要把他们赶出村去。经过人类学家的认真调查发现,问题的症结在抽血这一环节。当地居民认为血是力量和生育力的本源,且不可再生,所以他们强烈反对抽血。了解了问题的根源,项目人员根据人类学家的建议通过向当地村民介绍抽血化验的过程、目的和意义,重点走访思想特别保守的村民,逐渐打消了他们的顾虑,最终使项目得以顺利实施。

(三) 医学人类学的研究方法为全球健康研究提供了新的技术手段

医学人类学主要的研究方法是现场工作,即以参与观察为核心的现场调查。这是人类学家发明的一种获取原始资料的方法。从理想的角度看,这种方法要求人类学家住在社区内,参与社区的生活,观察群体的行为。这一方法注重直接观察和收集第一手资料,强调研究人员以参与和观察的双重方式深入社区内部去观察体验当地文化。但医学人类学的研究方法绝不仅限于现场调查。由于医学人类学是人类学和医学的交叉学科,研究领域非常广泛,因此需要集合自然科学和社会科学等多学科定性研究与定量研究相结合的研究方法。人类学收集资料的方法包括关键向导、问卷调查、抽样调查、深入访谈、专题小组、比较法、口述历史、个案历史和网络分析等,为全球健康研究提供了参考工具。

第三节　中国医学人类学的全球健康实践

一、中国面临的全球健康问题

全球化在带来经济繁荣和科技发达的同时,也带来了环境恶化、不平等加剧、医疗技术商业化等负面效应,引发或加剧了一系列的全球健康问题。随着中国越来越迅速地融入全球化进程,以及国民对可持续发展的追求和对生命质量的重视,中国也开始面临不同的全球健康挑战。

1. 慢性非传染性疾病　如同许多发展中国家一样,进入新世纪,中国发生了巨大的人口和流行病学变迁,人口老龄化日趋严峻,心血管疾病、恶性肿瘤以及糖尿病等慢性非传染性疾病对人类健康和生命安全构成了严重威胁。目前,全国慢性病患者已经超过了 2 亿人,占到了总人口的 20% 以上,仅恶性肿瘤、脑血管病、心脏病三项慢性病死亡人数就已占到了中国目前因病死亡人数的 63.4%。同时,随着社会压力的加大,中青年患有慢性病的人数开始增多,慢性病的发病率逐年上升。高血压、糖尿病、恶性肿瘤及脑出血、脑梗死、心肌梗死等一系列并发症的发病年龄也明显提前,慢性病的发病呈年轻化趋势。

慢性病的广泛流行已经引起国内专家和政府的关注,并开展了一系列有关慢性病的研究工作,但慢性病防治工作依然面临一些问题:当前应对慢性病的干预措施更多地停留在个体水平上,忽视了社会文化环境的影响;干预措施主要集中在医疗方面,忽略了政策、法律、经济等相关措施在慢性病防治中的作用;防治主体仍以卫生部门作用为主,忽略了政府的作用及与其他部门的协作;慢性病防治工作缺乏法律保障等。

2. 传染性疾病 由于全球人口流动的加剧、病原体抗药性、生态环境破坏等原因,过去已经控制的疾病如霍乱、鼠疫、疟疾、肺结核和白喉等开始重新出现或扩大传播范围。一些新的传染病如艾滋病(HIV/AIDS)、军团病、禽流感、SARS 和埃博拉病毒感染等也纷纷出现。近年来中国结核病、病毒性肝炎的发病率居高不下,霍乱弧菌出现了新的流行菌株。中国的艾滋病问题也非常严峻。国家卫计委公布,我国自 1985 年发现第一例艾滋病病人以来,截至 2014 年 10 月底,报告现存活的艾滋病毒感染者和病人已达 49.7 万例(感染者占 60%左右),死亡 15.4 万例。SARS 是 2003 年中国新发现的传染病疫情,流行期间,中国内地共报告了 5327 例病例,其中 349 例死亡,分别占全球 SARS 病例数和死亡数的 66%和 45%。SARS 疫情平息以后,中国政府加强了公共卫生体系建设,制定了一系列的公共卫生法规,并投入大量人力和物力来完善公共卫生体系,以防止类似突发性公共卫生事件的再次发生。

3. 吸烟、饮食等行为危险因素 中国是全球烟草消费最多的国家,烟草消费量约占全球的 30%。我国成人(15~69 岁)的吸烟率为 31.4%,其中男性为 57.4%,女性为 2.6%;青少年(13~15 岁)吸烟率为 5.5%。另外,《2007 年中国控制吸烟报告》中指出,我国遭受被动吸烟危害的人数高达 5.4 亿。

4. 环境恶化 随着经济全球化的进程,生态环境恶化已成为人类生存和健康的严重威胁。世界银行在 2007 年发布的《中国环境污染损失》中称,中国每年因污染导致的经济损失达 1000 亿美元,占国内生产总值(GDP)的 5.8%。2012 年美国健康影响研究所发表的《2010 年全球疾病负担评估》指出 2010 年中国因室外空气颗粒物污染导致 120 万人早死以及 2500 万伤残调整寿命年损失。2003 年中国有 2/3 的农村地区没有自来水,由于饮水不安全造成腹泻、消化系统癌症等疾病导致的经济损失按预期寿命计算,占当年 GDP 的 1.9%。另一方面,农药、化肥的滥用造成土壤和饮用水污染。20 世纪 70 年代我国农药污染危害较大的为有机氯的污染,导致污染区妇女乳汁和人体脂肪中有机氯农药蓄积量达到相当高的水平。随着我国禁用有机氯农药,目前农药中对土壤和饮用水污染危害较大的为有机磷农药和各种生物激素。

5. 健康不公平的问题 中国的健康状况不公平,突出表现在区域健康状况不公平、城市和农村健康状况不公平两个方面。区域健康状况不公平主要为沿海经济发达地区与西部经济欠发达地区居民的健康状况存在很大差异。北京、上海、天津、浙江、江苏、广东及东北三省的人均期望寿命都在 70 岁以上,而青海、云南、贵州和西藏等的人均期望寿命为 60~64 岁。城市和农村在健康状况方面也存在较大差异,2012 年中国婴儿死亡率城市为 5.2‰,农村为 12.4‰;5 岁以下儿童死亡率城市为 5.9‰,农村为 16.2‰;孕产妇死亡率城市为 22.2/10 万,农村为 25.6/10 万。除此之外,中国不同职业和社会阶层、不同收入、不同性别的人群在健康状况方面也存在不公平现象。

二、医学人类学在应对中国全球健康实践中的作用

在当今交叉学科的时代,把社会科学应用于人类健康问题研究,有助于深刻理解人们的行为及影响人类健康的社会、文化、心理因素,从而更有针对性地提出预防措施并加以实施,更有效地提高人类的健康水平。医学人类学作为连接人类学和健康科学的桥梁,虽然在中国的发展时间不长,但已经为全球健康问题的治理提供了全新的方向。

首先,医学人类学为中国疾病防控提供了全新的思路。比如,在全球化的今天,传染病的防治依然是我国必须应对的重要课题,而医学人类学的应用将带给我们全新的思路。以艾滋病为例,清华大学社会学系景军教授发现了泰坦尼克沉船事件所反映的社会等级、风险差异与伤害程度之间的密切关联,即社会地位越低下的人们在客观意义上受伤害的风险越大,他将这种关联称为"泰坦尼克定律",并以此

作为对艾滋病在中国流行的风险分析之框架,说明了中国艾滋病流行的实际风险和风险认知都带有深深的社会阶层烙印。其他很多学者的研究也表明艾滋病等性病的传播在时空上是不平衡的,是与海洛因、性、血液及其制品的流动以及一系列特定的政治经济与社会文化制度交织在一起的,并指出艾滋病的蔓延暗示着社会的不平等以及社会变迁与社会文化。上述研究均为我们提供了常规临床病因和传播途径之外的艾滋病防控新思路。

其次,医学人类学为中国控制烟草等问题提供了新的解决途径。正如本节前面所述,中国是全球烟草消费最多的国家。近年来,随着宣传途径的增多和宣传力度的加大,几乎90%以上的吸烟者都已经知道吸烟有害健康。但真正戒烟的人群数量却远低于预计,运用医学人类学的方法可以帮助我们找到其中的原因。西方文化以人为本位,强调个体价值,在这种文化氛围中,抽烟与个人的气质、魅力或其他精神品质联系在一起。而在中国文化中,尤其是汉族文化以家庭为本位,强调家族、国家等群体利益与价值,注重人与人之间关系的和谐及血缘地缘、社会地位等人际关系。因此,在中国,吸烟除了展现个人魅力,更重要的是建立与协调人际关系的重要润滑剂。在这样的文化背景下,要有效控制烟草,除了宣传吸烟有害健康的传统途径外,更应该注重对群体规范的改变,强调政策倡导的作用。

最后,医学人类学研究有助于提高中国的健康公平性。健康不公平的原因除了国家投入差异的客观原因之外,当地居民对疾病和卫生保健的态度与观念同样不可忽视。特别是少数民族地区,许多少数民族有其独特的信仰和病理观,也有十分特殊的医疗原则,有些与超自然的因素有关。因此,对于中国这样一个多民族的国家,在推行相关政策包括投入医疗设施之前,应由医学人类学家予以指导,否则强制推行效果可能适得其反。如对于西部开发中如何设立新的医疗机构、预防保健网络和采用有效的计划生育手段等。

总之,随着人类对自身健康的日趋重视以及社会科学对健康问题研究和健康项目实施的更多参与,新兴的医学人类学将为促进中国的全球健康事业发挥更大的作用。

三、全球化健康治理对中国参与提出的挑战与战略

放眼全球,很多大众健康问题是历史遗留下来的,更多的则是因全球化过程复杂化或因全球化冲击而被前所未有地凸显和放大。大众健康问题的全球化使得公共卫生领域的全球治理变得十分必要。自20世纪70年代以来,以世界卫生组织为代表的国际发展机构一直致力于通过改善初级保健来推动健康方面的平等与公平待遇。2000年,联合国召开千年首脑会议,189个国家联合签署《千年宣言》,提出8项千年发展目标。其中3项为卫生目标,即降低儿童死亡率,改善产妇保健,抗击艾滋病、疟疾和其他疾病,其他5项目标也均与卫生有关,分别是消灭极端贫穷和饥饿、普及小学教育、促进两性平等并赋予妇女权力、确保环境的可持续能力和全球合作促进发展。这是大众健康领域国际合作的一个重要里程碑。

作为新兴的经济力量,中国是全球健康领域中的重要一员。仅从人口规模来说,占世界五分之一人口的中国的健康问题在全球健康中具有极其重要的位置。不论是应对新发或再现传染病、控制与不良生活方式相关的慢性疾病,还是改善环境污染和气候变化,以及增进卫生公平性,都需要包括中国在内的全球性集体行动。如何通过世界卫生组织提供的多边平台,在现有国情的基础上更好地参与全球化健康治理,树立负责任成员的积极形象,对中国来说,是一次不小的挑战。

首先,在全球化的时代,世界各国在各领域的相互依存度愈益加深。公共卫生安全领域更是如此。艾滋病、非典型肺炎、禽流感等新型传染病的出现,耐药结核病、疟疾、血吸虫病、肝炎等传染病的复发和肆虐,使得传染病的威胁越来越严重,公共卫生的国家边界已经变得十分模糊。另外,潜在的生物恐怖袭击也给国际社会带来了严重威胁。公共卫生安全已经成为国际社会高度关注的话题,而维护国家的安全是一个国家外交政策的重要目标,因此通过参与全球卫生外交从而实现自身的公共卫生安全,进而促进其他领域的国家安全,是一个国家的决策者在当前应该认真思考的问题。卫生与外交的这种融合不仅有利于各国处理并解决涉及自身的全球卫生问题,同时在世界范围内也产生了两大成果,即《烟草控制框架公约》(Framework Convention on Tobacco Control, FTFC)和《国际卫生条例》(International Health

Regulations, IHR),并且在处理全球卫生问题上发挥了重要作用。中国于 2009 年 8 月开始举办"全球卫生外交培训班",以增长我国卫生外事人员的相关外交知识。培训已取得了一定的成效,但目前仍存在着对"全球卫生外交"认识不足的情况必须从改变观念入手,给予全球卫生外交以足够的重视,并采取适当措施来应对由此带来的外交工作复杂化的局面。

其次,当前中国与国际社会的合作角色发生了变化,国际社会对中国的援助经费呈总体下降趋势,援助战略不断调整。同时,中国已是世界卫生组织第九大会费国,并且开始自愿捐款。周边国家和非洲等发展中国家希望中国加强卫生领域的技术和资金援助,增派、新派或复派医疗队,提供相关药品和疫苗等生产技术的转让等。发达国家希望我国在禽流感、艾滋病、结核病和疟疾防控,以及控烟、慢性病防治、环境卫生等方面树立全球典范。因此在参与公共卫生领域国际合作的过程中,中国找准自己的定位是十分必要的。中国作为一个拥有 13 亿多人口的发展中大国,应该承担的是一个发展中大国的责任,在国际卫生合作中应该根据自己的国情量力而行。同时中国与其他的发展中国家面临许多相同或相似的问题,其利益也息息相关,维护发展中国家的利益就是维护中国自身的利益。当前在需要国家大力投入的公共卫生领域,国际社会呈现出南北两极分化的局面。发展中国家公共卫生体系不健全,资金技术处于劣势,国内公共卫生状况堪忧,所面临的挑战非常严峻。发展中国家的公共卫生问题带来的危险是全球性的,中国作为最大的发展中国家应该继续为维护广大发展中国家的利益而大力呼吁。

再次,在全球健康的背景下发挥中国特色的优势。中医药是中华民族在与疾病长期斗争过程中所积累的宝贵财富,在全球化的今天,随着中医药影响在全球的不断深入,中医全球化的趋势逐步显现。据统计,美国登记的职业针灸师有 1.1 万余人,德国有 3 万名针灸师,墨西哥的针灸师有 5000 多人,新加坡有中医师 1500 人,甚至在南太平洋岛国中只有两万人口的基里巴斯也有两个中医诊所。但中医全球化也不可避免地面临理论拷问、文化冲突、语言障碍等问题。中医全球化靠人才,人才的培养依靠教育。中医要走向世界,必须培养具有国际交往能力的高级中医药人才。因此在人才培养模式上应该多样化、特色化,在强调培养学术型、临床型、中西医结合型、传统型等人才的同时,可以专门开设对外交流的外向型人才。国务院办公厅近期印发了关于《中医药健康服务发展规划(2015—2020 年)的通知》(以下简称《通知》)。《通知》称,要充分发挥中医药特色优势,加快发展中医药养生保健服务、积极参与"一带一路"建设,深化医药卫生体制改革,促进相关制造产业转型升级,全面发展中医药事业。

一带一路(The Belt and Road Initiative, B&R)是"丝绸之路经济带"和"21 世纪海上丝绸之路"的简称,2013 年 9 月和 10 月由中国国家主席习近平分别提出建设"新丝绸之路经济带"和"21 世纪海上丝绸之路"的战略构想。"一带一路"是合作发展的理念和倡议,是依靠中国与有关国家既有的双多边机制,借助既有的、行之有效的区域合作平台,旨在借用古代"丝绸之路"的历史符号,高举和平发展的旗帜,主动地发展与沿线国家的经济合作伙伴关系,共同打造政治互信、经济融合、文化包容的利益共同体、命运共同体和责任共同体。

最后,冷战的结束和全球化的纵深发展为非国家行为体参与全球行动提供了更多的政治空间和物质条件,非政府组织和企业积极参与全球健康事业。但由于非政府组织宗旨各异,管理形式灵活多样,人员参差不齐和流动性大,以及相关法律法规不健全等问题,影响了这些组织与政府部门的充分协作。此外,以政府为主体的国际卫生体系缺乏与非政府组织的协作经验,且没有设置纳入机制,因此在国际重要卫生事务的决策上,很少让非政府组织参与其中。随着非政府组织在国际卫生中的作用日益突显,他们加入国际卫生事务决策的渴求也更为强烈,改革现有体系势在必行。

因此,从国家层面,中国应先制定相应的全球健康治理战略,指导参与全球卫生行动。但需要注意的是,全球健康治理战略的制定应以医学人类学为基础。在当今交叉学科的时代,把社会科学应用于人类健康问题研究,有助于深刻理解人们的行为及影响人类健康的社会、文化、心理因素,从而更有针对性地提出预防措施并加以实施,更有效地提高人类的健康水平。同时,中国也应当更加积极地把握国际规则制定的新动向、新趋势,加强多边外交。以政府间工作小组的形式就某些具有争议性的治理议题进行协商,拿出具体解决方案后再呈交世界卫生组织,使其成为正式的治理规则,这是近年来全球健康治理领域内出现的新现象。加深对此类新机制的理解并在适当的时候加以应用是提高中国对全球健康治理议程影响力的可行途径。

（王红妹　孔静霞）

参考文献

［1］庄孔韶.人类学通论.3 版.北京：中国人民大学出版社,2016.

［2］张有春.医学人类学.北京：中国人民大学出版社,2011.

［3］席焕久.医学人类学.北京：人民卫生出版社,2004.

［4］罗伯特.F.墨菲.文化与社会人类学引论.北京：商务印书馆,2009.

［5］John Wiley.Culture and Health：Applying Medical Anthropology .Hoboken：Jossey-Bass,2008.

［6］Garyl.Albrecht,Ray Fitzpatrick,Susanc.Scrimshaw.The Handbook of Social Studies In Health And Medicine .London：SAGE Publications,2000.

［7］王曙光,张胜康.疾病的文化隐喻与医学人类学的哲学鉴别解析.医学与哲学, 2002, 23（9）：23-25.

［8］莫瑞·辛格.批判医学人类学的历史与理论框架.林敏霞,译,广西民族学院学报,2006,28（3）：2-8.

［9］Clamer J.Anthropology and Political Economy.London：Macmillan Press,1985.

［10］林辉,孙慕义.医学人类学对卫生政策的作用和价值.医学与社会,2002,15（1）：1-3.

［11］景军,薛伟玲.医学人类学与四种社会理论之互动.思想战线,2014,40（2）：1-9.

［12］陈华.医学人类学理论与学派.医学与社会,2007,20（2）：20-23.

［13］Ann McElroy,Patricia K.Townsend.Medical Anthropology in Ecological Perspective .5th ed .Boulder：West view Press,2008.

［14］Peter J.Brown,Ron Barrett.Understanding and Applying Medical Anthropology .2nd ed.Columbus：McGraw-Hill Education,2009.

［15］陈华.寻找健康——医学人类学调查与研究.北京：人民日报出版社,2006.

［16］Allan Y.The anthropologies of illness and sickness.Annual Review of Anthropology,1982,11：175-205.

［17］徐义强.《虎日》的医学人类学解读：以文化的力量对抗疾病.医学与社会,2011,24（8）：10-13.

［18］李宁秀.社会医学.成都：四川大学出版社,2003.

［19］王积超.人类学研究方法.北京：中国人民大学出版社,2014.

［20］风笑天.社会学研究方法.4 版.北京：中国人民大学出版社,2013.

［21］Earl Babbie.The Practice of Social Research .12nd ed.Belmont：Wadsworth Publishing Company,2009.

［22］Floyd J.Flower.Survey Research Methods.5th ed.Newbury Park：Sage Publishing,2013.

［23］文军,蒋逸民.质性研究方法.北京：北京大学出版社, 2010.

［24］张实.医学人类学理论与实践.北京：知识产权出版社, 2013.

［25］萧俊明.文化的误读——泰勒文化概念和文化科学的重新解读.国外社会科学,2012,（3）：33-46.

［26］杨喆,卢祖洵.健康的文化视角与健康文化的基本内涵.医学与社会,2005,1（1）：19-23.

［27］司马云杰.文化社会学.北京：中国社会科学出版社,2007.

［28］威廉·考克汉姆.医学社会学.高永平,杨渤彦,译.北京：中国人民大学出版社, 2012.

［29］康拉德·菲利普·科塔克.人类学——人类多样性的探索.黄剑波,方静文,等译.北京：中国人民大学出版社,2012.

［30］凯博文.苦痛和疾病的社会根源.郭金华,译.上海：上海三联书店,2008.

［31］World Health Organization.The ICD-10 Classification of Mental and Behavioral Disorders Diagnostic criteria for research.Geneva：WHO press ,1993.

［32］Guarnaccia PJ,Rogler LH.Research on Culture-Bound Syndromes：New Directions.American Journal of Psychiatry,1999,156（9）：1322-1327.

［33］李燕茹,田丽娟.浅析全球化背景下中国生物仿制药的发展.中国药物评价,2012,29（3）：192-195.

［34］罗长坤.当前生物医学发展与特征.医学与哲学（人文社会医学版）,2011,32（2）：1-4.

［35］弗朗兹·博厄斯.原始人的心智.项龙,王星,译.北京：国际文化出版公司,1989.

［36］绫部恒雄.文化人类学的十五种理论.中国社会科学院日本研究所社会文化室,译.北京：国际文化出版公司,1988.

［37］阿兰·巴纳德.人类学历史与理论.王建民,刘源,许丹,译.北京：华夏出版社,2006.

［38］Wundt,Wilhelm.Elements of Folk Psychology.New York：Macmillan,1916.

［39］维特·巴诺.心理人类学.瞿海源,等译.台北:黎明文化事业股份有限公司,1979.

［40］Sparks CS, Jantz RL.Changing Times,changing Face:Franz Boas's Immigrant Study in Modern Perspective.American Anthropologist,2003,105(2):333- 337.

［41］Gravlee CC, Bernard HR, Leonard WR .Boas's Changes in Bodily Form:The Immigrant Study, Crania l Plasticity, and Boas's Physical Anthropology.American Anthropologist,2003,105(2):326- 332.

［42］玛格丽特·米德.萨摩亚人的成年.北京:商务印书馆,2008.

［43］A·马赛勒.文化与自我——东西方民族的透视.任鹰,等译.杭州:浙江人民出版社,1988.

［44］Hsu Francis L.K.Psychological Anthropology.Illinois:Homewood,1961.

［45］Ingham,John M.Psychological Anthropology Reconsidered.Cambridge:Cambridge University Press,1996.

［46］Jahoda,Gustav.Psychology and Anthropology:A Psychological Perspective.London:Academic Press,1982.

［47］Spiro ME,Melfod E.Culture and Human Nature.Chicago:The University of Chicago Press,1987.

［48］Wallace,Anthony FC.Culture and Personality.New York:Random House,1970.

［49］莫里斯·罗森堡,拉尔夫·H·特纳.社会学观点的社会心理学手册.孙非,等译.天津:南开大学出版社,1992.

［50］曾文星.华人的心理与治疗.北京:北京医科大学中国协和医科大学联合出版社,1997.

［51］苏珊·桑塔格.疾病的隐喻.程巍,译.上海:上海译文出版社,2003.

［52］罗伯特·汉.疾病与治疗:人类学怎么看.上海:东方出版社,2010.

［53］麦克尼尔.瘟疫与人.北京:中国环境科学出版社,2010.

［54］Alexander Alland. Adaptation in Cultural Evolution:An Approach to Medical Anthropology. New York:Columbia University,1970.

［55］Allan Young. The Harmony of Illusions:Inventing Post-Traumatic Stress Disorder. Princeton:Princeton University Press,1995.

［56］Arthur Kleinman.Patients and Healers in the Context of Culture.Berkeley:University of California Press,1980.

［57］陈季强.基础医学教程.北京:科学出版社,2004.

［58］约翰·伯纳姆.什么是医学史.北京:北京大学出版社,2010.

［59］Wang J,Rong X,Yamahara J,et al.Salacia oblonga ameliorates hypertrigly ceridemia and excessive ectopic fat accumulation in laying hens.J Ethnopharmacol,2012,142(1):221-227.

［60］Yu WG,Xu G,Ren GJ,et al.Preventive action of curcumin in experimental acute pancreatitis in mouse.Indian J Med Res,2011 ,134(5):717-724.

［61］张进,胡善连.新加坡卫生服务体系建设对中国的启示.卫生经济研究,2010,6:29-31.

［62］harma H,Chandola H.Ayurvedic concept of obesity,metabolic syndrome,and diabetes mellitus.J Altem Complement Med,2011,17(6):549-552.

［63］Skold,Peter. Offer and Request:Preventive Measures against Smallpox in Sweden 1750-1900.Health Transition Review,1997,7(1):75-81.

［64］郑晓曼,王小丽.英国国民医疗保健体制(NHS)探析.中国卫生事业管理,2011,28(12):919-921.

［65］吴汶燕.论环境标准与食品安全.环境与能源,2009,(10):74-75.

［66］杨克红.药品安全与生命健康.科学咨询,2013,(1):17-18.

［67］袁士芳,张亮,张杰,等.全球食品安全指数视角下的食品安全对策研究.食品研究与开发,2014,35(18):343-347.

［68］庄孔韶.人类学经典导读.北京:中国人民大学出版社,2008.

［69］Robert A.Hahn.Sickness and Healing:An Anthropological Perspective.New Heaven:Yale University Press,1995:99-111.

［70］Trostle JA,Sommerfeld J .Johannes Sommerfeld.Medical Anthropology and Epidemiology.Annual Review of Anthropology,1996,25(25):253-274.

［71］王陇德.艾滋病学.北京:北京出版社,2009.

［72］Schoepf BG.International AIDS Research in Anthropology:Taking a Critical Perspective on the Crisis.Annual Review of Anthropology,2001,30(1):335-361.

［73］Paul Farmer.AIDS and Accusation:Haiti and the Geography of Blame.Oakland :University of California Press,1993.

［74］Carey JW,Erin Picone-DeCaro,Mary Spink Neumann,et al.Encyclopedia of Medical Anthropology.Berlin:Springer,2004:462-476.

［75］潘绥铭,黄盈盈,李楯.中国艾滋病"问题"解析.中国社会科学,2006,(1):27-39.

［76］景军.泰坦尼克定律:中国艾滋病风险分析.社会学研究,2006,21(5):123-150.

［77］翁乃群,杜鹃,金黎燕,等.海洛因、性、血液及其制品的流动与艾滋病、性病的传播.民族研究,2004,(6):40-49.

［78］邵京.记录与思考:农村有偿献血与HIV感染.广西民族学院学报(哲学社会科学版),2005,27(2):58-63.

［79］Shao Jing.Fluid Labor and Blood Money:The Economy of HIV/AIDS in Rural Central China.Cultural Anthropology,2006, 21(4):535-569.

［80］Jing Jun,Heather Worth.HIV in China:Understanding the Social Aspects of the Epidemic.Sydney:University of New South Wales Press,2010.

［81］侯远高,木乃热哈,陈国光.弱势群体如何参与STD/AIDS的防治.中央民族大学学报,2004,(3):52-57.

［82］Kaufman J,Jing J.China AIDS—the Time to Act is Now,Science,2002,296(5577):2339-2340.

［83］费孝通.乡土中国.南京:江苏文艺出版社,2007.

［84］［美］琳恩·安·德斯佩尔德,艾伯特·李·斯特里克兰.最后的舞蹈:邂逅死亡与濒死.陈国鹏,等译.9版.上海:上海人民出版社,2013.

［85］Jacka,T.Finding a Place:Negotiations of Modernization and Globalization among Rural Women in Beijing.Critical Asian Studies,2005,37(1):51-74.

［86］Ruth Dixon-Mueller.*The Sexuality Connection in Reproductive Health*//Sondra Zeidenstein,Kirsten Moore.Learning about Sexuality:A Practical Beginning.New York:Population Council,2003:137-157.

［87］约翰·汤姆林森.全球化与文化.郭英剑,译.南京:南京大学出版社,2002.

［88］李鲁.社会医学.4版.北京:人民卫生出版社,2012.

［89］World Health Organization.Preventing chronic diseases:a vital investment.Geneva:World Health Organization,2005.

［90］World Health Organization.WHO report on the global tobacco epidemic.Geneva:World Health Organization,2008.

［91］陈华.医学人类学导论.广州:中山大学出版社,1998.

中英文名词对照索引